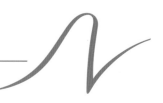

系統看護学講座

別巻

看護倫理

宮坂　道夫　　新潟大学大学院教授

吉田みつ子　　日本赤十字看護大学教授

鈴木　健太　　日本赤十字看護大学講師

堀川　英起　　東京医科大学講師

東　　園子　　日本赤十字看護大学准教授

住谷ゆかり　　日本赤十字看護大学

坂井さゆり　　新潟大学大学院教授

医学書院

系統看護学講座　別巻　看護倫理

発　　　行	2014 年 2 月 1 日　第 1 版第 1 刷
	2017 年 2 月 1 日　第 1 版第 4 刷
	2018 年 1 月 6 日　第 2 版第 1 刷
	2023 年 9 月 15 日　第 2 版第 8 刷
	2024 年 1 月 15 日　第 3 版第 1 刷Ⓒ

著者代表　　宮坂道夫
みやさかみち お

発 行 者　　株式会社　医学書院
　　　　　　代表取締役　金原　俊
　　　　　　〒113-8719　東京都文京区本郷 1-28-23
　　　　　　電話　03-3817-5600（社内案内）
　　　　　　　　　03-3817-5657（販売部）
印刷・製本　日本ハイコム

はしがき

●本書のねらい

　この本を手に取ったあなたは，倫理をどんな「場」で学ぼうとしているだろうか。「看護倫理学」「医療倫理学」など，文字どおりに看護・医療の倫理そのものを学ぶ講義を受けている人もいれば，「母性看護学」「老年看護学」など，看護の専門科目のなかで倫理を学んでいる人もいるだろう。あるいは，すでに看護の現場で働いていて，「倫理」に関心をいだき，自分で学んでみようとしている人もいるかもしれない。

　こうした学習の場のうちの，どれが最も望ましいものだろうか。じつは，「これらのすべてが必要不可欠だ」というのが，その答えである。専門家になる人の倫理学習の理想とされているのは，「多段階で学ぶ」ことである。つまり，基礎教育で学び，専門教育で学び，さらに現場でも学ぶ，という多段階での学びが不可欠なのである。

　看護倫理を学ぶ人が「最終的に身につけているべき能力」は，以下の4つに集約できる。
(1) 看護の現場にある倫理的課題に「気づく」ことができる。
(2) 倫理的課題を分析するために「参照すべき手がかりを見つける」ことができる。
(3) 倫理的課題の解決のために「なにをすべきかを考える」ことができる。
(4) 倫理的課題の解決のための「対話を行う」ことができる。

　これらは，いわば看護倫理の「究極の目的」であり，1つや2つの講義をとれば，それで完遂できるというものではない。たとえば講義を通して基本的な知識を身につけることは欠かせないが，それはあくまで「参照すべき手がかり」にほかならない。実際の看護現場では，問題に「気づく」ことができ，学んだ知識などの「参照すべき手がかり」を活用して「なにをすべきか」を考え，同僚や患者などと「対話」をすることができなければならないのである。

　本書のねらいは，これらの「究極の目的」に，一歩一歩近づいていくことができるよう，倫理を学ぶ人のガイドとなることである。そのために，看護倫理を学ぶうえで必要不可欠な知識を習得できるように，国が定める「保健師助産師看護師学校養成所指定規則」「看護師等養成所の運営に関する指導ガイドライン」「看護学教育モデル・コア・カリキュラム」なども参照し，基礎的な学習事項を網羅している。あわせて，「気づく」こと，「なにをすべきか」を考えること，「対話」をすることを促すために，ケーススタディやグループワークなどを設けている。

●改訂の主旨

　本書の初版は2014年に刊行された。2018年に改訂第2版を刊行し，今回さらなる改訂を行って第3版とした。「看護倫理」を基礎から順に学べるよう，3部からなる構成としている点は，初版からかえていない。「第1部 生命倫理」では倫理学と生命倫理学の基礎を学び，「第2部 看護倫理」では看護倫理の基礎を学ぶ。「第3部 事例分析」では，第1部と第2部で学んだ内容をふまえて，事例から看護倫理の問題について考え，第2部で学んだ方法を用いて分析していく。

　第2版では，医療技術の進歩や社会の変化に伴う新しい倫理的課題に対応する内容として，再生医療，性に関する医療的介入，医療保険制度の課題など，生命倫理の内容を充実させるとともに，看護実践の現場で生じる事例を多く取り入れ，生命倫理の理論と看護現場の倫理的課題とを行き来できるような改訂を行った。

　今回の第3版では，看護倫理の最新の研究や実践の成果を取り入れ，生命倫理の理論と看護現場の倫理的課題とのつながりを，より明確に理解できるような改訂を行った。とくに，「第6章 看護倫理とはなにか」「第8章 倫理的課題へのアプローチ」「第10章 領域別看護における倫理的課題とケーススタディ」の内容を大きく変更し，看護実践のなかで日々生じる倫理的課題にどうやって取り組んでいくべきかを，系統だてて解説した。第6章では，看護師という職種がもつ役割や責任に焦点をあて，看護倫理の発展の経緯，看護実践に固有の倫理的概念について解説した。第8章では，先に触れた4つの能力（「気づく」「参照すべき手がかりを見つける」「なにをすべきかを考える」「対話を行う」）を，実際の看護現場で発揮するための方法や，最近の看護現場でよく使われている倫理的課題を検討するためのさまざまな「ツール」をどう選び，使い分ければよいのかを解説した。第10章では，小児看護，精神看護，母性看護，高齢者看護，終末期看護の5領域での倫理的課題を概説したうえで，実際に生じている事例を題材に，「ツール」などを用いた分析方法を詳しく解説した。

　今回の改訂によって，看護倫理の幅広い内容を，一連のつながりのあるものとして理解することが容易となり，さらには看護学の各領域の学習に倫理的課題への取り組みを組み入れやすくなったのではないかと，筆者らは考えている。

　本書が，さまざまな学習環境で学ぶ人にとってのよき伴侶となることを願っている。

2023年12月

著者ら

目次

序章 看護倫理を学ぶために
宮坂道夫

A なぜ倫理を学ぶのか …………… 2
　1 倫理の本質 …………………………… 2
　2 事例から考える「倫理を学ぶ意味」…… 2
B 本書で学ぶこと ………………… 3

◆ 倫理を学ぶ目的 ……………………… 3
◆ 本書の骨格 …………………………… 4
◆ 本書の構成 …………………………… 4

第1部 生命倫理

第1章 倫理学の基本的な考え方
宮坂道夫

A 倫理・倫理学とはなにか ……… 10
　1 規範倫理学と記述倫理学 …………… 10
　2 倫理的判断の基準 …………………… 11
　　◆ 道徳(モラル) ……………………… 11
　　◆ 法律 ………………………………… 11
　　◆ 倫理綱領, ガイドライン ………… 12
　3 倫理的課題へのアプローチ方法の
　　変化 ………………………………… 12
B 倫理理論 ………………………… 12
　1 義務論 ……………………………… 13
　　◆ 人格(人間性)の尊重 …………… 13
　　◆ 自律性 ……………………………… 13

　2 帰結主義 …………………………… 14
　　◆ 功利主義 …………………………… 14
　　◆ 幸福のはかりかた ………………… 14
　3 倫理理論の看護倫理への応用 …… 15
　　演習　グループワーク①　緊急手術の
　　是非についてのディスカッション …… 17
C 他者理解と対話のための理論 … 17
　　ナラティブ倫理 …………………… 18
　1 立場によるナラティブの違い ……… 18
　2 ナラティブと倫理的課題 ………… 19
　　plus　徳倫理 ………………………… 19
　3 倫理的課題の解決 ………………… 20

第2章 生命倫理
宮坂道夫

A 生命倫理とはなにか …………… 24
　1 生命倫理の特徴 …………………… 24
　　◆ 生命倫理とは ……………………… 24
　　◆ 生命倫理と学際性 ………………… 24
　　◆ 患者の権利の確立 ………………… 25
　　◆ 看護倫理と生命倫理 ……………… 25
　2 生命倫理の歴史 …………………… 25
　　1 20世紀医療の負の歴史 …………… 25

　2 患者の権利の確立と広がり ……… 26
　　◆ 患者の権利の確立 ………………… 26
　　◆ 患者の権利の広がり ……………… 26
　　◆ 今日の医療従事者に求められる
　　　こと ……………………………… 27
B 生命倫理の理論 ………………… 28
　1 生命倫理の4原則 ………………… 28
　　1 自律尊重原則 ……………………… 28

②善行原則 ……………………… 29

③無害原則 ……………………… 29

④正義原則 ……………………… 29

②生命倫理の4原則を用いた倫理問題の
検討 ……………………………… 30

演習　グループワーク②　緊急手術の是非
の論点整理 ……………………… 31

③ヨーロッパの倫理原則 ………… 32

①自律性原則 …………………… 32

②尊厳性原則 …………………… 33

③不可侵性原則 ………………… 33

④脆弱性原則 …………………… 33

C生命倫理の進展で生まれた看護職の
責務 ……………………………… **34**

①インフォームドコンセント ……… 34

①インフォームドコンセントとは ……… 34

②インフォームドコンセントに関する
法律と指針 ……………………… 34

③インフォームドコンセントの実践上
の課題 …………………………… 36

◆患者の判断能力 ……………… 36

◆インフォームドコンセントの適用
範囲 …………………………… 36

④看護職に求められる役割 ……… 37

②守秘義務と個人情報保護 ……… 37

①守秘義務 ……………………… 37

②個人情報保護 ………………… 37

③情報の開示 …………………… 38

④看護の実践における守秘義務・個人
情報保護 ………………………… 39

演習　グループワーク③　日常会話と個人
情報保護についてのディスカッション …… 39

第3章　生殖の生命倫理

宮坂道夫

A性の生命倫理 ………………… **42**

①性に関するさまざまな概念 …… 42

①性の重層性 …………………… 42

◆生物学的な性，社会的な性 …… 42

◆性自認 ………………………… 43

◆他者との関係構築，性的指向 …… 43

◆性的マイノリティ ……………… 43

◆性的マイノリティの権利 ……… 44

②性とQOL ……………………… 44

③性と暴力 ……………………… 44

②性に対する医療的介入の課題 …… 45

ⓐ性分化疾患・性同一性障害に対する
医療的介入 ……………………… 45

①性分化疾患に関する歴史的背景と
現状 ……………………………… 45

②性同一性障害に関する歴史的背景と
現状 ……………………………… 46

ⓑ生命倫理の観点からの整理 …… 47

①自律性のジレンマ …………… 47

②善行性・無害性のジレンマ …… 47

B生殖の生命倫理 ………………… **48**

①生殖をめぐる概念 ……………… 48

①リプロダクティブ-ヘルス，リプロ
ダクティブ-ライツ ……………… 48

②脆弱性をもつ人々の権利 ……… 48

◆女性の権利 …………………… 49

◆子どもの権利 ………………… 49

◆障害児・障害者の権利 ……… 50

②生殖に対する医療的介入の課題 …… 50

ⓐ不妊治療に対する医療的介入 …… 50

①不妊治療に関する歴史的背景と
現状 ……………………………… 50

②生命倫理の観点からの整理 …… 53

ⓑ障害を理由とする人工妊娠中絶に
対する医療的介入 ……………… 54

①障害を理由とする人工妊娠中絶に
関する歴史的背景と現状 ……… 54

②生命倫理の観点からの整理 …… 57

演習　グループワーク④　性と生殖の課題
についてのディスカッション ……… 58

第4章　死の生命倫理

宮坂道夫

A 死について　60
1 死の人称性と看護　60
2 現代人の死生観　61
◆現代日本人の死生観の特徴　61
◆さまざまな死生観　61
3 死を前にした人の心理　62
1 キュブラー=ロスの死のプロセス　62
2 死への不安　63

B 死と医療　63
1 医療による死の確定と死亡確認制度の問題点　63
2 ホスピス・緩和ケア　64
1 ホスピスの創設　64
2 緩和ケアの考え方　64
column　シシリー=ソンダース　64
3 わが国における緩和ケアの展開　65
3 自分らしく死ぬ権利　65
1 オランダにおける安楽死制度　65
2 アメリカにおける生命維持治療の中止　65

C 死についての生命倫理の課題　66
1 告知についての課題　66

1 わが国の現状　66
2 告知についての原則的な考え方　67
演習　グループワーク⑤　患者の権利と告知に関する考察　68
3 告知における看護職の役割　68
2 終末期の治療方針についての課題　68
◆生命維持処置の不開始（差し控え）　68
◆生命維持処置の中止　69
◆安楽死　69
◆自殺幇助　69
1 現在の法律，指針　69
2 事前指示書という対話のための新しい手順　70
◆事前指示書　70
◆アドバンス-ケア-プランニング（ACP）　70
◆プロセスとしての対話　71
3 終末期の治療方針の決定における看護職の役割　71
演習　グループワーク⑥　生命倫理の4原則に基づいた論点整理　71

第5章　先端医療と制度をめぐる生命倫理

宮坂道夫

A 移植医療　74
1 移植医療の歴史と現状　74
1 移植医療の歩みと法律　74
◆歴史的背景　74
◆脳死の定義と判定基準　75
◆脳死をめぐる論争　75
◆臓器の移植に関する法律　75
2 移植医療の現状　76
◆移植件数　76
◆死体移植・生体移植の比率　76
2 移植医療をめぐる生命倫理の課題　76
1 実験的な治療　76

2 資源配分の問題　77
3 移植医療への心理的抵抗感　78
4 生体移植の課題　78
B 再生医療　79
1 再生医療の歴史と現状　79
1 再生医療の歩み　79
◆再生医療とは　79
◆ES 細胞の培養技術の樹立　79
◆iPS 細胞の培養技術の樹立　79
2 再生医療に関する法律　79
2 再生医療をめぐる生命倫理の課題　80
1 ES 細胞を用いることの課題　80

②再生医療全体の課題 …………… 80
C 遺伝子医療 ……………………………… 82
　①遺伝子医療の歴史と現状 …………… 82
　　①遺伝子医療の歩み ………………… 82
　　　◆歴史的背景 ……………………… 82
　　　◆遺伝子医療の誕生 ……………… 83
　　　◆遺伝子医療の広がり …………… 83
　　②遺伝子医療に関する法律・指針 … 84
　　　◆生物多様性の保護 ……………… 84
　　　◆遺伝子検査・診断・治療を規制
　　　　する法律，指針 ………………… 84
　②遺伝子医療をめぐる生命倫理の課題 … 84
　　①遺伝子診断に関する課題 ………… 84
　　　◆遺伝子検査に関する課題 ……… 84
　　　◆予防的処置の是非 ……………… 85
　　②遺伝子改変に関する課題 ………… 86
　　　◆遺伝子改変の是非 ……………… 86
　　　◆出生前診断と生殖系列での遺伝子
　　　　治療 ……………………………… 86
　　③遺伝情報に関する課題 …………… 87
　　　◆究極の個人情報としての課題 … 87
　　演習　グループワーク⑦　先端医療技術に
　　ついてのディスカッション ………… 87
D 医療資源と医療保険制度 ……………… 88
　①医療資源と医療保険制度の現状 …… 88

　　①医療資源とは …………………… 88
　　②医療資源の不足 ………………… 88
　　　◆人的資源・物的資源・財政資源 … 88
　　　◆情報資源 ……………………… 89
　　③負担の配分 ……………………… 89
　　　◆医療保険制度 ………………… 89
　②医療資源と医療保険制度をめぐる
　　生命倫理の課題 ………………… 90
　　①資源配分の考え方 ……………… 90
　　②各国における負担の配分についての
　　　考え方 …………………………… 90
　　　◆イギリスの制度 ……………… 90
　　　◆アメリカの制度 ……………… 91
　　　◆わが国の制度 ………………… 91
E 薬害問題 ……………………………… 92
　①薬害とはなにか ………………… 92
　②薬害の歴史 ……………………… 92
　　①ペニシリンショック事件 ……… 92
　　②サリドマイド事件 ……………… 93
　　③薬害スモン事件 ………………… 93
　　④薬害エイズ事件 ………………… 94
　③薬害事件と患者の権利 ………… 95
　　演習　グループワーク⑧　薬害についての
　　ディスカッション ………………… 95

第2部　看護倫理

第6章　看護倫理とはなにか

吉田みつ子

A 看護倫理を学ぶ意義 ……………… 100
　①看護実践と看護倫理 ……………… 100
　②看護倫理を学ぶということ ……… 101
B 看護倫理の発展と変遷 …………… 101
　①看護師が担うべき社会的責任 …… 101
　　plus　ナイチンゲールが考える看護師の
　　あり方 ……………………………… 102
　②看護学とともに発展してきた看護倫理
　　………………………………………… 103
　③現代における看護倫理 …………… 103

C 看護実践上の倫理に関する主要概念 … 105
　①ケア（ケアリング） ……………… 105
　　①ケア（ケアリング）の本質 …… 105
　　②看護におけるケア（ケアリング）の
　　　特徴 ……………………………… 105
　　　◆事例から考えるケア（ケア
　　　　リング） …………………… 106
　②責任 ……………………………… 106
　　①4つの基本的な責任と説明責任 … 106
　　　◆事例から考える責任 ……… 107

② 法的責任と倫理的責任 ……… 108
◆事例から考える法的責任・倫理
的責任 …………………………… 108
③ アドボカシー ………………… 109
◆事例から考えるアドボカシーの
支援 ……………………………… 109

④ 協力・連携・協働 …………… 110
◆事例から考える連携・協働 … 111
D 看護倫理をふまえた看護実践の特徴 … 111
① 行動と思考を同時に行う …… 111
② 日常的葛藤(エブリディ-エシックス)
を解決する …………………… 112

第7章　専門職の倫理

吉田みつ子

A 看護・看護師にいだく社会のイメージ
……………………………………………… 116
① 看護のイメージ ……………… 116
② 看護師への期待 ……………… 116
B 専門職に求められる倫理 ……… 118
① 専門職としての地位の確立 … 118
② 専門職が倫理綱領をもつことの意味
……………………………………………… 119
C 専門職の倫理綱領 ……………… 119
① 看護師の倫理綱領の歩み …… 119
① 国際看護師協会(ICN)の倫理綱領 … 119
② 日本看護協会の倫理綱領 …… 120
② ICN 看護師の倫理綱領(2021 年版) … 120
① 前文 …………………………… 120
② 基本領域 ……………………… 122
◆看護師と患者またはケアや
サービスを必要とする人々 … 122
◆看護師と実践 ………………… 123
◆専門職としての看護師 ……… 125
◆看護師とグローバルヘルス … 126

③ 看護職の倫理綱領 …………… 127
◆事例から考える「看護職の倫理
綱領」 …………………………… 128
◆「看護職の倫理綱領」に反する看護
……………………………………………… 130
D 看護業務基準と倫理 …………… 131
① 看護手順・看護基準 ………… 131
② 看護業務基準 ………………… 131
③ 看護業務基準と倫理的な看護実践 … 132
E 保健師助産師看護師法と倫理 … 132
① 保健師助産師看護師法における
規定と法的責任 ……………… 132
② 看護師の業務の範囲と責任 … 133
◆療養上の世話 ………………… 133
◆診療の補助 …………………… 133
③ 保健師助産師看護師法で定められた
処分と不適切行為の例 ……… 134
◆医療事故における看護師の
法的責任 ……………………… 135

第8章　倫理的課題へのアプローチ

宮坂道夫

A 看護実践のなかでの倫理的課題 … 138
⬤ 倫理的課題へのアプローチ … 138
① 倫理的課題に気づく ………… 138
② 参照すべき手がかりを見つける …… 140
◆自分の内にある手がかり …… 140
column　実践知の起源 …………… 140
◆自分の外にある手がかり …… 142

③ なにをすべきかを考える …… 143
④ 対話を行う …………………… 144
◆対話のルール ………………… 144
◆対話の形式 …………………… 146
B ツールを用いたアプローチ …… 146
① 看護職が倫理的課題を検討するための
ツール ………………………… 147

■1 10 ステップモデル …………… 147
■2 4 ステップモデル …………… 148
②多職種間で倫理的課題を検討するため
のツール …………………………… 148
■1 4 分割法 ……………………… 149
■2 臨床倫理検討シート ………… 150
③かかわり合う人たちの価値観や意見の
不一致を分析するためのツール …… 150
■1 ジレンマ法 …………………… 150
■2 ナラティブ検討シート ……… 152
C ツールの活用 …………………… 153

①ツールの選択 …………………… 153
②事例で学ぶ検討ツールの選び方 …… 155
■1 看護職の間で生じる倫理的課題 …… 155
■2 看護職と患者・家族との間で生じる
倫理的課題 ……………………… 156
■3 看護職と医師との間で生じる倫理的
課題 ……………………………… 157
plus ハラスメントや院内暴力への対応 … 157
■4 看護職・患者・家族・他職種の間
で生じる倫理的課題 …………… 159

第9章 看護研究の倫理

宮坂道夫

A 看護職と研究倫理 ……………… 162
■1 医療と研究 …………………… 162
■2 看護と研究 …………………… 162
■3 看護職と研究倫理 …………… 163
B 研究における倫理的課題 ……… 163
■1 侵襲・リスクの有無 ………… 164
■2 インフォームドコンセントの有無 … 165
C 研究における倫理的配慮 ……… 165
①法律・指針，倫理審査 ………… 165
◆法律・指針 …………………… 165
◆倫理審査 ……………………… 166
②倫理的配慮の要点 ……………… 166
■1 侵襲・リスクへの配慮 ……… 166
◆侵襲・負担・リスクの程度 … 166
◆利益と不利益のバランス …… 166
■2 インフォームドコンセントの徹底 … 167
◆書面によるインフォームド
コンセント …………………… 167
◆患者を被験者とする場合 …… 168
◆代諾とインフォームドアセント … 168
◆オプトアウト ………………… 168
■3 情報の保護と開示 …………… 169
◆個人情報の保護 ……………… 169
◆事例研究と個人情報 ………… 169
◆情報の開示 …………………… 169
■4 社会的弱者への配慮 ………… 170

◆社会的弱者が一方的に不利益を
負う研究 ……………………… 170
◆社会的弱者が利益を受ける研究 … 170
■5 利益相反への配慮 …………… 170
◆利益相反と薬害・公害 ……… 171
◆利益相反の管理 ……………… 171
■6 研究不正の防止 ……………… 171
◆研究不正の定義 ……………… 172
■7 動物を用いる場合の配慮 …… 172
◆医療と動物実験 ……………… 172
◆3つのR ……………………… 172
D 看護研究に必要な倫理的配慮 … 173
①参照すべき指針 ………………… 174
②倫理的配慮の要点 ……………… 174
■1 侵襲・リスクへの配慮 ……… 174
◆介入研究の侵襲・リスク …… 174
◆心的外傷にふれる質問 ……… 175
■2 インフォームドコンセントの徹底 … 175
◆患者を被験者とする場合 …… 175
◆判断能力の低い被験者 ……… 175
◆アンケート調査でのオプトアウト
………………………………… 176
◆文献使用の許諾 ……………… 176
■3 情報の保護と開示 …………… 176
◆個人情報の収集 ……………… 176

◆研究者が個人情報を収集する場合
　　　　　　　　　　　　　　　　176
◆保健医療機関が管理している
　個人情報を使用する場合　177
◆個人情報の取り扱い　177
4 社会的弱者への配慮　177
5 利益相反への配慮 …………… 177

6 研究不正の防止 ……………… 178
◆データの捏造・改ざん　178
◆二重投稿や不適切なオーサー
　シップ ……………………… 178
**演習　グループワーク⑨　研究倫理に
ついてのディスカッション** …… 178

第3部　事例分析

第10章　領域別看護における倫理的課題とケーススタディ

鈴木健太・堀川英起・東園子・住谷ゆかり・坂井さゆり

A 小児看護における事例分析 ……鈴木健太 **182**
1 小児看護における倫理的看護実践 ……… 182
1 小児看護においておびやかされ
やすい子どもの権利 ………… 182
2 子どもの最善の利益をまもるための
看護師の役割 ………………… 184
2 事例 ………………………………… 185
3 4分割法による分析 ………………… 186
◆4分割表への情報の記述ならびに
問題点の検討 ………………… 186
◆対立する価値観についての検討 … 187
◆分析をもとにおこした行動 ……… 188
◆Aくんのその後 ……………… 188
B 精神看護における事例分析 ……堀川英起 **189**
1 精神看護における倫理的看護実践 ……… 189
1 治療に伴う人権の制限と擁護 ……… 189
2 全制的施設としての精神科病院の
特徴 ……………………………… 190
3 アドボケイターとしての看護師の
役割 ……………………………… 190
2 事例 ………………………………… 191
3 ナラティブ検討シートによる分析 …… 194
◆倫理的課題の分析 ……………… 194
◆地域包括ケア時代の看護師に必要なこ
と ………………………………… 199
C 母性看護における事例分析 ………東園子 **199**
1 母性看護における倫理的看護実践 …… 199

1 母性看護領域で生じやすい倫理的
課題 ……………………………… 199
2 倫理的課題に対する看護職の役割 … 200
2 事例 ………………………………… 201
3 4分割法とナラティブ検討シートを
併用した分析 ………………… 203
◆4分割表への情報の記述ならびに
問題点の検討 ………………… 203
◆対立する価値観についての検討 … 203
◆倫理的課題の分析 ……………… 206
◆分析をもとにおこした行動 ……… 207
◆Hさんのその後 ……………… 207
D 高齢者看護における事例分析
……………………………………住谷ゆかり **207**
1 高齢者看護における倫理的看護実践 … 207
■高齢者看護における倫理的課題 …… 207
◆高齢者の意思決定に関する
ガイドライン ………………… 208
2 事例 ………………………………… 209
3 ナラティブ検討シートによる分析 …… 211
◆分析をもとにおこした行動 ……… 211
◆Jさんのその後 ……………… 213
E 終末期看護における事例分析
………………………………………坂井さゆり **213**
1 終末期看護における倫理的看護実践 … 213
1 終末期看護において生じやすい
倫理的課題 …………………… 213

2 看護専門職としての視点と友愛的
態度のバランス …………………… 214

3 継続的・対話的コミュニケーション
を重視した倫理調整 ……………… 214

4 「わたしの死」の接近に伴う患者の
苦悩と希望への関心 ……………… 214

② 事例 ……………………………………… 215

③ 4分割法とナラティブ検討シートを
併用した分析 ………………………… 217

◆4分割表への情報の記述ならびに
問題点の検討 ……………………… 217

◆ナラティブ検討シートによる分析
……………………………………… 217

◆倫理的課題の分析 ………………… 217

◆分析をもとにおこした行動 ……… 219

◆K さんのその後 …………………… 220

・巻末資料　医療倫理に関する宣言・綱領 ……………………………………………… 222
・索引 ……………………………………………………………………………………… 237

序 章

看護倫理を学ぶために

A　なぜ倫理を学ぶのか

1　倫理の本質

　倫理という言葉に，あなたはどんなイメージをいだいているだろうか。看護学生や現場の看護職に聞いてみると，看護職としてまもるべき「決まりごと」を学ぶことだと思っている人が少なくない。そのようなイメージで考えると，倫理の学習は，むずかしく，かた苦しく，息苦しさを感じさせるものでしかないだろう。

　たしかに，倫理の学習には，最低限の「決まりごと」を覚えるという側面も含まれる。しかし，それはほんの一部にすぎず，看護や保健医療の現場で実際におこっている問題にふれて，自分の頭で考え，感性をはたらかせ，人と対話をする実践のなかにこそ，倫理の本質がある。

　たとえば，日本看護協会の「看護職の倫理綱領」の本文の冒頭には，「看護職は，人間の生命，人間としての尊厳及び権利を尊重する」と書かれている。これをただ暗記したところで，看護現場で適切な判断を行えるとは限らない。実際の問題にぶつかって思い悩み，ここに書かれている「尊厳」や「権利」という言葉の意味を深く考えて，ようやく倫理の真の学びが可能となるのである。

2　事例から考える「倫理を学ぶ意味」

　以下の事例から，倫理について学ぶ意味を考えてみよう。

事例

　看護師のAさんはB病院で働いている。Aさんが夜勤をする病棟に，激しい腹痛を感じて搬送された患者Cさんが，緊急入院となった。初日の検査では，胃腸などに大きな異常は見つからず，主治医は「とくに大きな問題はないので，痛みどめを出しておきます」とCさんに話したが，何時間たっても痛みがおさまらないらしい。深夜，Cさんの様子を見に行ったところ，CさんはAさんに不安をぶつけてきた。
　「ずっと痛みが続いているんだけど，どうしてなんですか。わるい病気を見落としているんじゃないの？」Cさんはいらだった様子でさらに続ける。
　「看護師さん，お願いだから，もっと強い痛みどめを出してくれませんか。このままじゃ眠れないよ」

　あなたが看護師のAさんだったら，ここで，あなたはどう答えるだろうか。「先生は問題がないと言っているのですから，大丈夫ですよ」と言ったところで，Cさんは納得してくれそうにない。しかし，診断をして治療の方針を決めるのは医師であり，自分の一存で別の薬にかえるわけにもいかない。

主治医はとっくに帰宅しており，深夜に連絡するのも気がひける。

　このような状況におかれたとしたら，Ｃさんのことが，あなたの目には「わがままな患者」「困った患者」に見えはじめているかもしれない。心の中では，「今日は運がわるい。どうして自分が担当のときに，こんなことになるんだろう」などと考えているかもしれない。

　このようなむずかしい場面にたたされたとき，看護師に手がかりを示し，場合によっては勇気さえも与えてくれるのが，倫理である。あなたが「患者の権利」のなかに「情報を得る権利」があること，つまり，自分の病気や治療の内容について詳しい説明を受ける権利があることを覚えていれば，「この患者さんは痛みが続く理由を理解できていないようだ。医師は痛みについて，どんな説明をしたのだろう」と考えることができるかもしれない。

　あるいは，「ナラティブ」という視点を学んでいれば，医療者の側にとっては大きな問題ではないと思えるものが，患者にとっては重大な問題として受けとめられていることもあるのだと，気づけるかもしれない。

　たとえばこの人は内心では「がんにかかったのではないか」と疑心暗鬼になっていて，主治医が自分に本当のことを話してくれていないのではないかと思っているかもしれない。もしそうであれば，看護師から「先生は問題がないと言っているのですから，大丈夫ですよ」と言われても，納得できるはずがない。

　そんな手がかりを頼りに，たとえば「先生は，痛みのことをどんなふうに話していましたか」とたずねたり，「痛みのことで，不安になっていらっしゃるんですね」といった言葉を返してみたりしてはどうだろうか。経験が浅い看護職にとって，不満をつのらせている患者にそのような言葉を発することは，相当に勇気を要することだろう。しかし，不安や不満をかかえる患者の前に立ちつづけることにこそ，倫理の本質があるといった人がいる。看護の現場に立つあなたに，そのような勇気を与えてくれるのが，倫理の学習だと考えてほしい。

B　本書で学ぶこと

◆ 倫理を学ぶ目的

　本書で倫理を学ぶ目的を具体的に述べておこう。「はしがき」でもふれたように，下にあげたのは，看護の現場で生じる倫理的課題に対処できる能力の4要素であり，本書を用いて看護倫理を学ぶ人が「最終的に身につけているべき能力」でもあり，いわば「究極の目的」である。

(1)看護の現場にある倫理的課題に「気づく」ことができる。
(2)倫理的課題を分析するために「参照すべき手がかりを見つける」ことができる。

> (3)倫理的課題の解決のために「なにをすべきかを考える」ことかができる。
> (4)倫理的課題の解決のための「対話を行う」ことができる。

　これらはいずれも，一朝一夕には身につけることができないものであり，基礎教育から専門教育へと進んでいく看護教育全般にわたって反復して学ぶことが必要となる。つまり，看護倫理を学ぶためには「看護倫理学」などの1つの講義だけではなく，「小児看護学」「成人看護学」などの専門領域のなかでも考えていく必要がある。それに加えて，実際の患者とかかわる実習も，絶好の倫理の学びの場となる。上にあげた事例のような場面を，あなたも実習のなかで経験するかもしれない。チャンスがあれば，教員や指導者と対話しながら倫理について考える機会をもってほしい。そんなときに，繰り返して本書を開き直していただきたいというのが，私たち執筆者の願いである。

◆ 本書の骨格

　上にあげた4つの「究極の目的」に少しずつ近づけるように，本書は構成に工夫をこらしてある。まず，基本的な骨格として，「第1部　生命倫理」「第2部　看護倫理」「第3部　事例分析」という3部構成をとっており，各章の内容に応じて，生命倫理学や看護倫理学を専門とする者や，各領域の看護学を専門とする者が分担して執筆した。今回の改訂にあたっては，各章の執筆者および編集者が協議を重ね，本書全体の一貫性や系統性を高め，教科書として使いやすいものとなるよう心がけた。

◆ 本書の構成

　各部の詳細な構成は以下のとおりである。

　「第1部　生命倫理」では，倫理学と生命倫理学の基礎を学ぶ。第1章では，そもそも倫理とはなんであるのかを理解するために，現代のおもな倫理理論である義務論と帰結主義とともに，他者理解と対話のための理論を学習する。第2章では，生命倫理の歴史と原則を学ぶとともに，インフォームドコンセントおよび守秘義務・個人情報保護という医療全般に共通する重要なテーマを理解する。

　第3章からは具体的な題材についての倫理的課題を学ぶ。この章では，性と生殖というテーマについて，とりわけ性と生殖に対する医療的介入の課題を概観する。第4章のテーマは死とそれに関連するものである。まず死そのものについて死生学の視点を理解し，死と医療の関係，告知，終末期の治療方針についての課題を学ぶ。第5章では，移植医療，再生医療，遺伝子医療という先端的な医療技術の課題を学ぶとともに，資源配分と薬害問題について理解する。このうち薬害問題は看護倫理の重要なテーマとして今回の改訂で新たに追加した内容である。

　「第2部　看護倫理」では，看護倫理の基礎を学ぶ。第6章では，そもそもなんのために看護倫理を学ぶのかを考え，そのために看護倫理の発展の経緯や看護実践上の倫理に関する主要な倫理的概念を理解する。第7章では，

看護師という専門職になぜ倫理が求められるのかを考えるとともに，国内外の倫理綱領を知り，さらには「看護業務基準」や「保健師助産師看護師法」などと倫理の関係について学ぶ。第8章では，実際の看護現場で生じる倫理的課題に対処するための方法を学ぶ。特に，最近の看護現場でよく使われている倫理的課題を検討するためのさまざまな「ツール」の使い方を知り，それらを実践現場でどう選び，使い分ければよいのかについて学習する。第9章は看護研究の倫理を学ぶ。卒業研究や大学院での研究，実践現場での研究など，最近では看護職が研究を行う機会が大きく増えつつある。そのため，ここでは看護師にとっての研究倫理の基礎を学び，実際の研究例を題材にしながら研究に必要な倫理的配慮の要点について理解する。

　「第3部 事例分析」では，「第10章 領域別看護における倫理的課題とケーススタディ」として，小児看護，精神看護，母性看護，高齢者看護，終末期看護の5領域で，実際にどのような倫理的課題が生じているのかを概説し，それぞれの領域で生じている事例分析が示されている。取り上げられている事例は架空のものであるが，いずれも各領域の看護実践の現場で実際に生じているものを題材にしている。これらの事例について，第8章で学んだ「ツール」を用いた分析の実際を学ぶ。効果的な学習方法として，まずはみずからの手で分析を行ってみて，次に本章の解説を読む，といった活用法も勧められる。

　巻末には資料としておもな倫理綱領や宣言を収載した。

　看護倫理はむずかしくもあるが，指導者や仲間と対話しながら，人間存在の奥深さにふれるという意味では，学びがいのあるものである。深刻な話題も少なくないが，楽しく学んでほしい。

参考文献
1. ブライアン・ハーウィッツほか編，斎藤清二ほか監訳：ナラティブ・ベイスト・メディスンの臨床研究．金剛出版，pp.11-27，2009.

第 1 部

生命倫理

Introduction

　第1部では，倫理学と生命倫理学の基礎を学んでいこう。まず，第1章では倫理とはなにかを学ぶ。第2章では生命倫理の歴史と原則とともに，インフォームドコンセントや守秘義務といった重要なテーマについて理解する。第3章では性と生殖とそれに関する医療的介入の課題を，第4章では死とそれに関連する課題を学ぶ。第5章では，先端的な医療技術の課題と，今日の医療・看護において重要な，医療資源と医療保険制度の課題について学ぶ。

生命倫理・医療倫理の基本

第1部

生命倫理

第1章 倫理学の 基本的な考え方	第5章 先端医療と制度を めぐる生命倫理
第2章 生命倫理	
第3章 生殖の生命倫理	
第4章 死の生命倫理	

看護倫理の基本

第2部

看護倫理

第6章
看護倫理とはなにか

第7章
専門職の倫理

第8章
倫理的課題へのアプローチ

第9章
看護研究の倫理

事例を用いた実践

第3部

事例分析

第10章
領域別看護における倫理的課題とケーススタディ

第 1 章

倫理学の基本的な考え方

A 倫理・倫理学とはなにか

　倫理とは，ものごとのよしあしのことをいう。私たちの社会には，ものごとのよしあしについての，社会的にある程度共有された考え方がある。これを**規範**(社会規範)とよぶ。一方，ものごとのよしあしについて，人によって意見が分かれる命題もある。たとえば，人を殺してはならないという考え方は，社会においてほとんどの人が共有している規範であるといえる。では，安楽死❶についてはどうだろうか。世論調査などの結果をみると，意見が賛否両論に分かれており，「安楽死は正しくない」という考え方は社会的に広く共有されているとはいえない。つまり，安楽死は正しくないという考え方は規範とはいえない。

　このように，ものごとのよしあしには，人々に共有された規範になっているものと，そうでないものとがあり，その見きわめが必要である。また，規範とされている考え方でも，あらためて「なぜその規範が正しいといえるのか」や，「なぜ，個々の人間が規範に従わなければならないのか」を説明できなければならない。このような問題を探究するのが倫理学である。

　また，倫理に似た言葉として，**道徳**(モラル)という言葉がある。倫理はギリシャ語の ethikos に，道徳はラテン語の moralis に由来するが，両者のもとの意味はいずれも慣習や習俗であり，大きな違いはない。ただし，現代社会において，道徳(モラル)という言葉は，社会的に広く共有されている規範のうち，それを守らない場合に，法的な罰則はないが社会的に非難されるようなものをさして使われることが多い。

▭ NOTE
❶安楽死
　苦痛をとり除けない終末期の患者に対し，薬物などを用いて死にいたらせること。

1 規範倫理学と記述倫理学

　倫理学においてものごとのよしあしを探究する場合，その道筋は大きく 2 つに分けて考えることができる。

　1 つは，規範そのものを探究し，その規範がどんな理由でなりたっているのかを理論的に考えるものである。これを**規範倫理学**とよぶ。「安楽死は○○という根拠によって正しい(または正しくない)といえる」という論証を目ざすのが規範倫理学である。

　もう 1 つの道筋は，その規範に関する事実を探求し社会調査や資料の検証などによって実証的に明らかにするものであり，これを**記述倫理学**とよぶ。「日本人の○○％が安楽死に賛成している」「2008 年に，ルクセンブルクは世

界で3番目に安楽死を合法化した」という事実を明らかにするのが記述倫理学である。

　倫理学にとって，規範の探究と事実の探究は，いずれも欠くことができない。とくに，看護倫理では，規範についての人々の考え方が一致しない事例を探究しなければならないことが多い。そうした事例を考える際には，問題の核心にある規範をとり出して，その妥当性や根拠を考える規範倫理学と，規範を裏づける事実を明らかにする記述倫理学が，ともに不可欠なものとなる。

2 倫理的判断の基準

　ものごとのよしあしを判断し，行動するのは，1人ひとりの個人である。では，ある人が自分の直面している問題について判断を下す場合に，その動機は自分の内から発せられるものなのだろうか，それとも自分の外にあるものからしいられるものなのだろうか。これはよいこととは思えないから，やめておこうと考えて思いとどまる場合は，動機が自分の内にある。一方，罰せられるからやめておこうと考える場合，その動機は自分の外にあるといえる。自分の外にあって，ものごとのよしあしの判断についての強制力をもつものには，法律や倫理綱領，ガイドラインなどがある。道徳もまたそのような側面をもつといえる。

◆ 道徳（モラル）

　道徳（モラル）とは，社会的に広く共有されている規範のうち，それを守らない場合に，法的罰則はないが社会的に非難されるようなものをさして使われることが多い。このように，道徳は自分の内にあるはずのものであるが，自分の外から判断を迫ってくるように思える場合もある。

　たとえば，うそをついてはならないという規範は，広く共有されているが，うそをついた人が法的に罰せられることは考えにくい。しかし，道徳（モラル）に反したと非難されることにはなるだろう。

◆ 法律

　ものごとのよしあしについて，人によって意見が分かれるという命題がある以上，ものごとのよしあしの判断を個々の人にまかせることには限界がある。社会の秩序を守るために，万人に同じルールを敷く必要が生じる場合には，法律やそれに準じる公的な規則がつくられ，罰則を設けることでそれを強制する。その罰則の強弱によって強制力が異なるといえる。

　人を殺してはならないという規範は，重い罰則（死刑や懲役刑）といった強制力をもつ法律によって万人に強制されている。医療に関する規範のなかにも，罰則つきで強制される厳しいものがある。たとえば，守秘義務❶を守らなかった場合には，6か月以下の懲役か10万円以下の罰金が科せられる。

■NOTE
❶守秘義務
　仕事をしているうちに知った患者の秘密を他人にもらしてはならないという規範。医療関係資格にかかる守秘義務のうち，保健師・看護師・准看護師の守秘義務は，保健師助産師看護師法第42条の2（罰則は第44条の4）に規定されている。

◆ 倫理綱領, ガイドライン

医療に関する問題では, 法律が定められていないことも少なくない。これは, 医療上の判断においては, 伝統的に医師を中心とした医療従事者の裁量が広く認められてきたためである。今日では, 医療従事者の専門職団体が規則を定めて, 会員に遵守するよう課している場合がある。たとえば, 日本看護協会などの医療職能団体や各種の学会などが定めている倫理綱領やガイドラインがこれにあたる。

これらは, ソフトロー(やわらかい法律)ともよばれる規則であり, 専門職に対してゆるやかな強制力をもっている。これらを守らなかった場合には, 法律で罰せられるわけではないが, その団体から除名されたり, 専門家としての活動を禁じられたりすることがある。

3 倫理的課題へのアプローチ方法の変化

従来の倫理学では, 自分の内にある動機こそが倫理的判断を導くものであり, 法律や倫理綱領といった自分の外にあるものに従ったりしいられたりしている状態では, 真の倫理的判断がなされているとはいえないという見方が支配的だった。しかし, 医療分野で生じる倫理問題には, 人類が歴史上はじめて経験するような課題や, 考えるべき要素が多岐にわたるような課題が含まれており, 1人ひとりの医療従事者がみずからの内にある動機だけで判断するのはむずかしく, 一定の手引き(ガイド)となるものが必要だと考えられるようになった。そのために, 生命倫理の4原則(● 28ページ)や各種のアプローチ法(● 146ページ)が考案されてきたのである。

B　倫理理論

ものごとのよしあしについての体系だった理論を**倫理理論**とよぶ。倫理理論は, 古代にさかのぼる長い歴史をもっており, 洋の東西を問わず, 人類の思想の1つの中核をなしてきた。倫理理論のなかには, 仏教, キリスト教, イスラム教などの宗教思想のなかで体系化されてきたものや, 思想家によって理論的に構築されたものがあり, そのなかには, 民主主義や人道主義, 人種や性別による差別の禁止など, 私たちの社会の基盤となっているものが多い。現代社会の基本的なルールのひとつは, 1人ひとりに異なった価値観があることを認め合う多元主義であるが, それぞれの人が信奉する思想や理論には, 鋭く対立し合うものも含まれる。

ここでは, 看護倫理にとってとくに重要な倫理理論のうち, **義務論**と**帰結主義**という2つの理論を学ぶ。これらは, ものごとのよしあしを判断する動機について人間の判断をまったく違った方向に導くものであるが, 看護倫理の問題を深く掘り下げて考えるためには, この2つの理論をともに理解する必要がある。

1 義務論

　倫理とはものごとのよしあしである。なかでもとくに重要なのは，人の行為のよしあしである。行為のよしあしについて，**義務論**では，行為者が自身の内面にどのような動機をいだいているかで決まると考える。そのため，動機のよしあしをどのような基準で判定するのかが問題となる。

　義務論は，哲学者カント❶らによって確立された。彼にとって動機のよしあしの判断基準となるものは，状況や時代に左右されず，いついかなる場合においても正しいといえるような厳格なものでなければならなかった。その判断基準は**人格(人間性)の尊重**と**自律性**という概念であり，これらは今日の看護倫理の基盤の一つになっている。

NOTE
❶カント I. Kant(1724～1804)はドイツ(プロイセン)の哲学者である。「純粋理性批判」「実践理性批判」「判断力批判」などの著作がある。

◆ 人格(人間性)の尊重

　人格(人間性)の尊重は，単に「他人を敬いなさい」という儀礼的なものではなく，ひとりの人間を尊厳ある存在として扱うことをいう。カントはこれを「人間を単なる手段として扱ってはならず，その人自身の目的をもった存在として扱わなければならない」と規定した。

　これを理解するためには，他人に仕事を頼む場合を考えてみるとよい。正当な報酬も与えずに他人を働かせる場合，かなえられようとしているのは雇用者の目的のみであり，労働者はそのための手段として利用されているにすぎない。いわば，奴隷のような状態である。これに対して，労働者に十分な報酬を支払って働いてもらう場合であれば，雇用者の目的のみでなく，労働者の目的(お金を稼ぐこと)もかなえられようとしていることになる。労働者は単に依頼者の目的をかなえるための手段ではなく，みずからの目的をもった人格として扱われ，敬意をはらわれているということができる。

◆ 自律性

　自律性というと，通常は，自分のことは自分で決めるという**自己決定**の意味で理解されがちである。しかし，カントにとっての**自律性**は，単なる自己決定を行うことではなく，万人に適用できる法をみずからに課すという**自己立法**を行うことだった。「万人に適用できる」とは，「同じ状況におかれた人であれば，誰でもその考え方に従うべきだといえる」という非常に厳しいものである。これを**普遍化可能性**とよぶ。

　例をあげて考えてみよう。心が折れるようなつらいできごとがあって，「死んでしまいたい」と思った人がいたとする。自己立法という考え方では，このときに，「『つらいできごとがあったら自殺してもよい』というルールを万人にあてはめてよいのか」と考えなければならない。

　たとえば，自分の家族や友人が同じような状況にあって自殺を考えていたと仮定して，自分はその自殺をとめるか否かを考えてみるのである。もしも自殺をとめようと思うなら，「つらいできごとがあったら自殺してもよい」

というルールには普遍化可能性がないと判断され，自殺をしてはならないという結論が導き出される。

2 帰結主義

　義務論が動機を重視したのに対し，**帰結主義**はある行為によってもたらされると思われる結果によって，その行為のよしあしを判定する。ここでは，どのような基準で結果のよしあしを判定するのかが問題となる。

◆ 功利主義

　帰結主義を確立したのは，哲学者のベンサム❶やミル❷などである。彼らは**功利性**という1つの概念によって，あらゆる結果のよしあしを判定できると考えた。そのため，彼らの考え方を**功利主義**とよぶ。

　ベンサムは，功利性を幸福の量，すなわち「快楽が多く，苦痛が少ないこと」であるととらえた。さらにミルは，量だけでなく幸福の質も考慮し，知的な満足のほうが高級であると考えた。

　彼らの議論では1人ひとりが甘受する幸福や快楽を増やすことよりも，社会全体の幸福の総量が多くなることが重要だった。つまり，「私にとって2つの選択肢のうちのどちらをとったほうがより幸せか」という，個人にとっての選択の問題ではなく，「2つの公共政策のどちらを採択したほうが，その集団の幸福の総量は多くなるか」という，集団にとっての選択の問題を議論したのである。

◆ 幸福のはかりかた

▌幸福の総量による比較

　幸福の総量はどうやってはかることができるのだろうか。功利主義では，問題に応じて望ましい結果をあらわす数値を定義することで，**幸福の総量**をはかることができると考える。

　医療や看護の問題では，平均寿命や5年相対生存率❸などの数値であらわすことができる。たとえば，2種類の抗がん薬A・Bについて，Aを投与した患者集団の5年相対生存率が24.1%であり，Bを投与した集団では11.6%だったとすれば，Aのほうが「幸福の総量を多くする薬である」と評価することができる（◉表1-1-①）。

NOTE

❶ ベンサム J. Bentham（1748〜1832）はイギリスの哲学者。功利主義の原則として「最大多数の最大幸福」を唱え，良い行為は快楽の総量を増大させ，悪い行為は快楽の総量を減らすとし，社会の快楽の総量が最大となるよう行動することが正しい行いであると論じた。著書に「道徳と立法の原理序説」などがある。

❷ ミル J. S. Mill（1806〜1873）はイギリスの哲学者。ベンサムが快楽の質を均一とみなしたのに対し，ミルは快楽の質も考慮し，知的な満足のほうが高級であると考えた。著書に「自由論」「功利主義論」などがある。

NOTE

❸ 5年相対生存率
　患者が5年後に生きている確率。がんと診断された場合に治療でどのくらい生命を救えるかを示す指標の一種。

◉表1-1　功利性の比較

	抗がん薬A	抗がん薬B	比較結果
①幸福の総量での比較 = 5年相対生存率(%)	24.1	11.6	抗がん薬Aのほうが幸福の総量が多い
②コストでの比較 = $\dfrac{5年相対生存率(\%)}{費用(百万円)}$	$\dfrac{24.1}{6.5}=3.7$	$\dfrac{11.6}{2.5}=4.6$	抗がん薬Bのほうが効率よく幸福の総量を増やすことができる

▌功利性の計算方法

幸福の総量は多いほどよいだろう。しかし，現実には魔法を使って幸福の総量を増やすわけにはいかず，一定の人手や物資，あるいはお金が必要である。幸福を得るために必要な，こうした人手・物資・費用のことを**コスト**とよぶ。幸福の総量を計算する際には，そこにどのくらいのコストがかかったのかを同時に考える必要がある。そのため，**功利性の計算**は，コストを幸福の総量で割って下記のように算出する。

$$\frac{幸福の総量（望ましい結果の総量）}{コスト（それを得るのに必要な人手・物資・費用などの総量）}$$

前述の抗がん剤 A・B について，ある病院でかかった患者 1 人あたりの平均の費用が，A では 650 万円，B では 250 万円だったとしよう。これをコストとみなして分母におき，5 年相対生存率を望ましい結果とみなして分子において比較すれば，▶表 1-1-② のようになる。この比較では，上とはまったく反対で，B のほうがその病院においては「効率よく幸福の総量を多くする薬である」という評価になるのである。

3 倫理理論の看護倫理への応用

義務論と帰結主義（功利主義）には，それぞれに長所と短所がある。たとえば，義務論は動機に着目するばかりで結果についてはほとんど考慮しないので，医療の問題に応用する場合には，先行きを考えない向こう見ずな判断を導く危険性がある。一方，帰結主義では効率性に意識が向きがちで，本質的な問題を考えずにすませる危険性がある。先にあげた例では，「人間の生き死ににかかわる選択を 5 年相対生存率や費用の問題に単純化してしまってよいのだろうか」という疑問がわく。

義務論と帰結主義がもつこれらの弱点は，生命倫理学のなかでしばしば論じられてきた。その結果，義務論も帰結主義も，単独では問題を見誤るので，双方の視点をともに考えていく必要があり，いずれも医療の問題を考えるうえで欠くことはできないとみなされるようになった。つまり，義務論と帰結主義を両極とする対立軸があり，その間でバランスをとりながら問題を考えるほかはないのである。次の事例について考えてみよう。

> **事例**
> A さんは 80 歳の女性である。健康診断で大腸がんが発見され，肝臓への転移もみられた。根治はむずかしく，余命は半年から 1 年ほどではないかと医師は考えている。医師・看護師・家族が話し合ったが，A さん自身にどこまでの情報を伝えるかで意見がくい違っている。病名のみを告知するか，それとも病状や予後，余命まで，本人が知りたいと望む情報はすべて伝えるべきなのか。現時点では，A さん自身がどこまでの情報を知りたいのかはわからない。

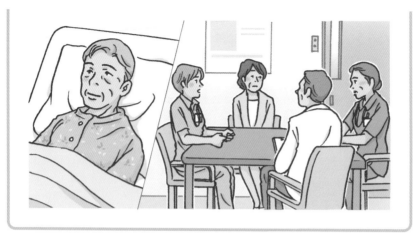

　この事例について，B看護師がこんな意見を述べた。

　「Aさんが仲間はずれにされているようで，気の毒な気がします。自分の病気のことなのに，まわりの人たちの考え方で方針がどんどん決まっていくのはおかしいのではないでしょうか」

　これに対して，C看護師がこう反論した。

　「でも，患者さんに聞かれるままにぜんぶ話してしまったら，気落ちしてうつ状態になってしまうかもしれませんよ。自分が望んで告知を受けたとしても，生きる希望ももてないことになってしまったら意味がないんじゃないでしょうか」

　この2人の看護師の意見の不一致は，義務論と帰結主義の違いをよくあらわしている。B看護師は，「仲間はずれにすることは間違いだ」とか「自分のことは自分で決められるようにしてあげるべきだ」という信念に立ち戻って考えようとしている。「仲間はずれ」という言葉でB看護師が言いあらわそうとしているのは，周囲の人たちがAさんを**人格（尊厳ある存在）**として扱っていないのではないかという心配である。「まわりの人たちの考え方で方針がどんどん決まっていくのはおかしい」という言葉には，Aさんの**自律性**を尊重すべきだという信念があらわれている。B看護師は，人格の尊重や自律性という信念を心にいだいていて，自分たちの行動がその信念から遠ざかっていないかと考えている。これはまさしく義務論の考え方である。

　これに対してC看護師は，そのような理想はひとまず棚上げにして，自分たちの行動の結果がどうなるかに基づいて，この問題を考えようとしている。「気落ちしてうつ状態になってしまう」「告知を受けたとしても，生きる希望ももてないことになってしまう」というのは，いずれも結果を予測して，それが望ましいものではないという見込みを言いあらわしている。これは帰結主義の考え方である。

　実際の医療現場で話しあう際に，B看護師のような考え方と，C看護師のような考え方の，どちらか一方だけしか出てこないとしたらどうだろうか。人格の尊重や自律性のような理念に立ち戻る考え方と，結果のよしあしを予測する考え方の，両方のバランスをとることができるほうが望ましいことは明らかだろう。このあとに学ぶ生命倫理の原則（● 28ページ）には，そのよう

なバランスをとることが自然と可能となるように，義務論と帰結主義の両方
が取り入れられている。

演習　**グループワーク①　緊急手術の是非についてのディスカッション**

　次の事例は，実際の医療現場でおこったできごとを改変したものである。
これについて，①まずは自分の意見や感想を自由に述べ合ってみよう。その
次に，②義務論と帰結主義を意識しながら，手術についての賛否の意見を整
理してみよう。むずかしければ，下にあるヒントを参考にしよう。

●事例

　60歳前後のホームレスの男性が意識不明の状態で救急搬送されてきた。
検査の結果，脳腫瘍が見つかり，すぐに手術が必要な状態であることがわ
かった。この病院では，意識のない患者に手術を行う際には，必ず家族から
の承諾（代諾❶）を得ることにしていたが，この患者は名前さえもわからな
かった。手術を控える状況が続いたが，数日後に警察から連絡があり，患者
の身もとと妻の連絡先がわかった。患者の状況は一刻を争う不安定なものに
なっており，医療チームは妻に電話連絡して手術の承諾を求めた。しかし，
返ってきた答えは「手術はしないでください」というものだった。手術をし
て回復したとしても，患者を引き取ることはもちろん，費用をはらうことも
できないとのことだった。この状況で，医療チームは手術を行うべきだろう
か。それとも手術を行わず，薬物療法などのみにとどめるべきだろうか。

●話し合うためのヒント

(1)義務論の視点：人格の尊重や自律性について論じてみよう。
(2)帰結主義の視点：手術をした場合としなかった場合に，それぞれどんな
　　　事態が生じるかを論じてみよう。

NOTE

❶代諾
　患者のかわりに代理人が
承諾を与えること。

C　他者理解と対話のための理論

　現実に生じる問題は複雑である。そのため近年では，義務論と帰結主義の
ような理論のみでは，現実に生じる複雑な問題を解決することができないの
ではないかと考えられるようになってきている。

　たとえば，「演習　グループワーク①」の事例には，かなり複雑な要素が含
まれている。肝心の患者に意識がなく，意思を確認することができない。家
族との関係も，通常なら期待できるような愛情で結びついておらず，家族は
患者を救うための手術をしないでほしいと言っている。問題を複雑にしてい
るのは，事例に登場する人たちの関係や，彼らがおかれている家族や社会の
環境などである。これらを，**状況**あるいは**文脈**などとよぶ。

　20世紀後半になると，この状況や文脈の問題をていねいにとらえようと
いう理論がいくつも登場した。そのおもなものが，**ケアの倫理❷**とナラティ
ブ倫理である。ケアの倫理は第6章で詳しく学ぶため，ここではナラティブ
倫理を取り上げる。

NOTE

❷ケアの倫理は，自分が向
き合っている相手がかかえ
る問題に気づき，こたえよ
うとすることに倫理の本質
をとらえようとする理論で
ある。

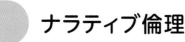 ナラティブ倫理

ナラティブ倫理は，人々の意見の不一致を，価値観・関心事・立場・人生史などの相違に根ざすものととらえ，対話によって対立を克服しようとする理論である。**ナラティブ** narrative とは，患者・家族・医療従事者のそれぞれが病気や治療についていだいている思い（意味づけ）や価値観が言葉として語られたもののことをいう。narrative は物語と訳されることもあるが，最近の医療現場ではナラティブというよび方が一般的なので，本書ではナラティブという語を用いる❶。

医療現場においては，患者・家族・医療従事者という，それぞれ立場の大きく異なる人たちがかかわり合う。そのため，まずはそれぞれの人たちのナラティブがどのようなものであるかを理解する必要がある。

1 　立場によるナラティブの違い

1つのできごとは，そこにかかわった人によってまったく異なったかたちでとらえられるものであり，1つの視点（特定の人物からの見方）だけで問題をとらえるのは公平ではないという考え方がある。ナラティブは個々の人によって異なるものではあるが，患者のナラティブ・家族のナラティブ・医療従事者のナラティブには，おおよそ以下のような特徴がある。

■ 患者のナラティブ

患者は，病気や障害という経験のまっただなかにある人たちである。しかもその経験は，病気や障害の性質によって，また患者の状況によってまったく違った物語になりえる。一般に，病気は患者がたどっている人生の道筋（ライフヒストリー）に断裂をもたらす。しかし，必ずしもライフヒストリーを破壊して台無しにしてしまうわけではない。病気や障害をかかえるまでにたどっていた道筋が断ち切られたとしても，そこから先の新しい道筋をさぐったり，新しい価値観を見いだしたりしながら，病気や障害に向き合っていこうとする。

■ 家族のナラティブ

家族，近親者，キーパーソンとよばれる人たち❷は，一般的にいえば患者に愛情をいだき，患者を支える人たちである。医療においてとくに重要なのは，家族に患者の代理決定を依頼する場合がしばしばあることである。患者の代理決定者とみなす場合には，患者の最善利益を代弁してもらう必要があり，患者との関係が良好であることが望ましい。

しかし，当然ながら，家族と患者との関係は千差万別であり，なかには「演習　グループワーク①」の事例のように，患者との関係がよくない場合もある。

■ 医療従事者のナラティブ

患者を診察・診断したり，治療・与薬・ケア・検査などを行ったりする医療従事者は専門的な教育を受け，医療に従事する経験を重ねるなかで，職種

□ NOTE
❶ナラティブという概念は，古代ギリシャのアリストテレスにさかのぼる長い歴史をもつ。とくに1960年代以降の文学研究や言語学研究によって，フィクションとしての物語（小説・演劇・映画・テレビドラマなど）のとらえ方をめぐって新しい理論がかたちづくられ，これが現実の人間どうしのかかわり合いや，社会現象の分析にも用いられるようになった。

□ NOTE
❷本書では，これらの人たちを便宜的に「家族」と表現する。

に固有の疾病のとらえ方や職業意識，あるいは専門家としての規範を身につける。医療従事者は専門職としての意識が高いがゆえに，自分のものの見方をほかの立場の人に押しつけてしまうことがおこりうる。とくに，医師は診断や治療に大きな責任をもっているために，専門職としての意識を強く自覚していることが通常である。一方，看護職は患者の権利を擁護するアドボカシー（● 109ページ）を重視する。そのために，患者や家族のナラティブと医師のナラティブとのはざまで葛藤する立場におかれることがある。

2 ナラティブと倫理的課題

　人々はそれぞれに異なる立場にたち，異なるナラティブをいだく。つまり，倫理的課題が発生したり，その問題が深刻になったりする原因には，それぞれのナラティブのぶつかり合いがあるといえる。

　「演習 グループワーク①」の事例には，患者・医師・看護師・妻・子どもたちというように，何人もの人たちがかかわっているが，● 17ページでは医療従事者の視点から文章が書かれている。この事例を医師の視点から眺めるとどのように見えるだろうか。たとえば，この医師は次のように考えていたかもしれない。

> **事例　医師の視点からみたグループワーク①の事例**
> 　目の前の患者の命を救うことが医師である自分の使命です。この患者さんの腫瘍は，手術をすればほぼ間違いなく取り除けるものです。いくら家族が反対しても，患者を見殺しにすることはできません。

| plus | **徳倫理** |

　ケアの倫理やナラティブ倫理が他者との関係性に着目するのに対して，個人の内面に目を向けるのが，**徳倫理**である。徳倫理は，倫理的課題に直面する人がどう行動すべきかではなく，どんな徳をもつべきかを問題にする。**徳** virtue とは，個人が内面に備えていて，それによって倫理的に望ましい判断や行動が可能となるようなすぐれた性質のことである。医療従事者が備えるべき徳として，忠義，仁愛，知的正直さ，勇気，共感，正直などが重要だとする人もいる[1]。また，第6章で学ぶ看護の倫理原則のうち，誠実と忠誠（● 104ページ）は，看護職が内面に備えるべき徳と考えることもできる。こうした徳を十分に備えた人は，困難な問題に対して真摯に向き合い，臨機応変に対処できると期待される。注意しなければならないのは，徳倫理は困難な問題に直面している人に，あなたはどうあるべきかを内省させるものであり，具体的にどう行動すべきかという行為指針を示してくれるものではないことである。どう行動すべきかは，その人がみずから熟慮して判断しなければならない。看護職は，成長を深めながら，そのような判断を行い，なおかつ判断の根拠を他者に説明することができるような実践知を身に着けていくことが望まれている。

1) Pellegrino, E.D., Thomasma, D.C.:The Virtue in Medical Practice. Oxford UniversityPress, 1993.

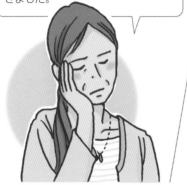

夫は15年も前に出て行ったきりで，まったく連絡もくれなかったのです。……どれほどの苦労をしいられたか考えると，憤りとむなしさがこみ上げてきました。

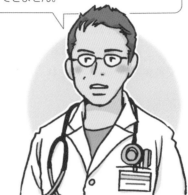

目の前の患者の命を救うことが医師である自分の使命です。いくら家族が反対しても，患者を見殺しにすることはできません。

◉図1-1 立場による思いのズレ
　　妻のナラティブと医師のナラティブが調和せず，ジレンマをもたらしている。

　一方，妻の視点からはどう見えていただろうか。たとえば次のように考えていたかもしれない。

> **事例　妻視点からみたグループワーク①の事例**
> 　ある日，突然警察から電話がかかってきて，夫が危篤状態にあり，手術を受けなければたすからないので，身元引受人として同意書にサインしてほしいと言われました。私は途方に暮れて，「イヤです」と答えてしまいました。夫は15年も前に出て行ったきりで，まったく連絡もくれなかったのです。その後私が2人の子どもたちを育て上げるのに，どれほどの苦労をしいられたかを考えると，憤りとむなしさがこみ上げてきました。

　医師のナラティブと妻のナラティブはまったく異なっているだけでなく，手術をすべきか否かをめぐって，完全に反対の方向を向いている（◉図1-1）。医療従事者の視点だけで考えれば「命を救うための手術に反対するなんて信じられない」と思えるかもしれない。しかし，妻の視点からこの事例をとらえてみると，手術に反対する理由（あるいは感情）が理解できる。

3 倫理的課題の解決

　倫理的課題の解決にあたっては，立場によるナラティブの違いをよく理解したうえで，それらが調和するように，調停を試みることが必要となる。そのためにまず行うべきことは，現状を客観的に理解することである。そのうえで，個々の人がかかえている思いをていねいに傾聴し，それぞれの背景にある事情や価値観を可能な限り把握することで，当事者間の考え方のズレを理解しようと努めることである。

　「演習 グループワーク①」の事例では，患者の医学的な状態と，それに適した治療やケアの選択肢，患者を取り巻く状況など，医療従事者が直面し

ている現状を理解する必要がある。そのうえで，手術以外に治療やケアの選択肢があるのかを医師と対話して把握する必要があるだろう。それぞれの思いに耳を傾ければ，妻が手術を拒否した背景には，夫が家を出て行って苦労を味わうことになったという事情があると思えるし，医師の語りには，医師としての使命感や職業倫理が強くにじみ出ている。こうしたそれぞれのナラティブへの理解をかたちづくりながら，当事者間の考え方の違いを調停し，合意を見いだしていかなければならない。課題解決にいたる道のりはけわしいように思えるが，第8章で学ぶ倫理的課題へのアプローチのいくつかは，こうした調停のプロセスをわかりやすく手順化したものとなっている。

✎ work　復習と課題

❶ 義務論・帰結主義についてまとめ，それぞれの問題点について考えてみよう。

❷ 友だちや家族と意見がぶつかった経験を1つあげ，そのときのあなたと相手のナラティブについて考えてみよう。

参考文献

1. アラスデア・マッキンタイア(1981)著，篠撡榮訳：美徳なき時代. みすず書房，1993.
2. 加藤尚武：応用倫理学のすすめ. 丸善，1995.
3. カント(1785)著，篠田英雄訳：道徳形而上学原論. 岩波書店，1960.
4. ジョン・ロールズ(1971)著，川本隆史ほか訳：正義論. 紀伊國屋書店，2010.
5. D. C. ラッセル(2013)編，立花幸司ほか訳：ケンブリッジ・コンパニオン徳倫理学. 春秋社，2015.
6. J. S. ミル(1859)著，塩尻公明・木村健康訳：自由論. 岩波書店，1971.
7. Singer, P(Ed..)：A companion to ethics. Wiley-Blackwell, 1993.

第 2 章

生命倫理

□ 生命倫理とはなにかを学ぶ。
□ 生命倫理の歴史を学ぶ。
□ 生命倫理の4原則を学び，それを論点整理に活用する。
□ ヨーロッパの倫理原則を学ぶ。
□ インフォームドコンセントについて学ぶ。
□ 守秘義務・個人情報保護について学ぶ。

A 生命倫理とはなにか

1 生命倫理の特徴

◆ 生命倫理とは

　近代医学は20世紀の後半に大きく発展した。生命のメカニズムが細胞や分子のレベルで解明されるとともに，臓器移植や再生医療など，従来では考えられなかった新しい治療法が生み出された。生殖分野では体外受精や代理出産のような技術が登場し，終末期医療では人工呼吸器などの生命維持治療によって患者を生かしつづけることが可能になった。

　こうした新しい治療法の開発は，それまでは救うことのできなかった患者に大きな恩恵をもたらすと同時に，人々に「そこまでのことをしてもよいのだろうか」という疑問を感じさせることがあった。**生命倫理❶**とは，生命科学・医学の進歩がもたらした新しい倫理問題の探究であり，これらの倫理問題を探究する学問が**生命倫理学**である。

◆ 生命倫理と学際性

　生命倫理には，従来の倫理学と異なるいくつかの重要な特徴がある。その1つが学際性である。**学際性**とは，学問分野や職種の壁を取りはらって，さまざまな観点から光をあてることで問題を探究しようという考え方である。

　看護職には，時代ごとに職業倫理としての**看護倫理** nursing ethics が存在しており（ ● 101 ページ），ほかの医療従事者についても，古くから自分たちの職務についてものごとのよしあしを規定する職業倫理があった❷。しかし，20世紀に生み出された新しい倫理問題は，伝統的な職業倫理をあてはめることでは，そのよしあしを簡単には判定することができないものばかりだった。そこで，医学・看護学・生命科学のほかに，倫理学・哲学・法学・社会学・心理学などのさまざまな領域の知識を結集して，こうした新しい倫理問題を探究すべきだと考えられるようになった。

NOTE
❶生命倫理（学）bioethics（バイオエシックス）は，生命を意味するbioと倫理（学）を意味するethicsとを組み合わせた言葉である。20世紀後半にアメリカで提唱された。

NOTE
❷たとえば医師には古代ギリシャの「ヒポクラテスの誓い」（● 222 ページ）にさかのぼる職業倫理としての医の倫理 medical ethics がある。

◆ 患者の権利の確立

　生命倫理のもう1つの重要な特徴として，専門家の職業倫理を変革し，患者の権利を確立したという歴史的な側面がある（● 26ページ）。医師や看護師の職業倫理は，「医療の専門家としてなにをなすべきか（なすべきでないか）」という専門家の視点から問題を考えるものだった。しかし生命倫理の登場により「患者側から問題を考える」「患者とともに問題を考える」という，従来とはまったく異なる視点が導入された。これによって，二千年以上に及ぶ医療の歴史ではじめて患者の権利が確立されたのである。

◆ 看護倫理と生命倫理

　先に述べたように，生命倫理が生まれる以前から，職業倫理としての看護倫理は存在していた。しかし今日では，単なる職業倫理にとどまらず，生命倫理を基盤とした新しい看護倫理として広まりつつある。

　生殖医療・再生医療・移植医療・遺伝子医療など，最先端の医療技術が臨床現場で実施されるとき，そこには必ず看護職がかかわることになる。これらについての倫理問題の検討を，医師や生命科学者，あるいは法律学者や倫理学者などにまかせるだけにせず，看護職が自分たちの視点からの考え方を積極的に発信していくことが求められている。また，最近では，生命倫理の考え方を取り入れつつ，職種や専門性の異なる人たちが連携し，医療全般で生じる倫理的課題を探究しようという**医療倫理** health care ethics や，臨床実践での倫理的課題に焦点を絞った**臨床倫理** clinical ethics などの言葉も広く使われるようになっている。

② 生命倫理の歴史

　医学の発展に伴って生じた新しい問題の解決のために生命倫理が生まれたことはすでに述べた。この生命倫理（学）の誕生の背景には，第二次世界大戦中の，医療における負の歴史，および戦後の人権意識の拡大がある。

1 20世紀医療の負の歴史

　生命倫理誕生の源流は，20世紀半ばの医療における負の歴史にある。とくに，1930〜40年代にナチス-ドイツで行われた医療従事者による大規模な非人道的行為は，過去に類例のない衝撃的なものだった。ドイツの精神科病院では，当時の世界で流行していた優生思想（● 55ページ）の影響を受け，およそ7万人の重度の精神障害者などが価値なき生命とみなされ，医師や看護師の手により組織的に殺害された。アウシュビッツなどの強制収容所では，やはり医師や看護師によって非人道的な人体実験が行われ，多数のユダヤ人などが殺害された。

■ ニュルンベルク綱領，ヘルシンキ宣言

　1947年，非人道的行為にかかわった医師らに対する裁判（ニュルンベルク

医師裁判❶）が行われた。この裁判で提示されたのが，「**ニュルンベルク綱領**」（ ▶ 223ページ）である。そのおもな内容は，「医学研究の被験者が，実験の内容や影響について十分に理解したうえで自発的に同意しているのでなければ，実験を行ってはならない」という医学実験における被験者の自己決定権の確立である。これは，その後1964年に世界医師会によって採択された「**ヘルシンキ宣言**」（ ▶ 223ページ）に受け継がれ，医療従事者の職業倫理を大きく転換させるきっかけとなった。

▌わが国における負の歴史

　医療の負の歴史はわが国にもある。国際社会でとくによく知られているのは，第二次世界大戦における731部隊❷による非人道的行為である。ナチス-ドイツと違って，この事件は裁判による検証がほとんど行われていない。そのため，今日でも多くの日本人がこうした歴史を知らずにいる。しかし，医療従事者を目ざす者にとって，生命倫理が成立した背景に，医療の負の歴史があることを理解することは不可欠である。

2 患者の権利の確立と広がり

◆ 患者の権利の確立

　ヘルシンキ宣言で確立されたのは，医学研究における被験者の権利であり，研究倫理（ ▶ 162ページ）の領域に限定されていた。これが臨床における患者の権利にまで拡大されたのは，1960〜70年代のことだった。

▌患者の権利章典に関する宣言，患者の権利に関するリスボン宣言

　第二次世界大戦で荒廃したヨーロッパにかわり，世界の医療を牽引する役割を担ったのはアメリカであった。しかし，そのアメリカでも，患者の承諾を得ない研究が広く行われていることが明らかにされ，一般市民の医療への不信を深めることになった❸。1973年にはアメリカ病院協会が「**患者の権利章典に関する宣言**」を発表し（ ▶ 227ページ），1981年には世界医師会が「**患者の権利に関するリスボン宣言**」を採択した（ ▶ 229ページ）。そのおもな内容は，良質の医療を受ける権利，選択の自由の権利，自己決定の権利，情報を得る権利，機密保持を得る権利，健康教育を受ける権利，尊厳を得る権利，宗教的支援を受ける権利である。

◆ 患者の権利の広がり

▌公民権運動とインフォームドコンセント

　1950年代から，アメリカでは人種差別や性差別の撤廃を求める公民権運動が高まりをみせていた。それと同時に，一般市民が商品やサービスを利用する際に十分に情報を与えられたうえで，みずから選ぶことのできる権利（消費者の権利）を求める声が高まっていた。こうした考え方が，医療における患者の権利の確立をあと押しし，インフォームドコンセント（ ▶ 34ページ）が，医療のさまざまな場面で求められることにつながった。

NOTE

❶ニュルンベルク医師裁判
　第二次世界大戦においてナチス-ドイツで行われた人体実験など，非人道的行為にかかわった医師らを裁いた裁判。ドイツのニュルンベルクで開かれ，20人の医師を含む23人の被告のうち，16人が有罪とされ，7人が死刑判決を受けた。

NOTE

❷ 731（ななさんいち）部隊
　正式名称は関東軍防疫給水部本部。第二次世界大戦において，細菌を用いた生物兵器の研究・開発を行っていた。所属する医師や看護師によって生物兵器の研究・開発をおもな目的とした人体実験なども行われ，多数の外国人の生命を奪った。

NOTE

❸ 1966年に，ハーバード大学医学部の教授が権威ある医学雑誌にこうした実態を告発する論文を発表し，大きな論争をよんだ。

▌死に関する権利

患者の権利の拡大は医療のあり方を大きくかえていった。最初に大きな焦点となったのは，人間の死をめぐる問題である。1975年のカレン＝クィンラン事例では，遷延性意識障害の患者の家族が人工呼吸器の取り外しを求めたのに対し，入院先の病院がそれをこばんで裁判となり，裁判所は人工呼吸器の取り外しを認めた。この事例がきっかけとなって，アメリカだけでなく世界全体で，終末期医療の方針を患者自身が決めるという，死のあり方についての自己決定権がしだいに大きく認められるようになっていった（◯65ページ）。

▌性と生殖に関する権利

患者の権利の拡大を求める運動は，女性の権利の拡大を主張するフェミニズム運動と結びつきながら，生殖をめぐる問題においても展開された。とくに大きな論争となったのは，中絶や避妊といった生殖をめぐる倫理問題である❶。フェミニズム運動においては，女性がみずからの意思で生殖についての意思決定を行えるようにすべきだと主張された。1973年に連邦最高裁判所が人工妊娠中絶を憲法上の権利と見なし，一定の条件下で中絶を認めたことが，生殖のあり方についての自己決定権が認められていく大きなきっかけとなった。その後も論争が続き，2022年には同裁判所がみずからの見解を覆し，州によっては中絶が禁止されるようになった。この問題は，アメリカ社会の分断の一つの象徴となっている。

このほかにも，さまざまな生殖補助医療による不妊治療の拡大，出生前診断（およびそれに基づいて行われる，障害の見込まれる胎児の中絶），性同一性障害患者等の治療，同性愛者どうしの結婚など，セクシュアリティや生殖にかかわる新しい倫理問題が生じるたびに，自己決定権の範囲が少しずつ拡大されていった。

NOTE
❶キリスト教を信仰する人の多いアメリカでは，中絶や避妊といった，生殖をめぐる倫理問題が日本とは比較にならないほど大きな論争になる。

◆ 今日の医療従事者に求められること

専門的知識と最新のエビデンスに基づいた適切な判断を行うことは，専門家の責任であり，その重要性は昔もいまもかわらない。医師や看護師のような医療の専門家が，状況に応じてみずから判断し行動する権限を**裁量**とよぶ。

患者の権利拡大という歴史的経緯によって，医療における倫理のあり方は大きくかわることになった。とくに重要なのは，伝統的な医の倫理の中心にあったパターナリズムが批判されたことである。

パターナリズム paternalism とは，ラテン語で父親を意味する pater に由来し，高度な専門的知識を身につけた医師を父親に，医学知識をもたない患者を子どもになぞらえた倫理観である。すなわち，パターナリズムとは，医療従事者は患者にとってなにが有益で何が無益かを判断し，患者はその判断を素直に受け入れるべきだという考え方のことをいう。医師は，自身がもつ裁量のもとで，患者にとってなにが有益または無益であるのかを判断する責任をもっており，患者への説明や承諾を得ずに治療を行ってよいと考えられていたのである。

　しかし，今日の医療では，専門家が判断の根拠や過程を患者に開示して，患者と対話をしながら意思決定を行う**共同意思決定** shared decision making（SDM）が求められている。とりわけ看護職には，患者の権利を擁護するアドボカシー（◯ 109ページ）の一環として，共同意思決定のなかで大きな責務を果たすことが期待されるようになっている。今日の医療現場においても，医師などの医療従事者，患者や家族の双方にパターナリズムは根強く残っていることがある。たとえば，**おまかせ医療**などとよばれる，患者が治療方針の決定を医師に決めてもらおうとする状況があげられる。そのような場合には，看護職が患者の思いを聞きとって医師に伝えたり，患者には患者の権利があるのだということを，患者や家族に説明したりすることや，話し合いの場でうまく意見を言えない場合には発言を助けるような支援が必要となる。

B　生命倫理の理論

1　生命倫理の4原則

　医療においては，現代の倫理学における主要な理論である義務論と帰結主義のバランスをとって，倫理的問題について考える必要がある。しかし，医療にかかわる者にとって，倫理理論を用いて実際の問題を考えるのは必ずしも容易ではない。そこで，倫理理論に根ざしていながら，医療分野で生じるさまざまな問題に適用でき，しかも個人の思想信条の違いによらず共有できる基本的な倫理原則を設定しておくことが有用だと考えられるようになった。

　アメリカの生命倫理学者であるビーチャム T. L. Beauchamp とチルドレス J. F. Childress が提唱したのが，**生命倫理の4原則**である。なお，サラ・フライ S. T. Fry の**看護倫理の5原則**（◯ 104ページ）も，生命倫理の4原則を基盤としている。生命倫理の4原則は，以下のように要約できる。

> (1)自律尊重原則：自律性を尊重せよ。
> (2)善行原則：益を与えよ。
> (3)無害原則：害を与えるな。
> (4)正義原則：公平・公正であれ。

1　自律尊重原則

　自律尊重原則は，**自律性** autonomy を尊重しなければならないという原則である。自律性とは，他者からの支配を受けずに自分自身の考えを思い描き，それに基づいてみずからで考えて選択・判断し行動する自由のことをさす。

　医療においては，治療を受けている患者が，みずからの病気や治療についてよく理解し，みずからの考えに基づいて治療についての方針（治療を受け

るか否か，複数の治療法があるならばそのどれを選ぶか，など）を決定でき
るようにすべきだというのが，この原則である。これは，患者の権利のなか
の，選択の自由の権利，自己決定の権利，情報を得る権利の基盤となる原則
ととらえることができる。

2　善行原則

　善行原則とは，患者などに**益** benefit（または**恩恵**）となることをするべきだ
という原則である。医療において，益とは通常は患者の健康を増進すること
だと理解される。ただし，健康という概念は広い意味をもっており，たとえ
ば WHO（世界保健機関）は，身体的・精神的・社会的という3つの側面をも
つものと定義している。そのため，益とは単に病気を治療することだけを意
味するのではなく，身体的・精神的・社会的な側面のすべてを考慮して，患
者の健康を増進することだと考える必要がある。

3　無害原則

　無害原則とは，患者などに**害** harm（または**リスク** risk）となるようなことを
すべきではないという原則である。一般的には，害とは患者の健康をそこな
うことを意味する。善行原則と同様に，健康のもつ身体的・精神的・社会的
な側面のすべてを視野に入れて，患者にとって害となるようなことを行うべ
きでないという意味で理解する必要がある。

　なお，薬に作用と副作用とがあるように，医療においては，治療やケアな
どの行為において，つねに益と害とが表裏一体をなしている。そのために，
善行原則と無害原則とを一体のもの（善行・無害原則）と考えて，益と害とを
同時にはかりにかけて考えることもしばしばある。フライの提唱した看護倫
理の倫理原則では，善行と無害は一体のものとして扱われている（○ 104
ページ）。

4　正義原則

　医療における**正義** justice は，公平と公正という2つの概念に分けるととら
えやすい（○図 2-1）。**公平** equality とは，分け隔てなく平等に益を与えるべき
だという考え方である。また，**公正** fairness とは，益の配分を公平に行えな
い場合に，明確なルールに基づいて配分を決めるべきだという考え方である。
この2つをなすべきであるというのが**正義原則**である。

　古来より，医療では，病気に苦しむ患者を貧富や身分の違いによらず公平
に扱うべきだという考え方が推奨されてきた。しかし，それと同時に，人員
（例：医師，看護師）や物品（例：薬剤，医療機器）が限られているために，す
べての患者に十分な益を提供することができないという問題をかかえつづけ
てきた。このような問題は，**資源配分の問題**とよばれる。

　資源配分の問題の例には，「移植のために必要な臓器が不足している状態
で，どのような基準のもと優先順位をつけて配分すべきか」「看護師が複数
人の患者から呼ばれている場合に，どの患者から対応すべきか」などがあげ

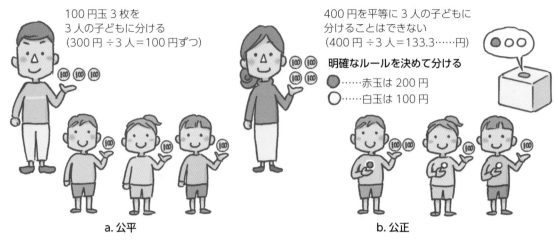

100円玉3枚を
3人の子どもに分ける
（300円÷3人＝100円ずつ）

400円を平等に3人の子どもに
分けることはできない
（400円÷3人＝133.3……円）

明確なルールを決めて分ける
●……赤玉は200円
○……白玉は100円

a. 公平　　　　　　　　　　　　　　　　b. 公正

●図2-1　公平と公正

られる。このような場合には，より臓器の適合性が高い患者に優先的に臓器を移植する，症状の重い患者に看護師が優先的に対処するなど，適合性や重症度という，誰もがそれなりに納得できる明確なルールに基づいて配分を決めることで，公正に配分していることになる。

2　生命倫理の4原則を用いた倫理問題の検討

　医療における複雑な倫理問題を考える際に，生命倫理の4原則を用いると，対立する考え方の整理（論点整理）が行いやすくなる。第1章でも考えた次の事例で，論点整理を行ってみよう。

> **事例**
>
> 　Aさんは80歳の女性である。健康診断で大腸がんが発見され，肝臓への転移も見られた。根治はむずかしく，余命は半年から1年ほどではないかと医師は考えている。医師，看護師，家族が話し合ったが，Aさん自身にどこまでの情報を伝えるかで意見がくい違っている。病名のみを告知するか，それとも病状や予後，余命まで，本人が知りたいと望む情報はすべて伝えるべきなのだろうか。現時点では，Aさん自身がどこまでの情報を知りたいのかはわからない。

　まず，実際にとりうる選択肢を考えて比較してみよう。ここでは，「本人が希望する情報を提供する」「限られた情報のみを提供する」という選択肢のどちらをとるかが問題となっている。各選択肢を支持する根拠を4つの倫理原則に結びつけると●表2-1のようになる。

自律尊重原則からの整理

　「本人が希望する情報をすべて提供する」という選択肢をあと押ししてくれる原則は，自律尊重原則だろう。患者の権利のなかには「自己決定の権利，選択の権利，情報を得る権利」がある。患者には，自分でものごとを決める自己決定の権利と，診療に関する情報を得る権利がある。したがって，なに

●表 2-1　生命倫理の 4 原則を用いた論点整理

	[選択肢 1]本人が希望する情報を提供する	[選択肢 2]限られた情報のみ提供する
自律尊重原則	本人には患者の権利(自己決定の権利, 選択の権利, 情報を得る権利)がある。	本人には望まない情報を知らずにいる権利がある。
善行・無害原則	告知をしないことで, 本人にデメリットとなることが生じる。 例：人生に思い残しが生じる。	告知をすることで, 本人にデメリットとなることが生じる。 例：うつ状態になる。
正義原則	告知をしないことで, ほかの患者と比べて不公平になりうる。 例：ホスピスに入所できない。	告知をしなくても, 不公平を生じるまでのことは考えられない。 例：院内で緩和ケアが受けられる。

を知りたいかを自分で決めて, その情報を提供される権利をもつはずである。また, 自分が望まない情報については, 知らずにいる権利がある。

▌善行原則・無害原則からの整理

　「限られた情報のみを提供する」という選択肢の根拠となるのは, 善行・無害原則である。善行・無害原則では, メリット(益)とデメリット(害)を注意深く検討する必要がある。

　たとえば告知をした場合, 患者が気落ちしてうつ状態になってしまったり生きる希望をもてなくなってしまったりする可能性があり, これはデメリット(害を与えること)であるといえる。一方, 告知をすることで A さんがやっておきたいことをしやすくなるとすれば, それはメリット(益を与えること)だといえるだろう。逆に告知をしなかった場合, A さんが余命について気落ちすることはないかもしれないが, 「残された月日がそんなに短いと知っていれば, やっておきたいことがあった」というような思い残しをいだかせるとしたら, それは患者に害を与えることといえるかもしれない。

　このように, 益と害の関係は, しばしば表裏一体のものとなる。重要なのは, 益になるのか害になるのかの評価は, 当の本人の価値観にそって行うことであり, これを医療従事者が自分たちの価値観で行うのはパターナリズムになってしまうという点である。

▌正義原則からの整理

　正義原則は, 公平性にかかわるものであるため, 告知にはあまり関係ないように思える。しかし, A さんにホスピスへの入所をすすめる場合, 現行制度では, 患者が告知を受けていることが条件となっているため, 告知を受けていない A さんは希望してもホスピスに入所できず, 告知を受けた患者と比べて不公平な状況におかれてしまう。一方, A さんはホスピスへの入所を現時点で希望しておらず, 現在の病院でも苦痛をやわらげる緩和ケアは十分に受けられるため, 大きな不公平は生じないと考えることもできる。

演習　**グループワーク②　緊急手術の是非の論点整理**

　第 1 章で学んだ以下の事例について, 生命倫理の 4 原則に基づいた論点

整理を行ってみよう。むずかしければ，下にあるヒントを参考にしよう。

● **事例**

　60歳前後のホームレスの男性が意識不明の状態で救急搬送されてきた。検査の結果，脳腫瘍（しゅよう）が見つかり，すぐに手術が必要な状態であることがわかった。この病院では，意識のない患者に手術を行う際には，必ず家族からの承諾（代諾）を得ることにしていたが，この患者は名前さえもわからなかった。手術を控える状況が続いたが，数日後に警察から連絡があり，患者の身もとが確認できて，妻の連絡先もわかった。患者の状況は一刻を争う不安定なものになっており，医療チームは妻に電話連絡して手術の承諾を求めた。しかし，返ってきた答えは「手術はしないでください」というものだった。手術をして回復したとしても，患者を引き取ることはもちろん，費用をはらうこともできないとのことだった。この状況で，医療チームは手術を行うべきだろうか。それとも手術を行わず，薬物療法などのみにとどめるべきだろうか。

● **論点整理のためのヒント**

(1)自律尊重原則について：ここでは患者は意識不明であり，本人の意向は確認できない。このような場合には，どう考えればよいだろうか。

(2)善行・無害原則について：本来は患者にとってのメリット・デメリットを考えるのだが，ここでは家族にとってのメリット・デメリットも考えてみよう。

(3)正義原則について：同じ状況におかれた他の患者（たとえば，ホームレスではなく，家族との関係が良好である患者）を想定して，公平さについて考えてみよう。

3 ヨーロッパの倫理原則

　生命倫理の4原則は，世界的によく知られるものとなり，生命倫理学を代表する理論として看護倫理にも取り入れられた。その一方で，生命倫理の課題のなかには，4原則だけではとらえきれない側面があることも指摘されてきた。そうした批判のなかで，看護倫理にとってとくに関連が深いと思われるのが，ヨーロッパの生命倫理学者たちが1990年代に行った議論である。彼らは1998年に**バルセロナ宣言**を発表し，ビーチャムらのものとは大きく異なる4つの原則を提唱した[1]。

1 自律性原則

　自律性という概念の定義は，アメリカとヨーロッパで異なっている。アメリカの自律尊重原則では，自律性を患者の自己決定権を尊重するという限られた意味でとらえている。しかし，ヨーロッパから提案された**自律性原則**では，自律性を人間のもつ能力[1]の総体ととらえる。

□ **NOTE**

❶この能力とは，思考ができ，人生の目標を設定できる能力，道徳的直観をもち，自己律法が行え，プライバシーをまもることができる能力，外部からの強制を受けずに思考や行為が行える能力，政治的な行動が行え，自己責任を保てる能力，インフォームドコンセントを行える能力，という5つの能力のことである。

1) Rendtorff, J. D.：Basic ethical principles in European bioethics and biolaw：autonomy,dignity, integrity and vulnerability ——towards a foundation of bioethics and biolaw, *Medicine,Health Care, and Philosophy*, 5(3): 235-244, 2002.

　ヨーロッパの自律性原則は，病気や障害をかかえる患者は，そうした能力を低下させているかもしれないのだから，医療従事者は患者が自律性を回復し，十分に発揮できるように支援すべきだという保護的なニュアンスを含んでいる。これは，看護倫理におけるアドボカシー（◎ 109 ページ）と非常に近い考え方である。

2　尊厳性原則

　尊厳性 dignity とは，医療従事者が向き合っている対象に特別な価値（**道徳的地位** moral status とよぶ）をみとめる概念である。**尊厳性原則**とは，医療従事者が患者の尊厳をまもることの重要性を規定したものである。看護の現場では，身体拘束❶の是非がしばしば議論される（◎ 189 ページ）。身体拘束を望ましくないとする考え方の根拠となるのが，患者の尊厳をそこなうというものだが，アメリカで提唱された生命倫理の 4 原則（◎ 28 ページ）には，そのような原則が含まれていない。

　また，尊厳性原則は，人間以外の存在にも適用できる。再生医療や移植医療，あるいは不妊治療などで使われる細胞・組織・臓器などについては，通常の薬剤などとは異なる特別な配慮がなされる。さらには，実験に使われる動物など，人間以外の生物や自然物に対しても一定の範囲で尊厳性を認めるべきだという考え方が広がっている。

□**NOTE**
❶**身体拘束**
　衣服や綿入り帯などを使用して，一時的に患者の身体を拘束し，その運動を抑制する行動制限を身体拘束という。看護の現場においては，「安全確保のために患者を縛ってもよいか」という身体拘束の是非がしばしば議論される。

3　不可侵性原則

　不可侵性原則❷とは，生命の核心部分を保護し，人間が介入・改変すべきでない領域をまもるべきだという概念である。

　たとえば，近年の遺伝子工学の発達により，遺伝子編集の技術が開発されている。さらには，脳科学の発達と IT 技術の急速な進歩があいまって，人間の脳や神経とコンピュータとを接続するさまざまな技術が開発されており，こうした新しい技術開発に対して，一定の歯どめをかける必要性が議論されている。このような考え方もアメリカの生命倫理の 4 原則には含まれておらず，先端的な医療技術の無制限な拡大に歯どめがかけられないという懸念から提案されたとみることができる。

□**NOTE**
❷**不可侵性** integrity は完全性，統合性ともよばれる。

4　脆弱性原則

　脆弱性 vulnerability とは，有形無形の力によって傷つきそこなわれやすいことを意味する概念である。**脆弱性原則**とは，生命ある存在の脆弱性を認識し，とくに弱い立場におかれている存在には特別な配慮をすべきだという考え方である。人間の身体も精神も，大きな力を加えられればすぐに傷つき，簡単にそこなわれてしまう。私たちは，お互いを弱い存在として認識し合うことで，人間らしい倫理をなりたたせている。たとえば，他者をいつくしみ，苦しんでいる人には手を差しのべようとする。

　看護職にとって脆弱性原則が重要なのは，対象がかかえている脆弱性に気づき，それに配慮した行動をとることがとくに求められるからである。どん

な患者も，健常者と比べれば身体や精神にさまざまな脆弱性をかかえている。これに加えて，社会的な立場によって自律性や尊厳性がそこなわれやすい（例：差別や不利益を受けやすい）立場にある人は，それぞれに特有の脆弱性をもっている。たとえば，小児，妊婦，認知症の患者などには，ほかの患者とは異なる特有の脆弱性があり，それに配慮した対応が求められる。

C　生命倫理の進展で生まれた看護職の責務

　生命倫理の進展によって，医療現場でとくに大きく変化した実践が，インフォームドコンセントと個人情報の保護である。この２つは，「**患者の権利に関する WMA リスボン宣言(● 229 ページ)**」にうたわれている権利(選択の自由の権利，自己決定の権利，情報を得る権利，機密保持を得る権利)を保障するための具体的な実践として，医療現場に広く普及している。

　これらの実践には看護職が深くかかわるが，その際には医師との関係が問題となることがしばしば生じる。医師が診断と治療を担い，看護職はその補助を行うという位置づけのなかで，看護職が，患者の権利を擁護するアドボカシーの責務(● 109 ページ)をどのように果たしていけばよいのかを思い悩む事態がしばしば生じている。

1　インフォームドコンセント

1　インフォームドコンセントとは

　医師が患者に説明を行うことを，かつてはムンテラ❶とよんでいた。これは，医師がすでに心に決めている治療方針を患者に伝え，それを理解してもらうものであり，患者の情報を得る権利を尊重したものではあるが，自己決定の権利や選択の自由の権利を尊重したものではない。

　一方，現在では生命倫理の考え方に基づいて，**インフォームドコンセント** informed consent(IC) という新しい概念が使われるようになっている。インフォームドとは，情報を与えられたという受動的な意味ではなく，自分のおかれた状況をよく理解しているという能動的な意味をもつ言葉である。すなわち，この概念は，「医療従事者から十分な情報を与えられた患者が，自分のおかれた状況をよく理解したうえで医療従事者に与える同意」という，患者の自律性や主体性を尊重した概念である。

2　インフォームドコンセントに関する法律と指針

　医療従事者がインフォームドコンセントを得る場合には，臨床(患者に治療やケアを提供するという状況)と研究(被験者に対して実験や介入を行おうとする状況)とを分けて考える必要がある。このうち，研究における被験者からのインフォームドコンセントについては，非常に厳格な規定が定められ

NOTE
❶ これは，ドイツ語の mund(口頭) と therapie(治療)を組み合わせたもので，「治療方針を患者に伝える」という意味の言葉である。

ている（●167ページ）。

　看護職がインフォームドコンセントの実践を考える際には，それに関連する法律や指針を理解しておく必要がある。ここでは，臨床におけるインフォームドコンセントに関する法律と指針について解説する。

▌法律

　臨床での治療・ケアについて，わが国にはインフォームドコンセントを直接規定した法律はない。たとえば，医師法には，「医師は，診療をしたときは，本人又はその保護者に対し，療養の方法その他保健の向上に必要な事項の指導をしなければならない」（第23条）とあるが，これは，患者が自分のおかれた状況をよく理解できるように情報提供を行うべきだというインフォームドコンセントの概念とは異なっており，そもそも患者の同意についてはふれられていない。

　しかし，インフォームドコンセントが日本国憲法にうたわれている国民の権利（**人格権**❶ともよばれる）に含まれることは，裁判などを通して認められてきた❷。とくによく知られているのは，2000年に最高裁判決が下されたエホバの証人の輸血拒否事件である。この事件は，宗教上の理由から生命の危険を承知で輸血を拒否していた患者に対して，手術中に予想外の出血が見られたために，医師が輸血を行ったことについて，意思決定をする権利を奪われたとして，患者が医師などを提訴したものである。最高裁判所は，患者が輸血を拒否する明確な意思をもっている場合，意思決定をする権利は人格権として尊重されなければならないと述べた。この判決などにより，患者にとって重要な情報が提供され，患者がみずから意思決定を行う権利をもつことが認められるようになった。

▌指針

　2003年には，厚生労働省が「診療情報の提供等に関する指針」を定め，医療従事者が患者に対してていねいに説明しなければならない事項として，7つの項目を掲げた（●表2-2）。ここで注意しなければならないのは，主治医が考えている治療法とは別の治療法（代替的治療法）がある場合には，それを説明すべきだとされている点である。これは，伝統的なムンテラや，医師法でいう「療養の方法その他保健の向上に必要な事項の指導」では求められてこなかった説明事項である。ここには，患者に治療やケアの選択肢を提示

◳NOTE

❶人格権
　日本国憲法（第13条）に，「すべて国民は，個人として尊重される。生命，自由及び幸福追求に対する国民の権利については，公共の福祉に反しない限り，立法その他の国政の上で，最大の尊重を必要とする」とある。この国民の権利は，人格権や幸福追求権などとよばれている。

❷同じような裁判が行われた場合には，最高裁判所の判例にならった判断が下されるため，最高裁判所の判決は，法律と同じような効力をもっているとみなされている。

●表2-2　「診療情報の提供に関する指針」による，患者にていねいに説明すべき事項

（1）現在の症状及び診断病名
（2）予後
（3）処置及び治療の方針
（4）処方する薬剤について，薬剤名，服用方法，効能及び特に注意を要する副作用
（5）代替的治療法がある場合には，その内容及び利害得失（患者が負担すべき費用が大きく異なる場合には，それぞれの場合の費用を含む。）
（6）手術や侵襲的な検査を行う場合には，その概要（執刀者及び助手の氏名含む），危険性，実施しない場合の危険性及び合併症の有無
（7）治療目的以外に，臨床試験や研究などの他の目的も有する場合には，その旨及び目的の内容

（厚生労働省：診療情報の提供等に関する指針．2003〔2010改正〕）

して，患者自身がその中から選択する，**インフォームドチョイス** informed choice とよばれる考え方が示されている。

3 インフォームドコンセントの実践上の課題

◆ 患者の判断能力

インフォームドコンセントの実践上の課題として，最もむずかしいのは，患者が**判断能力** competence をまったくもたなかったり，著しく低下していたりする場合である。

判断能力をまったくもたない状態とは，新生児や乳幼児，重度の知的障害者，あるいは意識不明の患者のように，みずからに対して行われようとしている治療・ケアについてまったく理解することができないか，あるいは意思表示をまったく行えない状態をさす。また，判断能力が低い状態とは，小児患者や認知症患者，疾患や障害によって知的能力が低下している人，さらには薬物や麻酔などの影響で知的能力が低下している人のように，みずからに対して行われようとしている治療・ケアについて十分に理解することができないか，あるいは意思表示をうまく行えない状態をさす。

判断能力をまったくもたない人からは，インフォームドコンセントを得ることは不可能である。そのために，本人の最善利益を代弁してくれる家族や近親者などの代理人から，代諾を得るほかはない。

これに対して，判断能力の低い人については，その人の状態に合わせてできる限りわかりやすい説明を行い，治療・ケアについて一定の同意を得ることが望ましい。これを，**インフォームドアセント** informed assent という。単にうなずいたり，「うん」とひとこと答えただけであったりしても，本人の意向をまったく確認しない場合と比べれば，患者の権利を尊重しようとしているといえるからである。

◆ インフォームドコンセントの適用範囲

医療現場でしばしば問題となるのは，行おうとしている医療行為などによって，インフォームドコンセントの厳格さが異なることである。行おうとする処置の侵襲性やリスクなどに応じて，説明や同意の形式や内容などを切りかえるのが通例となっており，医療機関によっては，どのような場合にどのような方法でインフォームドコンセントを得るべきかについてのガイドラインをつくっていることもある。侵襲性・リスクの高い処置と低い処置を行う場合では次のような違いがみられる。

▌侵襲性・リスクの高い処置を行う場合

大きな手術や，副作用の強い薬物療法を行う場合のように，侵襲性やリスクが高い処置を行う際には，厳格な方法でインフォームドコンセントを得ておく必要がある。説明は口頭だけでなく説明書を用いて書面でも行い，表現にも細心の注意をはらってわかりやすいものを心がける必要がある。同意を得る方法も，口頭のみでは不十分で，書面で同意書にサインをしてもらうべ

きである。さらには，患者が確かに理解したかどうかをていねいなコミュニケーションによって確認することが望ましい。

▌侵襲性・リスクの低い処置を行う場合

　看護師が点滴の交換を行う場合のように，侵襲性やリスクが高くない処置を行う際には，厳格な方法でインフォームドコンセントを得る必要はない。説明は，「新しいものに交換しますね」と口頭で簡単に行うだけでよいだろうし，それに対して患者が「はい，お願いします」などと返答すれば，口頭の同意が得られたとみなしてよいだろう。

4 看護職に求められる役割

　患者からインフォームドコンセントを得る際に，看護職にはどのような役割が求められているのだろうか。インフォームドコンセントは「患者が与える」ものであるのだが，それを受けるのが誰なのかについては，明確な規定はない。「診療情報の提供等に関する指針」でも，「医師，歯科医師，薬剤師，看護師その他の医療従事者及び医療機関の管理者(以下「医療従事者等」という。)の診療情報の提供等に関する役割や責任の内容の明確化・具体化を図る」とされているが，看護師が具体的にどのような役割や責任をもつべきなのかについては書かれていない。

　一方で，臨床での治療・ケアについては，原則として医師が責任をもち，看護師等は医師の具体的な指示に基づいて診療の補助を行うという位置づけになっているために，インフォームドコンセントについても，医師が責任をもって患者から得るというのが一般的な理解になっている。そのために，インフォームドコンセントにおける看護職の役割は，患者の権利の擁護者，すなわちアドボケーターとしてかかわることにあると考えられている。たとえば，医師による説明を十分に理解できるような情報の提供を積極的に行うことや，治療・ケアについての不明点を患者がたずねやすい環境をつくること，不安な感情を表出できるよう支援することなどがあげられる。

2 守秘義務と個人情報保護

1 守秘義務

　医療従事者にとって，患者の秘密をまもるという義務(守秘義務)は伝統的な職業規範であり，古くは「ヒポクラテスの誓い」(○222ページ)や「ナイチンゲールの誓い(ナイチンゲール誓詞)」(○222ページ)にも記されている。この義務は，現代のわが国の看護職についても，刑法および保健師助産師看護師法に明示されており，違反時には罰則を伴う重い義務になっている。

2 個人情報保護

　情報通信技術が飛躍的に発達した現代においては，個人情報保護という新しい考え方が生み出された。

個人情報とは

個人情報とは，個人を識別することができるような情報全般を意味しており，たとえば氏名・住所・生年月日・電話番号・メールアドレスなどが該当する。これは，守秘義務でいう「患者の秘密」よりもはるかに多岐にわたり，しかも細かい情報をすべて含んでいることに注意する必要がある。

個人情報の保護に関する法律，ガイドライン

個人情報の保護は，2003（平成 15）年に制定された「個人情報の保護に関する法律」（個人情報保護法）によって明確に規定された（2005〔平成 17〕年より施行）。この法律の規定のなかでとくに重要なのは，①個人情報は，その利用目的を明確にして扱わなければならない（第 15 条），②本人の同意なしにその目的以外の利用（目的外利用）をしてはならない（第 16 条），③個人情報を収集する際にはその利用目的を本人に通知しなければならない（第 18 条），という 3 点である。守秘義務と同様に，法律に違反した場合には，懲役または罰金が科されることになっており，医療従事者にとって重い義務になっている。

個人情報の実際の取り扱いについて，内閣総理大臣が所轄する個人情報保護委員会が，「個人情報の保護に関する法律についてのガイドライン」を定めている。これを踏まえて，医療機関での個人情報の取り扱いの具体的な留意点や事例などを示した「医療・介護関係事業者における個人情報の適切な取扱いのためのガイダンス（2017〔平成 29〕年 4 月 14 日通知，2023〔令和 5〕年 3 月 29 日最終改正）」も定められている。

3　情報の開示

個人情報保護法には，患者から診療記録の開示を求められたときには，それに応じなければならないと解釈できる規定（第 33 条）がある。この法律の制定以前につくられた厚生労働省の「診療情報の提供等に関する指針」（2003 年）でも，「医療従事者等は，患者等が患者の診療記録の開示を求めた場合には，原則としてこれに応じなければならない」としていたが，個人情報保護法によって，開示が法律上の義務として徹底されることになった。ただし，この法律には，「本人又は第三者の生命，身体，財産その他の権利利益を害するおそれがある場合」「当該個人情報取扱事業者の業務の適正な実施に著しい支障を及ぼすおそれがある場合」などには，診療記録を開示しなくてもよいという除外規定があり，その解釈をめぐって患者側と医療施設側で考え方が一致しないケースが生じうる。

このように，生命倫理の観点から考えるとなおも不徹底な面が残っているが，世界医師会の「患者の権利に関する WMA リスボン宣言」（◐ 229 ページ）には情報を得る権利がうたわれており，また「看護職の倫理綱領」（日本看護協会）の本文 4 に「看護職は，人々の権利を尊重し，人々が自らの意向や価値観にそった選択ができるよう支援する」とあるように，患者などが情報を求めている場合には，それに誠実に対応することが必要である。

4 看護の実践における守秘義務・個人情報保護

　守秘義務や個人情報保護は，臨床現場で働く看護職にジレンマをもたらすことがある。

　たとえば，病院の受付で患者に書類を書いてもらう際には，氏名・住所・生年月日などの個人情報を収集する。その際には，説明文書などを用いて，個人情報を収集する目的（患者に提供する医療サービスや，病院の管理運営のために必要だといったもの）が患者に示されることもある。

　一方，看護師が病室などで患者や家族と会話をするなかで，自然なかたちで患者の個人情報やプライバシーにふれる場合がある。一般的に考えてこのような場合には，得られた個人情報に対して，そのつど利用目的を明示するようなことはしないだろう。自然な会話のなかで得られる個人情報について，そのたびに利用目的を明示しなければならなくなると，円滑なコミュニケーションが阻害されてしまいかねない。また，仮に，個人情報保護のために個人的な話題には一切ふれてはいけないというルールをつくった場合，患者がかかえるさまざまな背景を理解することがむずかしくなってしまう可能性が考えられる。

　このように臨床現場で働く看護師は，日常業務において患者の個人情報などに触れる機会が多くある。しかし，守秘義務や個人情報保護に関する説明を行う頻度や度合いについては，状況に応じた対応が求められる。

　そこで必要となるのは，一方では守秘義務や個人情報法の保護の重要性を認識しつつ，他方ではみずみずしい関係づくりを心がけるバランス感覚である。円滑なコミュニケーションをとりながらも，個人的・私的な身の上話は，あくまで本人のいるところで，本人の了解のもとに共有していくというコミュニケーションを心がけることが望ましい。

演習　**グループワーク③　日常会話と個人情報保護についてのディスカッション**

　次の事例について，守秘義務や個人情報保護を意識しながら，円滑なコミュニケーションを行うにはどのような会話を心がけるべきかを述べ合ってみよう。むずかしければ，下にあるヒントを参考にしよう。

● **事例**

　Aさんは82歳の女性の末期の腎臓がん患者で，日中も眠っていることが多い。Aさんが眠っているときに，同室の患者Bさんが，看護師に話しかけてきた。

　「Aさん，なんとかまた元気になってくれるといいですね。AさんはX村のお生まれで，錦鯉を育てるのがご趣味なんですってね。私の親戚もX村にいるので，なつかしいなと思ってね」

　看護師は，Aさんの出身地や趣味について自分が知っていることを話そうかと思ったが，守秘義務違反にならないかと不安になった。この場合，守秘義務違反や，個人情報をもらすことにならないだろうか。

● **話し合うためのヒント**

(1)出身地や趣味は,「患者の秘密」や「個人情報」といえるだろうか。

(2)守秘義務や個人情報をまもりながらも,Bさんと円滑なコミュニケーションを行うには,看護師はここでどのようなことに注意すればよいだろうか。

✎ **work**　復習と課題

❶「公平」と「公正」の 2 つの概念の違いについて,図 2-1 以外の例を挙げてみよう。

❷ 30 ページの事例について,ヨーロッパの生命倫理の 4 原則に関連づけて考えてみよう。

参考文献

1. グレゴリー・E・ペンス著,宮坂道夫・長岡成夫訳:医療倫理 1──よりよい決定のための事例分析.みすず書房,2000.
2. グレゴリー・E・ペンス著,宮坂道夫・長岡成夫訳:医療倫理 2──よりよい決定のための事例分析.みすず書房,2001.
3. トム・L・ビーチャム,ジェイムズ・F・チルドレス著,立木教夫・足立智孝訳:生命医学倫理,第 5 版.麗澤大学出版会,2009.
4. 野口裕二:物語としてのケア──ナラティヴ・アプローチの世界へ.医学書院,2002.
5. A. R. ジョンセン著,細見博志訳:生命倫理学の誕生.勁草書房,2009.
6. Albert R. Jonsen ほか著,赤林朗ほか訳:臨床倫理学──臨床医学における倫理的決定のための実践的なアプローチ,第 5 版.新興医学出版社,2006.
7. Rita Charon 著,斎藤清二ほか訳:ナラティブ・メディスン──物語能力が医療を変える.医学書院,2011.

第 **3** 章

生殖の生命倫理

　□ 性について学ぶ。
　□ 生殖について学ぶ。
　□ 性に対する医療的介入の課題について学ぶ。
　□ 生殖に対する医療的介入の課題について学ぶ。

　第3章から第5章では，生命倫理の具体的な問題について，「生殖」「死」「先端医療と制度」という3つのテーマから学ぶ。現代医療の発達に伴って，これらをめぐる人類が経験したことのない新しい状況が生み出されており，複雑な倫理的課題が医療従事者に突きつけられている。

　本章では，性と生殖の問題を取り上げる。最初に歴史的背景を概観し，この問題を考えるうえで知っておくべき概念や用語を学ぶ。そのあとに，おもな生命倫理上の課題ごとに，わが国や海外の現状，法律や指針などを学ぶ。

A　性の生命倫理

　性は人間存在の本質にかかわる広がりをもつテーマである。それは，性が自分自身のアイデンティティと，他者との関係性にとってきわめて重要な要素であるためである。さらに，性は健康や生活の質(QOL)を考えるうえで欠かせない要素ではあるが，患者のプライバシーにふれる問題でもあるために，医療では正面から取り上げられることが比較的少ないテーマでもある。

1　性に関するさまざまな概念

1　性の重層性

◆ 生物学的な性，社会的な性

　人間の性にはいくつかの側面がある。それらをすべて含めて広い意味で性を言いあらわす言葉が**セクシュアリティ**である。セクシュアリティのうち，生物学的な側面を英語では sex と表現するが，セックスという日本語は一般的に性行為の意味で用いられるので，本書では「生物学的な性」と表現する。生物学的な性は，性染色体にある性決定遺伝子のはたらきで決まり，通常は性染色体が XX ならば女性，XY ならば男性の身体構造がつくられる。しかし，通常以外の性染色体の組み合わせや遺伝子変異などが原因となって，生物学的な性が男女のいずれにも明確に分化していない特徴をもつ人もいる。そのような状態を**性分化疾患**または**インターセックス**とよぶ。

　セクシュアリティのうち，心理的・社会的側面を意味する概念を**ジェンダー**という。ジェンダーの典型は，「女らしさ」「男らしさ」である。この「らしさ」は，性格や行動，髪型，服装や趣味，仕事や社会的役割など，人

間生活のあらゆる側面に深くかかわっていて，いわば生物学的な性によって社会的な役割分担が決められているかのようになっている。このような側面を**性役割**とよぶ。

◆ 性自認

　人間は「自分はどんな性的存在か」という**性自認**(性同一性)をもちながら生きている。性自認は，生物学的な性とジェンダーが組み合わさることでかたちづくられる。つまり，単に生物学的に男性・女性のいずれであるかで決まるのではなく，自分自身をどのような性的存在として認識するかという心理的側面，および社会からどのような性的存在として認識されるかという社会的側面が非常に重要な意味をもっている。

　生物学的な性とジェンダーが一致しない性自認をもつ人のことを**トランスジェンダー**とよぶ。生物学的には女性だが自分は男性だと認識している人，およびその逆の場合がその典型である。トランスジェンダーの人たちは，性自認に適合するような服装や生活習慣を取り入れて暮らしていることがある。しかし，そのような対処だけでは心理的な違和感や苦痛を取り除けない場合には，**性同一性障害**(または**性別違和**)と診断され，医学的な治療の対象とされることもある。

◆ 他者との関係構築，性的指向

　人間の性には，他者との関係構築という要素もある。お互いの合意のうえに親密な関係を結んでいる特定の相手を**パートナー**とよび(同性の場合も含む)，パートナーの関係にある2人の人間を**カップル**とよぶ。結婚とは，カップルが夫婦となってその関係が社会的に認知されることであるが，法律上は入籍していないカップルもいる。法律上の婚姻関係がある場合を法律婚，入籍はしていないが事実上の婚姻関係がある場合を事実婚とよぶことがある。

　性的関心の対象についての傾向を**性的指向**とよぶ。これを形式的に分類すれば，生物学的な性の異なる相手，つまり女性が男性に，男性が女性に性的関心をいだく**異性愛**と，生物学的な性が同じ相手を好む**同性愛**，両方を好む**両性愛**に分けられる。同性愛は，かつては精神障害の一種とみなされていたが，現在ではそのような見方は否定されており，治療の対象とはされない。

◆ 性的マイノリティ

　性自認と性的指向の関係が，多数者(「生物学的な性が女性で，男性に性的関心をいだく人」または「生物学的な性が男性で，女性に性的関心をいだく人」)とは異なる人のことを**性的マイノリティ**とよぶ。最近しばしば使われる**LGBT**は，このうち同性愛者(レズビアンとゲイ)，両性愛者，トランスジェンダーの三者をひとくくりにした言葉である。LGBT以外にも，先に述べたインターセックスや，アセクシュアル(性的欲望をほとんどもたない人)など，生物学的な性や性自認・性的指向には多様なケースがある。性的マイノリティについての正しい知識をもっていないと，意識せずに差別的な

言動を行ってしまう可能性がある。

◆ 性的マイノリティの権利

　性的マイノリティの人たちは，さまざまな偏見や差別を経験している。最も身近な例としては，学校などでのいじめや，職場での差別的な処遇があげられる。現在でも，学校では，たとえば生物学的に男子であるのに男子らしい外見や行動をとらない子どもが「オカマ」などとよばれていじめられる事例がしばしばおこる。また，職場では，トランスジェンダーの男性が女性の衣服を着て出勤したことを理由に解雇された事例などがおこっている。なお，国際社会においては，性的マイノリティの権利に関する条約などはさだめられていない。その大きな理由のひとつは，性的マイノリティの権利についての国際社会の合意が容易には得られないことにある。現在でもかなりの数の国で同性愛が犯罪とされており，少数ではあるが，死刑に処すという規定をもつ国も存在する。

2 性とQOL

　医療や社会福祉の領域では，人間の生活の質（QOL）にセクシュアリティの要素が含まれるという認識がもたれつつある。安定した性自認と，パートナーとの深い信頼関係に根ざす性的関係の充実は，生活の質を高め，生をゆたかにすると考えられている。

　その一方で，身体的・精神的な要因によって性自認や他者との関係構築がうまくいかず，結果として本人や他者が深刻な問題をかかえる場合には，医療的介入が行われることがある。すでに述べた性分化疾患や性同一性障害のほかに，性的行動に支障をきたす性機能障害や，性的行動のコントロールができない性嗜好障害など，非常に多様なものがある。性嗜好障害のなかには，小児を性的指向の対象とする小児性愛のように，重大な犯罪につながる可能性をもつものもある。

3 性と暴力

　性的関係は，本来は当事者どうしの愛情や相互を尊重し合う精神に基づいて結ばれるべきものだが，そこに暴力が介在することがある。性に関する暴力（性暴力）には，身体的なもののみでなく，威圧的な関係や言葉による暴力といった精神的なものも含まれる。暴力や威圧によって性交渉を強要する性犯罪は，年間におよそ5000〜6000件発生している（●表3-1）。また，つきまといなどのストーカー行為の警察への相談件数は年間に約2万件，配偶者による暴力の相談件数は年間に約8万3000件にのぼる[1]。

　海外では，同性愛者などの性的マイノリティへの迫害や名誉殺人❶がおこったり，女性器切除❷などが行われたりする国もある。性暴力では女性が被害者となる場合が圧倒的に多く，力の弱い存在である子ども，障害者，性

NOTE

❶女性が婚前交渉や不貞行為を行った場合に，家族の名誉をそこねたとして夫や父，兄弟などによって殺されること。

❷女性の性的欲求を抑制するなどの科学的根拠のない理由によって外性器を切除すること。

1）警察庁：令和4年におけるストーカー事案及び配偶者からの暴力事案等の対応状況について．2023.

◎表 3-1　強制性交等・強制わいせつ認知件数の推移

年次	強制性交等		強制わいせつ		合計
	女性	男性	女性	男性	
平成 29 年	1094	15	5610	199	6918
平成 30 年	1251	56	5152	188	6647
令和元年	1355	50	4761	139	6305
令和 2 年	1260	72	3995	159	5486
令和 3 年	1330	58	4111	172	5671

(「犯罪白書」令和 4 年版をもとに作成)

的マイノリティも被害者となりやすい。このため，性の問題を考える際には，第 2 章で学んだ脆弱性原則(◎ 33 ページ)がとくに重要な意味をもつ。

　保健医療の現場においては，性暴力の被害を受けた人などに適切な対応をする必要があることに加えて，女性の多い看護職が性暴力の対象となりえることも念頭におく必要がある。

2　性に対する医療的介入の課題

a　性分化疾患・性同一性障害に対する医療的介入

　同性愛者やトランスジェンダーなどの性的マイノリティは，洋の東西を問わず非常に古い時代から存在していた。たとえばわが国でも，有名な武将が同性愛的な関係をもっていたことが知られている。また，外性器切除のような比較的容易な外科手術は，非常に古い時代から行われていた。古代の中国・エジプト・インカなどでは，男性器を手術によって切除し生殖機能を失った宦官とよばれる人たちが宮廷などで職についており，この制度は中国では 20 世紀まで存続していた。

　これらの例とは異なり，セクシュアリティに問題をかかえている状態を疾患や障害とみなして医療的介入を行うようになったのは，20 世紀の前半のことである。20 世紀後半に生命倫理が誕生すると，「医療技術によって人間のセクシュアリティに介入することがどこまで許されるのか」という問題が議論されるようになった。ここではその代表的なものとして，性分化疾患と性同一性障害に対する医療的介入の問題を整理する。

1　性分化疾患に関する歴史的背景と現状

▎歴史的背景

　性分化疾患(インターセックス)に対する医学的な介入は，20 世紀の前半から行われはじめた。1930 年代から，アメリカにおいて，性分化疾患の新生児に対しては，男女いずれかの特徴がよりはっきりしている性別になるように手術を行うことが提唱された。また，1940 年代にはアメリカの心理学者により，人間は性的傾向を生まれつきもっているわけではなく，出生後の

生理学的な状態によって性的傾向が決定されていくという説が唱えられた。こうしたことから，生物学的な性があいまいな状態で成長すると，その子どもの発育にわるい影響があり，成長の早い段階で医療的介入を行い，男女いずれかに性別を確定させることが，子どもにとって有益である，という考え方が確立されていった。

　しかし，1990年代になると，このような考え方に疑問の目が向けられはじめた。生命倫理の観点から，本人の意思を考慮せずに性別を医師や家族が決めていることが批判されたのである。さらには，新生児の時期に性別を確定させる手術を受けた人たちのなかに，成長後に性同一性障害を疑わせる自覚症状を訴える人たちがいることが報告された。これは，出生直後に行われた性別確定手術によって，性同一性障害がもたらされるケースがありえることを意味している。その一方で，本人が自分の意思をもてるようになるまで医療的介入を行わないことで，学校生活のなかでいじめを受けやすくなるなど，社会生活を送るうえで大きな困難をかかえるのではないかと懸念する考え方もある。

▍現在の法律，指針

　わが国には，性分化疾患についてどのように対処すべきかを直接定めた法律はない。専門家団体による指針として，日本小児内分泌学会は，「性分化疾患初期対応の手引き」を定めて，出生時から小児期にかけての，診断と治療，医療従事者の行動，保護者への対応などを定めている。同学会の基本的な方針は，初期に性別を男女のいずれかに確定することが必要だというものである。その理由として，わが国では戸籍法で性別の選択と登録が義務づけられていること，戸籍上の性別の変更が受容されるための社会的・文化的な環境が整っていないこと，「中間の性」という社会通念がなく，社会生活を送るうえで性別の選択が欠かせないこと，をあげている[1]。

2　性同一性障害に関する歴史的背景と現状

▍歴史的背景

　性同一性障害に対する医学的介入も，20世紀の前半に始まったと考えられており，1930年に，生物学的に男性であったオランダ人が，性自認に適合させるために身体を女性に近づける性別適合手術をドイツで受けたとされている。20世紀後半になると，性別違和が障害であると位置づけられ，それに対する医療的介入が正当なものであると認知されていく。アメリカ精神医学会の「精神疾患の分類と診断の手引」Diagnostic and Statistical Manual of Mental Disorders（DMI）は，1994年の第4版（DSM-IV）で性同一性障害，2013年の第5版（DSM-5）で性別違和という診断名を記載した。

　わが国では，1964年に3人の男娼❶に対して，性別適合手術が行われた。手術を行った医師は，「優生保護法」（現在の「母体保護法」）が定める「故な

NOTE

❶生物学的な性が男性で，男性客に対して売春を行う男性のことで，当時はブルーボーイとよばれていた。

1）日本小児内分泌学会性分化・副腎疾患委員会：Webtext：性分化疾患の診断と治療.（http://jspe.umin.jp/medical/files/webtext_170104.pdf）（参照 2023-11-28）

く，生殖を不能にすることを目的として手術またはX線照射を行ってはならない」（第28条）という規定に違反したとみなされて逮捕され，裁判では執行猶予つきの有罪判決を受けた。この事件はブルーボーイ事件とよばれて大きな話題となり，それ以降，類似の手術は行われなくなった。

■ 現在の法律，指針

　ブルーボーイ事件の裁判では，性別適合手術を違法とみなしたのではなく，手術を正当な治療とみなすためには，一定の厳しい要件を定めるべきだとして，その内容をかなり具体的に示している。

　わが国で性別適合手術に関する指針が示されたのは，ブルーボーイ事件から30年以上がたったあとのことである。1996年に，埼玉医科大学の倫理委員会が性別適合手術を行うための要件を定め，1997年には日本精神神経学会が「性同一性障害に関する診断と治療のガイドライン」を発表した。これにより，まずは精神療法やホルモン療法を行い，それでも精神的苦痛が解決しない人に対してのみ性別適合手術を行うという手順が確立された。1998年に埼玉医科大学で最初の性別適合手術が行われた。2003年には「**性同一性障害者の性別の取扱いの特例に関する法律**」が成立し，性別適合手術を受けた人が戸籍上の性別も変更できるようになった。

b　生命倫理の観点からの整理

1　自律性のジレンマ

　性別違和への医療的介入は，本人の意思によって行われる。一方，性分化疾患への医療介入は，本人が乳幼児の段階で，医師や家族など他人の意思によって行われる。そのため，**自律尊重原則**に反しているのではないかという批判を受けてきた。

　しかし，セクシュアリティに関する自律性にはジレンマがある。それは，「男女どちらの性別を選ぶか」という選択をする時点で「自分はどのような性的存在か」という性自認が確立されている必要があるということだ。ところが，医療的介入の対象となる性的マイノリティの人たちは，性自認の確立そのものに困難をかかえていることが多く，たとえ成人であっても，性別適合手術などの治療を受けるかどうかを，確信をもって決められるとは限らない。また，性分化疾患をもつ子どもが生まれた場合には，その子どもが成人して性自認が確立したあとに，みずからの意思で性別を選択させるべきだという意見もある。しかし，わが国では出生届に性別を記載する必要があり，未確定のままでは受理してもらえないのが現状である。さらに，性別が確定されないことで家族や周囲の人たちからうまく受容されず，本人の自律性の発達そのものに負の影響があるのではないかと懸念する意見もある。

2　善行性・無害性のジレンマ

　子どもが生育するまでの長い期間にわたり生物学的な性があいまいな状態におかれることで，本人の性自認と他者との関係構築の双方にわるい影響が

あるのだから，早期に性別を確定させるべきだという考え方もある。これは，**善行・無害原則**に基づく考え方であり，現在の日本小児内分泌学会の立場もこれに近いものとなっている。

　性に対する医療的介入が，本人にとってどの程度有益または有害なのかを評価することは，容易ではない。その理由の1つは，「一度実行すると，元には戻れない」という不可逆性の問題が存在するためである。生物学的な性を手術などで変更すると，それを再び元に戻すことは困難である。一方，性の心理的・社会的側面であるジェンダーは，本人の性自認や他者との関係構築や性的指向が一定の時間をかけてつくられていくなかで決まっていくものであり，その時間を取り戻すこともまた困難である。そのために，性分化疾患や性同一性障害への医療的介入は，本人や医療従事者にとって有害な問題を生じる可能性を完全に否定することはできず，長期にわたって経過を観察しつづける必要がある。

B　生殖の生命倫理

　生殖 reproduction とは，子どもを生み育てることである。性が医療従事者にとってややふれにくいものであるのに対して，生殖は医療従事者が積極的に関与してきたテーマである。とくに，看護職にとっては，助産師（産婆）という専門職が古くから大きな役割を果たしてきたこともあり，なじみの深いテーマでありつづけてきた。

1　生殖をめぐる概念

1　リプロダクティブ－ヘルス，リプロダクティブ－ライツ

　性と生殖に関するあらゆる側面において，身体的・精神的・社会的に満足のいく状態にあることを**リプロダクティブ－ヘルス**とよぶ。そして，性と生殖に関する個人の権利（身体的・精神的・社会的に良好な状態で，安全で満足のゆく性生活を営めること，子どもを産むかどうか，産むならばいつ産むのか，何人産むかを決定する自由）を**リプロダクティブ－ライツ**とよぶ。これらは，1994年の国連の国際人口・開発会議による行動計画で提唱された概念である。看護職を含む医療従事者は，人々のリプロダクティブ－ヘルスの維持向上を支援する責務を負っていると考えるべきである。

2　脆弱性をもつ人々の権利

　生殖の倫理的問題を考えるうえでも，性の場合と同様に，**脆弱性原則**がとくに重要な位置づけをもっている。人類の歴史をふり返ると，女性，子ども，性的マイノリティ，障害児・者といった人たちがもつべきリプロダクティブ－ライツがそこなわれる事態がしばしばおこってきた。こうした脆弱性を

もつ人たちの権利について理解しておく必要がある。

◆ 女性の権利

　女性が自分の意思で子どもを産み育てる自由を与えられたのは，人類の歴史のなかでは最近のことであり，現在でもそのような自由が完全に与えられていない国や地域が存在する。わが国では，不妊の女性を「石女」などとよび，不妊を理由に離婚させられることもあった。

▌女性の権利確立

　性差別による格差にあらがい，女性の権利確立を求めておこされたのが，**フェミニズム**という社会運動である。フェミニズムは，女性の権利確立を広く訴え，性と生殖の面では，みずからの意思に反した売買春の禁止とともに，生殖をみずからの意思でコントロールすること，つまり避妊と中絶の権利を獲得することが大きな目標になった。

▌女子差別撤廃条約

　フェミニズムを受けて，1979年に国連で採択された**女子差別撤廃条約**では，政治・経済・社会・文化・教育など，社会生活のあらゆる分野での女性差別を禁じるとともに，生殖についても，子どもの数や出産の間隔を決定する権利を男性と平等に保障することを求めた。

▌わが国の現状

　わが国では，憲法によって女性差別が禁じられており，近年では男女共同参画社会の実現が推進されているように，女性が男性と対等な社会的権利をもつことが保障されようとしている。しかしながら，今でも女性が育児の多くを担い，仕事と育児の両立を困難と感じている人が少なくない。日本社会の男女格差は国際的にも後れをとっており，世界経済フォーラムが毎年発表するジェンダー－ギャップ指数(経済，教育，健康，政治の4分野での男女格差を評価した数値)では，2022年の時点で146か国中116位と先進国のなかで最も低く，アジア諸国のなかでも韓国や中国，ASEAN諸国より低い数値となっている[1]。

◆ 子どもの権利

▌児童の権利に関する条約(子どもの権利条約)

　女性の権利確立と歩調を合わせるように，子どもの権利も20世紀を通して徐々に確立されていった。1989年の**児童の権利に関する条約**(子どもの権利条約)では，子どもには生存と発達の権利(第6条)，氏名と国籍をもつ権利，父母を知る権利，父母によって養育される権利(第7条)，意見を表明する権利(第12条)，思想，良心および宗教の自由についての権利(第14条)があり，精神的・身体的な障害のある児童については，特別の養護についての権利(第23条)があるとされている。父母が児童を虐待・放置するなど，親から分離することが児童の最善利益のために必要な場合は，それが可能とな

---

1) 内閣府男女共同参画局：共同参画 158：13, 2022.

るような措置が必要だともしている(第9条)。

▌医療とのかかわり

　医療が求められる子どもへのかかわり方を児童の権利条約とあわせて考えてみると，医療従事者は，親を支援しながら子どもの養育にかかわるべきだということになるだろう。しかし，ときとして医療従事者が子どもの権利の擁護者の役割を果たさなければならないことがある。すべての親が子どもの利益にかなうような行動をとるとは限らず，子どもを虐待するような事例も発生するからである。医療従事者は，診察や健康診断などを通して，子どもが虐待を受けていることに気づくことがしばしばある。

◆ 障害児・障害者の権利

　障害者が20世紀医療の負の歴史のなかで犠牲となったことについては，第2章で見たとおりである。それ以前にも，障害児，なかでも先天性の形態異常(奇形)などの目につきやすい障害をもって生まれた子どもを野外に放置するなどして死なせる嬰児殺は，洋の東西を問わず，長年にわたって行われていた。

▌障害者権利条約

　障害児・者の権利を確立するために，国連は1990年に**障害者権利条約**を採択した。保健医療に関する内容としては，障害者が差別を受けることなく，到達可能な最高水準の健康を享受する権利(第25条)を認め，ほかの者に提供されるものと同じ水準の医療ケアの提供と，とくにその障害のために必要とする保健医療サービスの提供とを求めている。これを受けて，2013年に「障害を理由とする差別の解消の推進に関する法律」(障害者差別解消法)が制定された。この法律により，障害を理由としたサービスの拒否や制限が禁止されるとともに，障害者から求められた場合には，社会的障壁を取り除くために必要な**合理的配慮**を行うことが，国や地方公共団体など，およびサービスの提供を行う事業者に義務づけられた。

② 生殖に対する医療的介入の課題

ⓐ 不妊治療に対する医療的介入

① 不妊治療に関する歴史的背景と現状

▌歴史的背景

　不妊という現象そのものは，古い時代から存在していた。しかし，そもそも卵子と精子の受精によって胚がつくられ，それが子宮内で発生して子どもになることが知られるようになったのは，発生学や産科学が進歩した18〜19世紀以降のことである。それまでの時代には，たとえば古代ギリシャのヒポクラテスなどが唱えていた精原説❶とよばれる説などが信じられていた。子どもができない場合に，その原因が女性にあると決めつけられることがし

━NOTE
❶ 精原説
　精液の中に身体の成分がすべて含まれていて，それが女性の胎内で子どもになるという説である。

ばしばあり，わが国でも「嫁して三年，子なきは去る」との言葉があるように，子どもができない場合に女性が離縁されるような慣行が多くの地域でみられた。人工授精は 18 世紀に試みられているが，生殖補助医療とよばれる本格的な不妊治療は，20 世紀後半に人間での体外受精が成功した時に始まったとみなされている。

▌ 晩婚化と不妊治療

わが国では，結婚する年齢が高くなる晩婚化という現象が進んでいる。年齢が高くなるほど妊娠する可能性（妊孕率）が下がるため，不妊に悩む人も増えているとみられている。2021 年の統計では，体外受精（顕微授精を含む）の実施件数が約 50 万件で，約 7 万人の子どもが生まれており，過去 10 年ほどの間に急速に増加している[1]。ほかの国と比較すると，わが国では非常に多くの体外受精が行われる一方で，成功率が低いという特色がみられる。国際調査機関の報告では，2010 年の体外受精の実施件数は世界第 1 位でありながら，成功率（1 回の採卵あたりの出産率）は調査対象となった 60 か国中最下位であった[2]。このように，わが国では結婚年齢が高くなることで不妊になる人が増える一方で，不妊治療を開始する年齢も高いために，その成功率が低いという状況がある[3]。

▌ 不妊の定義と原因

日本産科婦人科学会は，不妊症の定義を「妊娠を望む健康な男女が避妊をしないで性交をしているにもかかわらず，一定期間妊娠しないもの」としている。この「一定期間」を具体的にどのくらいの期間とみなすのかは，社会的な環境によって左右される。同学会は現時点でそれを 1 年とみなしているが，これは 2015 年に従来の 2 年から変更されたものである。

不妊症の原因は完全に解明されているわけではなく，男女のいずれに原因があるのかについて正確に示すことがむずかしい。ヨーロッパ生殖医学会は，カップル 6 組のうち 1 組の割合で不妊となり，その原因が女性のみにある場合が 20〜35％，男性のみにある場合が 20〜30％，男女双方にある場合が 25〜40％，原因を特定できない場合が 10〜20％ だとしている[4]。

▌ 不妊治療の種類

現在，わが国で行われていないものも含めると，不妊治療をおおむね以下の 4 種類に分類することができる。

● **タイミング法，排卵誘発法**　　タイミング法は，妊娠しやすいとされる排卵日の 2 日前から排卵日までに性交渉を行うように指導する方法である。基礎体温のほかに，経腟超音波検査で卵胞の大きさを測定したり，尿中の排卵ホルモンを検査することで排卵日を推定し，性交渉のタイミングを指導す

1）日本産科婦人科学会：令和 4 年度現臨床倫理監理委員会 登録・調査小委員会報告．日本産科婦人科学会誌 79(9)：883-904，2023．
2）Dyer, S. et al.：International committee for monitoring assisted reproductive technologiesworld report：assisted reproductive technology 2008, 2009 and 2010. *Human Reproduction*, 31(7): 1588-1608, 2016.
3）浅田義正：不妊治療を考えたら読む本——科学でわかる「妊娠への近道」．講談社，2016．
4）Davis, C. F. and Young, D. G.：The changing incidence of neural tube defects in Scotland. *Journal of pediatric surgery*, 26(5): 516-518, 1991.

る。排卵誘発法は，薬剤を投与して排卵を促す方法である。

● **人工授精**　男性から採取した精液から運動している成熟精子だけを洗浄・回収して，カテーテルを用いて女性の子宮内に注入する方法である。この方法は，18世紀にイギリスで行われた記録が残っている。夫の精子を用いる方法（AIH）と，夫以外の男性の精子を用いる方法（AID）とがある。AIDでは，父親（育ての父親）のほかに精子提供者という遺伝的な父親が別にいることになり，倫理的に認めてよいのかという議論が生じた。

● **体外受精，顕微授精**　いずれも経腟的に卵巣から卵子を取り出す採卵手術を行い，体外で精子と受精させて，受精した胚を子宮内に移植する方法である。採卵手術の前に，数個〜10個前後の成熟卵を得るために，排卵誘発剤を1週間ほど女性に投与する。体外受精では卵子が入っている培養液に精子を加えて受精を待つが，顕微授精では人間が顕微鏡で確認しながら細いガラス針を用いて卵子に精子を直接注入する。体外受精の最初の成功例は1978年にイギリスで報告され，「試験管ベビー」として世界中に大きなセンセーションを巻きおこした。わが国でも1983年に最初の子どもが誕生している。これらの方法では，卵子・精子ともに第三者のものを使うことができるため，遺伝上の母・分娩した母・遺伝上の父・育ての父という4人の親が存在する可能性があり，人工授精以上に親子関係が複雑なものとなるため，子どもの利益にならないのではないかという議論が生じた。さらには，体外で発育した複数の胚のなかから状態のよいものを選んで子宮内に移植するため，使われずに余った余剰胚が生じることになる。これはひとりの人間と同じ遺伝子のセット（ゲノム）を備えていて，人間になる可能性をもっている存在であり，破棄したりほかの目的に使用したりしてよいのかという議論がおこった（◉80ページ）。

● **代理出産**　人工授精や体外受精では，不妊のカップルが，配偶子（精子または卵子）を第三者から提供してもらって妊娠することができる。これを応用して，自分たちの配偶子からつくった受精卵（胚）を第三者の子宮に注入して，子どもを妊娠・出産してもらうことも原理的には可能である。これを代理出産とよび，妊娠・出産を引き受ける女性を代理母とよぶ。不妊のカップルの卵子と精子を体外受精させ，できた胚を代理母に移植する場合をホスト−マザー型，夫の精子を代理母に注入して人工授精させる場合をサロゲート−マザー型とよぶ。ホスト−マザー型とサロゲート−マザー型では，両親，代理母，生まれた子どもの間の遺伝的な関係（血のつながり）が異なる。ホスト−マザー型では，生まれた子どもは遺伝的には両親と血のつながりをもち，代理母とは血のつながりがない。一方のサロゲート−マザー型では，子どもは父親と代理母と血のつながりをもち，母親（代理出産を依頼した不妊カップルの女性）とは血のつながりがない。代理出産では，遺伝上の母・分娩した母・育ての母・遺伝上の父・育ての父という5つの立場の人が生じうる。

▊ 現在の法律，指針

わが国には不妊治療を規定した法律はなく，専門家団体の指針のみがある。最大の団体である日本産科婦人科学会は，人工授精と配偶者間の体外受精

（妻の卵子と夫の精子を用いるもの）を認める一方で，非配偶者間の体外受精と代理出産は認めていない。これに対して，非配偶者間の体外受精を認めるべきだとの方針をとる医師らが日本生殖補助医療標準化機関（JISART）を設立し，2006年から一定の条件のもとで非配偶者間の体外受精を実施している。

　代理出産については，国内で行っている医療機関はなく，アメリカのほか，タイや台湾などでの代理出産をあっせんする業者があり，実際にそれによって子どもを得た人が増えている。その多くが金銭的な報酬を介したものであり，倫理的な課題をかかえている。さらに，わが国の民法では「産んだ女性」が母親とみなされるため，代理出産で産まれた子どもを自分の子どもと認めてもらえず，養子縁組などによって法律上の親子関係をつくる人が多い。

▌現状の課題

● **法制度の未整備**　まず問題となるのは，不妊治療についての全体的な法制度が未整備なままであることである。前に述べたとおり，わが国には不妊治療を規定した法律がなく，専門家団体の指針のみで規制がなされているが，その指針も非配偶者間の体外受精をめぐって複数の専門家団体が異なる方針をとっている。さらに，民法の規定によって，海外で代理出産をした人の子どもを自分の子どもと認めてもらえない状況が続いている。このように，不妊治療の法規制が未整備であるために，不妊治療を受ける人たちや，それによって生まれた子どもが不利益をこうむりかねない状況にある。

● **患者の負担の大きさ**　不妊治療を受ける患者にかかる負担が大きいという課題もある。

　2022年から，人工授精等の「一般不妊治療」，体外受精・顕微授精等の「生殖補助医療」について，保険が適用されるようになった。これは，不妊治療を受ける人たちの経済的負担が非常に大きいことが社会問題となっていたためである。不妊治療の成功率は必ずしも高くなく，長期にわたって受けつづけ，総額で数百万円を自己負担している人も少なくなかった。

　一方で，不妊治療を受ける人たちがかかえている精神的苦痛も無視できない。一般不妊治療や生殖補助医療が保険適用となり経済的負担が緩和されたものの，それをいつまで続けるかに思い悩みながら受けつづけている人も多い。

2　生命倫理の観点からの整理

　今後どのような対策が行われるべきかを考えてみると，まずはわが国でどこまでの不妊治療を認めるかを確定させる必要がある。現時点で認めるべきか否かの意見が分かれているのは，非配偶者間体外受精と代理出産をめぐってである。ここではこの問題について，生命倫理の観点から整理する。

▌自律尊重原則

　非配偶者間体外受精と代理出産を認めるべきだという意見は，おもに**自律尊重原則**に基づいている。どこまでの不妊治療を受けるかは，不妊のカップルと配偶子提供者や代理母などの当事者の自己決定で決めるべきであり，と

くに大きなリスクがない限りは法律などで規制すべきでないという考え方である。これに対して，貧困にあえぐ女性が金銭目あてに代理母になるなど，真に自律的な自己決定とはいえない事態もおこるのではないかと懸念する人もいる。

■ 無害原則

　非配偶者間体外受精と代理出産を認めるべきでないという意見は，倫理原則で考えれば，非配偶者間体外受精や代理出産に伴うリスクを問題視する**無危害原則**に基づくものが多い。わが国ではしばしば「公序良俗に反する」などと表現される。卵子を提供する人には排卵誘発剤の副作用や採卵手術に伴うリスクがあり，代理母には妊娠出産に伴うリスクと，自分が分娩した子どもを手放すことによる心理的な負荷が生じうる（そのような事例として知られているのが，アメリカでおこったベビー M 事件[1]である）。また，生まれた子どもは，複雑な親子関係の中で不利益をこうむる可能性がある。

■ 尊厳性原則，不可侵性原則

　先進工業国の多くは非配偶者間体外受精を認めている。非配偶者間体外受精のうち，提供卵子を用いることを認めていない国はオーストリア，イタリア，メキシコ，ドイツ，ノルウェーなど数か国である。提供精子と提供卵子の双方を禁じているのはトルコのみである[1]。法律などに明記されているとは限らないが，こうした国々では，非配偶者間体外受精が生の尊厳に反する，またおかすべきでない領域に介入することになるとみる考え方が強いともいわれている。カトリックやイスラム教では，不妊治療の多くを容認していないほか，ドイツなどでは過去に行われた非人道的な人体実験などの記憶から，生命の操作に対する抵抗感が強いといわれている。

ｂ 障害を理由とする人工妊娠中絶に対する医療的介入

1 障害を理由とする人工妊娠中絶に関する歴史的背景と現状

■ 歴史的背景

　近代的な医療技術が確立する以前から，望まない妊娠をした女性に対する人工妊娠中絶（以下，中絶）が行われ，それによって妊婦が死亡する事故も生じていた。さらには，生まれた直後に新生児を故意に死なせる嬰児殺（新生児殺）[2]も古くから世界各国で行われていた。中絶は，誰にとっても望ましくないものであるが，やむをえず行われてきた背景として，避妊法の未発達や入手困難さ，性教育の不十分さ，女性の社会的地位の低さ，育児支援制度や養子制度の未発達などによって，中絶以外の選択がない状況に女性が追い込まれてきたことが指摘されている。欧米諸国では，キリスト教会が中絶を厳しく禁じてきたために，中絶をめぐって激しい論争がたたかわされてきた

　NOTE
❶ベビー M 事件
　アメリカにおいて，1986 年に代理出産を行った女性が，出産した児の引き渡しをこばんだため，代理出産を依頼した夫婦が訴訟をおこした事件である。ニュージャージー州地方裁判所は，代理母契約は有効であり，親権は依頼者にあるとしたが，その後同州最高裁判所は代理母契約を無効とする判決をし，代理母に児と面会する権利を認めた。

　NOTE
❷わが国では「間引き」ともよばれた。

　1）石原理：第三者の関与する生殖医療──日本と世界の比較. 母子保健情報 66：76-79, 2012.

が，わが国では倫理的な課題として議論されること自体が少なかった。わが国では，近年では減少傾向にあるものの，年間に 18 万件程度の中絶が行われており，女性の心身の健康を考えるうえで重要な課題でありつづけている。

今日の医療で，中絶が生命倫理の課題として大きな議論になったのは，生殖医療技術の発達によって，妊娠の早い段階で胚や胎児の状態を検査することが可能となったことによる。そうした検査によって，胚や胎児が将来なんらかの障害や疾病をもつ可能性が高いことが判明すると，妊婦のなかには中絶を希望する人がいる。これについて，優生思想に基づく「生命の選別」ではないかと批判する意見が，障害者などを中心に巻きおこった。

■ 優生思想

優生思想とは，すぐれた遺伝形質をもつ者を増やし，有害な遺伝形質をもつ者を減らすことによって，人間集団の質を向上させようとする考え方である。このような発想に近いものは古い時代にもみられたが，19 世紀末にイギリスのゴールトン F. Galton（1822〜1911）が「人間集団の先天的な質を改良するための科学」として優生学 eugenics という概念を提唱したことで，優生思想は，またたく間に世界各国の保健医療政策に取り入れられていった。

当時の世界は，第一次世界大戦・第二次世界大戦に向かいつつあり，国民の知力や体力を向上しようという気運が高まっていた。さらには，遺伝学が急速に発達したことで，優生思想に科学的な裏付けが与えられた。精神と身体の疾病や障害が遺伝するかどうかに強い関心が向けられるようになり，遺伝すると考えられたものについては，それを将来の世代に残さない施策が考案された。具体的には，そういった疾病や障害をもつ人の婚姻を制限したり，断種❶や中絶などの処置によって子どもをつくらせないようにしたりすることが行われた。これを優生政策とよぶ。わが国では，旧「優生保護法」（1948〔昭和 23〕年施行〜1996〔平成 8〕年）のもとで強制的な不妊手術を受けた人の数は，約 2 万 5000 人に達するとされる。

優生思想が深刻な差別や人権侵害をもたらすことを如実に示したのが，第 2 章で見たナチス−ドイツでの精神障害者などの大量殺りくである（● 25 ページ）。約 7 万人の精神障害者が「価値なき生命」とみなされて殺害されたことは，当時の世界に大きな衝撃をもたらし，優生思想に批判の目が向けられるようになった。結果として，特定の疾病や障害をもつ人たちに，その意思に反して，子どもをもたないようにしいるような政策は廃止されていった。

■ 障害児の親による治療拒否

20 世紀後半になると，親がみずからの意思によって，先天性の異常を有する子どもをもたない選択をするという状況があらわれはじめた。これを「個人の選択による新しい優生思想」のかたちだと考える人もいる。

アメリカでは，1970 年代から，障害をもって生まれた子どもに対する治療などを親が拒否するという事態が生じ，社会的な問題となった。典型的なのは，ダウン症候群の子どもへの治療拒否である。ダウン症児はしばしば心臓や消化管，気管などの形成に軽微な異常をもって生まれ，その多くは，比

NOTE
❶卵管や精管を切除するなどの方法で生殖能力を失わせる手術のこと。

較的簡単な手術で治療できる。ところが，ダウン症児を育てることを望まない親が，そうした手術に同意せず，子どもが死亡する事例が発生した。これに対して，アメリカ司法省は，救命が可能であるにもかかわらず，障害児であることを理由に治療を行わないことは障害者差別であるとみなし，親の意向にかかわらず，子どもに必要な治療を行うことが義務化されていった。

▌出生前診断

　1970年代には，胎児の異常を出生前に調べることを可能にする超音波検査が開発され，異常をもつ胎児を中絶する妊婦が増加した。よく知られている例が，イギリスにおける二分脊椎（脊椎披裂）への対応の変化である。二分脊椎は，脊髄が脊椎の外に出て癒着や損傷をおこすことでさまざまな神経障害を生じる先天性の形態異常（奇形）である。イギリスでは，二分脊椎に対する手術療法が開発され，身体的な障害は残るが，知的な発育にはほとんど問題を生じないように治療することが可能となっていた。ところが，超音波検査などによって出生前に胎児が二分脊椎であることがわかるようになると，中絶を選択する妊婦が増えた。たとえばスコットランド地方では，二分脊椎の児童の出生数が1971年から1988年にかけて5分の1以下に激減したことが報告されている[1]。

　出生前診断の技術は進化を続け，胎児の染色体や遺伝子の異常を調べる方法として，羊水検査（子宮から羊水を採取して，そこに含まれる胎児細胞を調べる方法），絨毛検査（胎盤から絨毛を採取して調べる方法），母体血清マーカー検査（妊婦の血液に含まれる，胎児や胎盤に由来する成分を調べる方法），新型出生前診断（無侵襲的出生前遺伝学的検査〔NIPT〕ともよばれる，妊婦の血液に含まれる胎児DNAを調べる方法）などがつぎつぎと開発され，診断の精度が高まっていった。これらを用いることで，胚や胎児そのものには侵襲を与えずに検査を行うことができ，異常があると診断された場合には，妊娠の中絶を選択することもできる。

　これに対して，着床前診断（または着床前スクリーニング）は，体外受精（▶52ページ）でつくられた胚から一部の細胞を取り出して検査を行い，異常のないことが確認された胚だけを母胎に戻す方法である。そのため，中絶という選択を回避することができるのだが，胚そのものを選別することになるため，「生命の選別」にあたるのではないのかと懸念する意見もある。

▌現在の法律，指針

　わが国の法律では，刑法によって中絶は「堕胎の罪」（刑法第212〜216条）として原則として禁じられているが，母体保護法が定める要件を満たす場合についてはその罪に問われないという規定になっている。その要件とは，「妊娠の継続又は分娩が身体的又は経済的理由により母体の健康を著しく害するおそれのあるもの」または「暴行若しくは脅迫によって又は抵抗若しくは拒絶することができない間に姦淫されて妊娠したもの」（第14条）のいず

1）Davis, C. F. and Young, D. G. : The changing incidence of neural tube defects in Scotland. *Journal of pediatric surgery*, 26(5): 516-518, 1991.

れかである。妊婦本人と相手の男性の双方が同意していることが要件とされているが，相手の男性がわからなかったり，その意思が確認できなかったりする場合には，妊婦本人の同意だけでよいことになっている。中絶を行えるのは，「胎児が，母体外において，生命を保持することのできない時期」（第2条）に限定され，具体的には厚生事務次官通知によって「妊娠満22週未満」とされている。

出生前診断によって異常を見いだされた胎児の中絶については，とくに法律等で規定されておらず，母体保護法にある「妊娠の継続又は分娩が身体的又は経済的理由により母体の健康を著しく害するおそれのあるもの」という条文を広く解釈し，中絶を行っているというのが，医療現場の実情である。

▌遺伝カウンセリング

上述したような数多くの出生前の検査方法があり，胎児に見いだされる可能性のある異常の種類も，軽微なものから深刻なものまで，きわめて多岐にわたる。その一方で，最近のわが国では，晩婚化によって子どもを産む年齢が高くなっており，染色体異常などが見いだされる確率が高まっている。こうした社会的な状況により，出生前診断を受けたいと考える妊婦も増えている。

そうしたなかで，妊婦や妊娠を計画している人に対して，専門的な**遺伝カウンセリング**を行い，自己決定を支援することが求められている。これは，医学的に正しい知識を提供しながら，障害児を産み育てる際に利用可能な社会的支援体制について情報を提供し，倫理的側面についても理解したうえで自己決定を行えるように支援することである[1]。現時点では，すべての出生前診断で遺伝カウンセリングの実施が義務化されてはいないが，今後は遺伝子医療の広がりなどとも連動して，自己決定支援のための遺伝カウンセリングが拡大していくことが予想されている。

2 生命倫理の観点からの整理

▌女性のリプロダクティブ−ライツと胎児の生存権

障害の有無を理由にするか否かにかかわらず，中絶は，妊婦の権利と胚・胎児の権利とが対立するという，困難な倫理的課題を含んでいる。妊婦にはリプロダクティブ−ライツの一環として，望まない妊娠を終わらせる権利がある。その一方で，胚や胎児にも，少なくともある時点からは出生する権利（生命に対する権利）があると考えられる。

▌胎児の地位

わが国の母体保護法は，「胎児が，母体外において，生命を保持することのできない時期」（第2条）に限って中絶を認めている。これは，胚や胎児の道徳的地位についてのさまざまな考え方のうち，生存可能性（胎児が母体外で生存する可能性）という基準を採用していることを意味している。

1）日本遺伝カウンセリング学会：出生前遺伝カウンセリングに関する提言. 2006.（http://www.jsgc.jp/teigen_20160404.pdf）（参照 2018-12-15）

　これ以外の基準として，受精卵の段階でも人間になる可能性をもつのだから，出生する権利を認めるべきだという考え方がある。これに従えば，妊娠が成立した時点から，原則として中絶は認められないことになる。カトリックやイスラム教ではこのような考え方をとっていて，妊婦の生命に危険が及ぶ場合などの例外を除いて中絶を認めていない。

　その対極に，人間らしい高度な認知能力を獲得してはじめて道徳的地位を認めるべきだという考え方もある。この基準に従えば，妊娠の非常に遅い時期を含む中絶がほぼ無条件で認められることになる。この考え方は，「パーソン論」として知られ，批判も受けてきた。胚や胎児だけでなく，新生児や乳児，あるいは重度の知的障害のある成人にさえも生きる権利を認めないことになり，ナチス‐ドイツで行われた重度精神障害者の虐殺を思いおこす人もいたからである。

演習　**グループワーク④　性と生殖の課題についてのディスカッション**

　この章の学習のまとめとして，わが国で未解決のまま残されているテーマについて話し合ってみよう。
①生物学的な性の分化が不明確な性分化疾患の新生児に対して，性別を確定させる手術を行うことの是非を話し合ってみよう。
②わが国には不妊治療について定めた法律はないが，今後，非配偶者間の体外受精と代理出産を認めることにすべきかどうかを話し合ってみよう。

▶ **話し合うためのヒント**
　次の2つのステップをふんで話し合ってみよう。
（1）思いついたことを自由に述べてみる。
（2）賛否両論に分けて，賛成論と反対論の根拠を述べてみる。

---

work　**復習と課題**

❶ 学校や大学において性的マイノリティの人たちの権利をまもるために，なにが必要かを話し合ってみよう。
❷ 遺伝カウンセラーについて調べてみよう。
❸「グループワーク④」のディスカッションを行ってみよう。

参考文献
1）浅田義正・河合蘭：不妊治療を考えたら読む本——科学でわかる「妊娠への近道」．講談社，2016．
2）グレゴリー・E・ペンス著，宮坂道夫・長岡成夫訳：医療倫理1——よりよい決定のための事例分析．みすず書房，2000．
3）スティーブン・トロンブレイ著，藤田真利子訳：優生思想の歴史——生殖への権利．明石書店，2000．
4）東京女性財団：女性の視点からみた先端生殖技術．東京女性財団，2000．
5）日本小児内分泌学会性分化委員会：性分化疾患対応の手引き（小児期）．（http://jspe.umin.jp/files/dsd_ver7.pdf）（参照 2023-11-28）
6）日本小児内分泌学会性分化・副腎疾患委員会：性分化疾患初期対応の手引き．（http://jspe.umin.jp/medical/files/seibunka_guide.pdf）（参照 2023-11-28）

第 4 章

死の生命倫理

本章の目標	□ 死について，死生学の視点を学ぶ。
	□ 死と医療の関係について学ぶ。
	□ 告知についての課題を学ぶ。
	□ 終末期の治療方針についての課題を学ぶ。

　この章では，死をめぐる生命倫理の問題について考える。まず，人が死というものをどのように受け取めているかを理解したうえで，死と医療とのかかわりを学び，そこに生じるおもな生命倫理の課題を考えてみよう。

A　死について

　死というものを見つめることは簡単ではない。死について考えるのは楽しいことではないし，考えるための手がかりも少ない。病気やけがなどで死にかけた経験をもつ人はいるが，本当に死んでしまった人に「それはどんな経験でしたか」とたずねることはできない。

　人類は古い時代から，身近な人の死を経験することで死について学んできたとされる。しかし，フランスの歴史学者アリエス P. Ariès が指摘したように，近代に入ると多くの人が家ではなく病院で死ぬようになったため，日常生活のなかで死をまのあたりにすることで死というものを学習する機会が減った。

　やがて 20 世紀後半になると，死について学術的にとらえようという気運が高まり，死を探究する学問である死生学が誕生した。これは，死というものを哲学・医学・心理学・文学・宗教などの学際的な視点で探究する学問である。ここでは，そのなかからとくに看護職に有用と思われる知見を取り上げる。

1　死の人称性と看護

　フランスの哲学者ジャンケレヴィッチ V. Jankélévitch は，死を自分の死(**一人称の死**)，近親者の死(**二人称の死**)，赤の他人の死(**三人称の死**)に分けてとらえ，それぞれの死はまったく異なる時間性をもっていると指摘した。

　自分自身の死はつねに未来にあり，それがどのようなものかは知るすべがない。これに対して，近親者(親しい人)の死はつねに現在にある。かけがえのない人の死はいつまでも忘れがたく，心を離れ去ることがない。あるいは，いまはまだ元気な家族であっても，いつかは死んでしまうのだという別離への予感(**予期悲嘆**)を心の底に感じずにはいられない。一方，赤の他人の死は，その人がいつ死んだのか(あるいは，いつ死ぬことになるのか)も意識されないという意味で，時間性をもたない。赤の他人の死については，自分や近親者の死とは違って，冷静に客観的な分析を行うことができる。

　看護職にとって患者は，もとは赤の他人であるが，看護ケアを通して関係が構築されることで近親者に近い存在になる。そのために，看護職は患者の死によって感情を大きく揺さぶられる経験をする。

　その一方で，看取りの経験を積み重ねていくなかで，患者の死をある程度冷静に受けとめられるようになっていく。看取りは看護職にとって心理的な負担を伴うものであり，死を前にした患者や家族に共感する二人称の視点と，客観的な視点から死という現象をとらえる三人称の視点とを，ともにもつことが必要だろう。

2　現代人の死生観

　死生観とは，人が死についていだいている考え方である。ただし，死生観という言葉に「生」という文字が含まれているように，死そのものだけでなく，死にいたるまでの生と，死後の生についてのとらえ方（そのようなものがあるとみなすか否かを含めて）もその対象とする。死生観は，宗教的・文化的背景によってある程度類型化できるとされる。

◆ 現代日本人の死生観の特徴

　日本人には特定の宗教を信仰していない人が多いが，実際には仏教やキリスト教などの死生観の影響を受けている人もいる。その一方で，暮らしのすみずみにまで科学技術が浸透したことで，なにごとも科学的にとらえようとすることも，現代人の特色としてある。

◆ さまざまな死生観

　死後に肉体や精神がどうなるかという観点から，日本人の死生観は次のように分類することができる[1]。

> （1）現実の肉体的生命が無限に存続することを信じている。
> （2）肉体は消滅しても霊魂は不滅であると信じている。
> （3）肉体も霊魂も滅んでしまうが，それにかわる不滅な対象に献身することによって，自己を不滅にしようとする。
> （4）肉体も霊魂もそれの代用になるものも消滅してしまうが，現在の行動に自己を集中することによって，生死をこえた境地を体得する。

　（1）は，古代エジプトの人たちが死後にみずからの身体が復活することを信じてミイラをつくらせたように，肉体的生命が永続したり復活したりすることを信じる死生観である。現代でも，自分の身体を凍結保存して，医学が発達した未来社会で復活させてもらおうと考える人がいるし，最近では遺伝子操作によって老化のプロセスを制御し，可能な限り身体を不死化しようと

1）藤田富雄：死．日本大百科全書第 10 巻，第 2 版．pp.489-490，小学館，1994.

いう研究をしている人もいる。

　(2)は，多くの宗教の死生観に共通する考え方である。仏教やキリスト教，イスラム教など，「あの世」「天国」「地獄」「極楽浄土」などで死後の生命が存続するという考え方は多くの宗教にみられるし，霊魂が再び生まれかわる「転生」を信じるものもある。特定の宗教を信仰していなくても，魂や霊魂の存在を肯定する人は少なくない。

　(3)と(4)は肉体や霊魂の存続を信じない死生観である。これらの死生観をいだく人は，自分の死後も続いてゆくもの(自然・子孫・国家など)や，自分が打ち込んでいること(仕事・勉強・趣味など)に意識を向けて，死そのものには大きな意味を見いださない。

3　死を前にした人の心理

　死生観は，それぞれの人のなかで，必ずしも確固としたものであるとは限らない。病気などによって実際に自分の死に向き合わざるをえない状況にいたった人は，健康なころにいだいていた死生観が揺らぎ，特有の不安や苦痛を経験することがある。看護職に求められるのは，死を前にした人が経験するそのような苦痛をよく理解して支援することである。そのためには，死を前にした人の心理についての基礎的な知識をもつ必要がある。

1　キュブラー＝ロスの死のプロセス

　死を前にした人の心理に関する研究を最も早くに実証的に行ったのが，アメリカの精神科医キュブラー＝ロス E. Kübler-Ross(1926〜2004)である。彼女は，死にゆくがん患者たちの様子を観察し，以下の5つの心理的プロセスをたどっていくという説を提唱した。

> (1) 否認と孤立：みずからに死が迫っていることを否定しようとする段階で，医療従事者や近親者から孤立しがちになる段階。
> (2) 怒り：「なぜ私が，こんな目にあわなければならないのか」との思いをいだき，怒り・ねたみ・恨みなどの感情を周囲の人間にぶつける段階。
> (3) 取り引き：神や人間に嘆願して，悲しい不可避のできごとを先のばしにしてもらえる約束を取りつけようとする段階。
> (4) 抑うつ：大切なものを失ってしまったという喪失感に基づく抑うつと，これから失うであろうものを思っていだく抑うつとを経験する段階。
> (5) 受容：自分の運命に対して対して怒りや抑うつを覚えないようになり，執着心をなくして静かに休息するような段階。

　この説によると，自分のがんが治療できない状態にあり，死を受け入れざるをえないことを知った患者たちは，まずはそれを疑ってかかり，周囲の人に怒りをぶつける。その後，新しい治療法や宗教的な奇跡といったものにすがってたすかろうとするが，やがてそれらが功を奏さないことを悟って深い抑うつにいたる。しかし，最後に訪れるのは，静かにみずからの運命を受け

入れる段階である。死にゆく人が，必ずこの順序どおりに5つの心理的プロセスを経るとは限らないが，死を前にした人の心理を理解するためには有用な考え方である。

2 死への不安

　人間が死に対していだく不安や恐怖心は，古代から哲学者や宗教者によって繰り返し言及され，しばしば，人間はいつかは死ぬのだということを自覚し，死をおそれずに生きるべきだ，などと説かれてきた。しかしながら，看護職などの医療従事者にとって重要なのは，多くの人が現実に死への不安を経験するという事実であり，それを理解したうえでかかわることであろう。

　死への不安について，哲学者のデーケン A. Deeken（1932〜2020）は，死への恐怖をさらに細分化して，①苦痛への恐怖，②孤独への恐怖，③尊厳を失うことへの恐怖，④家族や社会の負担になることへのおそれ，⑤未知なるものを前にしての不安，⑥人生に対する不安と結びついた死への不安，⑦人生を不完全なまま終えることへの不安，⑧自己の消滅への不安，⑨死後の審判や罰に関する不安の9つに区分している。

B 死と医療

　現代人の多くが，病院という医療従事者や医療機器に囲まれた環境で亡くなっている。自宅で亡くなる人の場合でも，医療従事者が医療ケアを行い，臨終の瞬間を看取る。このように，亡くなる場所がどこであろうと，現代人の死には必ず医療が介在している。これを現代における「死の医療化」とよぶ。これについては，人間らしい死のあり方なのかと疑問視する人もいる一方で，医療にまもられた環境で死を迎えることを望む人が多いこともまた事実である。ここでは，死と医療の関係について考える。

1 医療による死の確定と死亡確認制度の問題点

　まず，わが国の制度では，医師が死を確認して，死亡診断書または死体検案書を発行することにより，法的な意味での死が確定する。これらがなければ，死体を火葬したり埋葬したりすることができない。つまり，医療が人間の死を法的・社会的に確定させる役割をもっているのである。

　患者が病気などで死亡した場合には，診療を担当してきた医師が死亡診断書を発行する。それ以外の場合（突然死・原因不明の死・事故死・自殺など）には，医師が死体を検案して死体検案書を発行する。いずれの場合でも，死の過程に異常がみとめられる場合には，警察に届出を行い事件性の有無を確認することになる。

　現行の死亡確認制度にはいくつかの問題点があることが指摘されている。その1つは，とくに異常がない場合の死亡確認の方法である。たとえば在宅

での看取りを希望する患者が，休日などで主治医がいないときに死亡した場合は，死体の検案が必要となり，場合によっては警察の取り調べも行われる。これについて，患者が望んでいたようなおだやかな死とはいえず，家族にとっても患者との別れの時間がそこなわれると感じる人もいる。

2 ホスピス・緩和ケア

1 ホスピスの創設

　近代の病院は，患者に医療ケアを提供し，患者を回復させて退院させることを目的としてつくられた施設である。そのため，患者の死亡という事態は，病院にとっては治療が奏功しないことで生じる不本意な結末でしかなく，死そのものを医学的に探究するという考え方は近代医学のなかにはほとんど存在しなかった。

　しかし，20世紀後半になると，患者の死に正面から向き合おうとする姿勢が医療のなかにみられるようになった。その大きな潮流を生み出した1人が，イギリスの女性医師ソンダース C. Saunders である（ ► column）。ソンダースは，1967年にセント‐クリストファー‐ホスピスを創設し，患者の死に向き合う新しい医療の姿を実践するとともに，理論的にも今日の緩和ケア❶の基盤となる考え方を構築した。

2 緩和ケアの考え方

　ソンダースの**緩和ケア**の考え方の柱の1つは，死を前にした患者が経験している痛みを，身体的・精神的・社会的・スピリチュアルという4つの側面をもつ全人的苦痛（トータルペイン）として広くとらえ，それらのすべてに対応したケアを行うべきだという考え方である。彼女は科学的な実証研究を重視し，身体的痛みの緩和に効果をみとめた薬剤であれば，モルヒネやダイアモルフィン（ヘロイン）などの麻薬であっても使用するべきだと訴えた。さら

☐ NOTE
❶ホスピス緩和ケア，エンド‐オブ‐ライフ‐ケアなどともよばれている。

| **column** | **シシリー＝ソンダース** |

　シシリー＝ソンダースは，1918年に生まれた。オックスフォード大学で哲学，政治学，経済学などを学んでいたが，大学在籍中に第二次大戦が始まると，もっと人々の役にたつことがしたいと考え，親の反対を押し切って看護師の資格をとって病院で働きはじめた。しかし，持病の腰痛が悪化して看護師を続けることができなくなったため，メディカル‐ソーシャルワーカーの資格を取得し，ボランティアとして死にゆく人のためのホームで働いた。その後，39歳で医師の資格をとり，セント‐ジョゼフ‐ホスピスで働いた。彼女はみずからの理念を実現すべく，49歳のときにロンドン郊外にセント‐クリストファー‐ホスピスを創設した*1。

*1 シャーリー・ドゥブレイ著，若林一美ほか訳：ホスピス運動の創始者シシリー・ソンダース．日本看護協会出版会，1989.

に, 患者が自分自身の存在の意味を見つめ直すことができるようなかかわりが不可欠だと考え, 医師のほかに, 看護師・ソーシャルワーカー・理学療法士・作業療法士, さらには宗教的な支援を提供するチャプレン(聖職者)なども含む多職種による支援体制を考案し, とりわけ多職種によるチームの中核となる看護師の役割を重視した[1]。彼女がホスピスという特別な施設をつくったのは, このような支援は通常の病院では実現がむずかしいと考えたためであった。

3 わが国における緩和ケアの展開

　彼女の提唱した緩和ケアの考え方は, やがて世界中に広がり, わが国でも1990年代に大きく展開された。厚生労働省は1990(平成2)年に緩和ケア病棟の施設基準と緩和ケア病棟入院料を導入し, 制度面と財政面で緩和ケアへの支援を行うようになった。とくにがんの治療では,「がん対策基本法」(2006〔平成18〕年)および,「がん対策推進基本計画」(2007〔平成19〕年)などによって, 診断時からの緩和ケアの導入が推進されている。

3　自分らしく死ぬ権利

　1970年代には, 気管挿管による人工呼吸器療法が普及したこともあり, 原疾患の治療は不可能だが, 生命を維持する生命維持治療(いわゆる延命治療)が広く行われるようになった。こうした医療側の変化と並行するかのように, 第2章で学習したように, 患者の側から「無益な治療をやめて, 自然に死なせてほしい」という声があらわれた。「機械につながれて生かされているだけの状態は, 患者の尊厳をそこなっている」という声や,「医学的に効果のない無益な治療だ」と批判する声が高まり, 終末期の患者に対して, 自分らしく死ぬ権利を認めるべきだという議論が生じた。

1 オランダにおける安楽死制度

　オランダでは, 1971年に医師が自分の母親を安楽死させたポストマ事件が発生した。これは, 脳出血後に, 麻痺・言語障害・難聴などを発症し, その苦しさに自殺を試みては失敗し, 繰り返し「死にたい」と訴えていた高齢の女性患者に対して, その娘であった医師がモルヒネを大量に投与して死なせたという事件である。医師は執行猶予つきの1週間の懲役というきわめて温情的な有罪判決を受けた。オランダ国内ではこの医師に同情する声が高まり, 安楽死を容認する制度がつくられていった。

2 アメリカにおける生命維持治療の中止

　1975年には, アメリカでカレン＝クィンラン事例が生じ, 世界中に報じ

---

1) Saunders, C.: The Philosophy of Terminal Care. In Saunders, C.(Ed.): *The Management of Terminal Disease.* pp.193-202. Edward Arnold, 1978.

られた。これは，遷延性意識障害を発症した若い女性の家族が，人工呼吸器の取り外しを求めて裁判をおこした事例である。治療にあたった病院やアメリカ医師会などは，生命維持治療の中止は患者を殺すことにひとしいと考えて治療中止に反対したが，裁判所は，本人が生命維持治療を望んでいなかったのであれば，治療の中止は容認できるとして，人工呼吸器の取り外しを命じた。

オランダで認められた**安楽死**（医療従事者が患者を安楽に死なせること），あるいは**自殺幇助**（医療従事者が患者の自殺を手助けすること）は，現時点でも世界の中でごく一部の国のみが容認しているにすぎない❶。これに対して，**生命維持治療の中止**は，世界の多くの国で認められている。

NOTE
❶ 2021年の時点で，オランダ，ベルギー，ルクセンブルク，カナダ，スペイン，ニュージーランド，オーストラリアの一部の州で安楽死と自殺幇助が，スイスおよび米国の一部の州で自殺幇助が認められている。

C 死についての生命倫理の課題

これまで見てきたように，20世紀後半に始まった医療と死との新しい関係には，死を正面から見すえて，死を前にした患者のためのケアを模索しようという終末期医療の側面と，自分らしい最期の迎え方を選択しようという患者の権利という側面とがある。しかし，この両者の間には，なおも埋められていないギャップがあり，死に直面する患者を支える看護の現場には，現在も以下に述べるような未解決の課題が多く残されている。

1 告知についての課題

病名・病状・予後（病気の経過についての医学的な見通し）・余命などについて，患者に告知すべきなのかという問題がある。わが国では，患者ではなく，家族と医療従事者が告知の方針を決めているという状況がなおも広く見受けられ，これが生命倫理の課題となっている。

1 わが国の現状

わが国でのがんの病名告知率は，2000年代はじめころまでは欧米諸国と比較して低かったが，現在は，欧米諸国とほぼかわらない程度まで上昇した1)。その背景には，患者の権利意識の高まりや，ホスピス・緩和ケア病棟に入所する際に病名告知を受けていることが必要条件とされたこと（日本緩和ケアホスピス協会〔2009〕）などがある。「がんなどの病気になった際に，たとえ進行した状態であっても，自分にすべてを知らせてほしい」と考える人は少なくないと思われる。

しかし，とくに進行したがんの場合では，家族と医療従事者が話し合って，「病状，予後，余命までは患者に伝えない」という方針をとる場合が少なく

1）Ichikura, K. et al. : Breaking bad news to cancer patients in palliative care ; A comparison of national cross-sectional surveys from 2006 and 2012. *Palliative & supportivecare*, 13(6): 1623-1630. 2015.

ない。こうした方針の決め方は、「患者に精神的なダメージを与えたくない」という家族の思いからなされており、倫理原則でいう無害原則（◯ 29ページ）に基づいている。しかし、患者の権利や、自律尊重原則（◯ 28ページ）には明らかに反する決め方である。この問題については、第2章で論点整理を行ったので（◯ 30ページ、表2-1）、ここでは、望ましい告知のあり方を整理する。

2 告知についての原則的な考え方

　わが国には、告知のあり方を規定した法律やガイドラインなどはなく、学会などが定めている疾患ごとの治療ガイドラインなどにも、告知のあり方について規定したものは多くはない❶。そこで、ここでは倫理的な観点から、告知についての原則的な考え方を3つに整理する。この3つの原則をまもることで、不適切な告知が行われる事態を避けやすくなるように思われる。

▍患者の権利の尊重

　告知を考える際には、「患者の権利に関するWMAリスボン宣言」（世界医師会）（◯ 229ページ）に掲げられている患者の権利のうち、とくに選択の自由の権利、自己決定の権利、情報を得る権利を尊重することが原則となる。患者には「どのような情報を得たいか」をみずからの意思で決めることができる機会を提供すべきである。そのうえで、望む情報を適切に提供するとともに、望まない情報を伝えることがないように配慮して対話を行う必要がある。

▍告知によってもたらされる苦痛に対するケアの提供

　告知は単なる情報の伝達とは異なり、患者に精神的・社会的・スピリチュアルな苦痛を与える可能性が高い。そのため、これらの苦痛に対するケアを計画したうえで告知を行うことが求められる。ケアを行う体制（ケアの担当者、ケアの内容と専門性、担当者の習熟度など）について、あらかじめ確認しておくことが望ましい。

▍適切な告知手順の計画

　患者に「どのような情報を得たいか」を決める機会を提供しつつ、苦痛に対するケアを提供するために、検査・診断・治療へと進めていくケア計画全体のなかで、告知をどのように進めるかの計画を早期から作成することが望ましい。とくに、以下の各点について具体的に考えておくことが望ましい。

> （1）信頼関係の形成：評価の方法など。
> （2）患者と家族への対応：患者または家族のみに最初の告知を行うか、あるいは同席して行うか、など。
> （3）医療者側の体制：医師のみが行うか、看護師などが同席したり、固有の役割を担うか、など。
> （4）伝達する情報：個々の対話で伝える情報の範囲、情報の確実性・不確実性、根拠となるデータなど。
> （5）コミュニケーション：態度、表現の仕方、伝達する情報など。

NOTE
❶ 1980年代に、当時の厚生省検討会がつくった古い指針があるが、この指針に患者の権利の尊重という視点が明示されておらず、また具体的な告知のあり方にふれていないなど、現在の観点では必ずしも適切なものとはなっていない。

> 演習 **グループワーク⑤　患者の権利と告知に関する考察**
>
> 　(1)患者の権利の尊重，(2)告知によってもたらされる苦痛に対するケアの提供，(3)適切な告知手順の計画について，第1章・第2章で学んだ事例をもとに，具体的に考えてみよう。
>
> ● **事例**
> 　Aさんは80歳の女性である。健康診断で大腸がんが発見され，肝臓への転移もみられた。根治はむずかしく，余命は半年から1年ほどではないかと医師は考えている。医師・看護師・家族が話し合ったが，Aさん自身にどこまでの情報を伝えるかで意見がくい違っている。病名のみを告知するか，それとも病状や予後，余命まで，本人が知りたいと望む情報はすべて伝えるべきなのだろうか。現時点では，Aさん自身がどこまでの情報を知りたいのかはわからない。
>
> ● **考えるためのヒント**
> 　(1)患者には「どのような情報を得たいか」をみずからの意思で決められる機会が与えられているかに着目しよう。
> 　(2)患者が自分の思いを伝えやすくするためにはどのような配慮が必要か考えてみよう。

3　告知における看護職の役割

　告知は通常は医師によって行われるが，近年では看護師が積極的な役割を果たすことへの期待が高まっている。第2章で述べたように，看護師には患者の権利擁護者としての役割が求められている（◐ 37ページ）。患者は治療を担う医師に対しては，遠慮などから質問をためらったりすることがあるため，看護師はそのような患者の気持ちに配慮して，患者が聞きたいと思っている情報を十分に聞くことができるように同席したり，疑問点を確認するなど，患者の権利が守られるように対話の支援を行うことが望ましいと考えられている。

2　終末期の治療方針についての課題

　終末期の患者に対する治療方針についても，大きな倫理的課題が残されている。患者が「自分らしい死」を望んでも，その具体的な内容によっては，その希望が医療従事者にとって受け入れがたいものである場合がある。とくにむずかしいのは，患者が死にたいと望んだり，死を早める結果になるような処置，たとえば治療の中止を求めたりする場合である。

　ここではまず，そのような選択肢について整理する。次の4つは，結果として患者の死を早めることになる処置である。

◆ 生命維持処置の不開始（差し控え）

　人工呼吸器の装着や人工栄養・心肺蘇生などの生命維持処置を最初から行

わないことをいう。わが国で「尊厳死」という言葉が使われる際には、この生命維持処置の不開始を意味していることが多い。なお、患者の心拍や呼吸が停止して死の瞬間を迎えるというときに、心肺蘇生などの蘇生処置を行わないよう、あらかじめ患者や家族が表明しておくことを **DNR オーダー** do-not-resuscitate order とよぶ。

◆ 生命維持処置の中止

　生命維持処置をすでに行っている患者に対して、それを中止することである。その結果として死がもたらされることになるが、死までどのくらいの時間がかかり、どのような経過をたどるか（患者の苦痛がどのようにあらわれ、またそれをどの程度緩和できるのか）は疾患や患者の状態などによって異なる。

◆ 安楽死

　致死薬の投与などによって、患者に苦痛を与えずに即座に死なせる処置をいう。現在オランダなどで行われているのは、睡眠薬の投与など意識を完全に消失する処置を最初に行い、ついで、筋弛緩剤の投与などの心停止をもたらす処置を実施する方法である。わが国では刑法に違反し、殺人罪または同意殺人罪に問われる可能性が高い処置である。

◆ 自殺幇助

　患者自身が致死薬の服用などによって自殺を行えるように、医療従事者が致死薬を処方するなどの手だすけを行うことをいう。アメリカのいくつかの州では、安楽死は禁じながらも自殺幇助を認めている。わが国では刑法に違反し、自殺関与・同意殺人罪に問われる可能性が高い処置である。

1 現在の法律，指針

▌法律

　わが国には、終末期の治療方針を具体的に規定した法律はない。上に記したとおり、安楽死と自殺幇助は刑法に違反する可能性が高く、重い罰を受ける可能性がある。しかし、生命維持処置の不開始と生命維持処置の中止は、必ずしも法律に違反したり、罪に問われたりするとは限らない。

▌指針

　国の指針には、2007年に厚生労働省が定め、2018年に改訂された「**人生の最終段階における医療・ケアの決定プロセスに関するガイドライン**」がある（▶表4-1）。ここでは「医療・ケア行為の開始・不開始、医療・ケア内容の変更、医療・ケア行為の中止等は、医療・ケアチームによって、医学的妥当性と適切性を基に慎重に判断すべきである」とされており、生命維持処置の不開始と生命維持処置の中止は、適切に判断すればいずれも実施することができると解釈される。

　しかし、実際の医療現場では、少なくとも患者の生命が十分に維持されて

◎表4-1 人生の最終段階における医療・ケアの決定プロセスに関するガイドライン

①医師等の医療従事者から適切な情報の提供と説明がなされ，それに基づいて医療・ケアを受ける本人が多専門職種の医療・介護従事者から構成される医療・ケアチームと十分な話し合いを行い，本人による意思決定を基本としたうえで，人生の最終段階における医療・ケアを進めることが最も重要な原則である。また，本人の意思は変化しうるものであることを踏まえ，本人が自らの意思をその都度示し，伝えられるような支援が医療・ケアチームにより行われ，本人との話し合いが繰り返し行われることが重要である。さらに，本人が自らの意思を伝えられない状態になる可能性があることから，家族等の信頼できる者も含めて，本人との話し合いが繰り返し行われることが重要である。この話し合いに先立ち，本人は特定の家族等を自らの意思を推定する者として前もって定めておくことも重要である。

②人生の最終段階における医療・ケアについて，医療・ケア行為の開始・不開始，医療・ケア内容の変更，医療・ケア行為の中止等は，医療・ケアチームによって，医学的妥当性と適切性を基に慎重に判断すべきである。

③医療・ケアチームにより，可能な限り疼痛やその他の不快な症状を十分に緩和し，本人・家族等の精神的・社会的な援助も含めた総合的な医療・ケアを行うことが必要である。

④生命を短縮させる意図をもつ積極的安楽死は，本ガイドラインでは対象としない。

（厚生労働省：人生の最終段階における医療・ケアの決定プロセスに関するガイドライン. 2018）

いるような状況においては，たとえ患者自身が希望していたとしても，人工呼吸器の取り外しのように即座に死をもたらす方法ではほとんど行われていない。

2 事前指示書という対話のための新しい手順

◆ 事前指示書

　厚生労働省のガイドラインでは，さらに，患者の意思が確認できる場合には，本人と医療・ケアチームとの合意形成に向けた十分な話し合いをふまえた本人による意思決定を基本とすべきだとしている。一方で，患者の意思の確認ができない場合には，家族による患者の意思の推定（推定意思）を尊重して，患者にとって最善の治療方針をとるべきだとしている。

　この推定意思をより確かなものとする方法として，**事前指示書** advance directive（または**リビング－ウィル** living will）がある。これは，意思表示ができなくなった場合に備えて，患者自身が治療方針に対する希望を具体的に書き示しておくものである。わが国では，事前指示書の法的な位置づけは必ずしも明確ではないが，患者が意識不明などで意思表示ができない状況で，患者の事前指示書を用いることができれば，医療従事者や家族にとって意思決定の手がかりになる。

◆ アドバンス－ケア－プランニング（ACP）

　リビング－ウィルは意思表示ができない患者の推定意思を尊重できるものであるが，事前指示書の法制化がなされているアメリカなどでも，その普及率の低さが問題となっている。そのため，近年では，患者が将来の治療やケアの方向性や具体的内容について，医療従事者や家族と相談して方針を決める，**アドバンス－ケア－プランニング** advance care planning（**事前ケア計画**ま

たは**人生会議**とも呼ばれる）などの対話的方法が注目されている。

◆ プロセスとしての対話

　こうした方法では，結果としての治療方針の選択よりも，そのプロセスとしての対話が行われることが重要とされる。ただし，具体的にどのような対話がなされるべきか，また対話に必要なスキルなどはどのようなものであるのかは明確ではなく，今後の課題として残されている。

3 終末期の治療方針の決定における看護職の役割

　終末期の治療方針の決定において倫理的課題が生じる状況は，治療の効果がほとんどなかったり，治療が患者の生活の質を低下させたりしているような状況であることが多い。そのような場合には，医学的な視点からだけでは適切な方針を判断することがむずかしく，患者の意向や生活の質などの広い視野にたった検討が必要となる。つまり，医師のほかに，看護師・薬剤師・ソーシャルワーカー・理学療法士・作業療法士などの多職種が連携して治療方針を検討することが望ましい。

　そのような多職種の共同作業のなかで，看護師は看護の視点にたった意見や情報を積極的に提供することが望まれている。厚生労働省のガイドラインでも，医師のみではなく「多専門職種の医療・介護従事者から構成される医療・ケアチーム」が判断することを推奨している。これについて，次の事例を演習して，看護師の役割を考えよう。

演習　グループワーク⑥　生命倫理の4原則に基づいた論点整理

　次の事例について，生命倫理の4原則に基づいた論点整理を行ってみよう。むずかしければ，下にあるヒントを参考にしよう。

● **事例**

　Xさんは75歳の男性で，胃がんの末期（ステージⅣ）で肺に転移がある。意識があるときに，医師と看護師に「延命治療は希望しません」と話していた。全身症状が進行し，意識も混沌としてきたころに，腎機能が急激に低下したため，医師は「このままではすぐに尿毒症❶になってしまい，とても危険です」との理由で透析を指示した。

　透析が開始されたが，看護師は「これは，本人の望んでいなかった延命治療ではないか」と思い，カンファレンスで意見を述べた。すると，主治医は，「たしかに本人は延命治療を望んでいないとおっしゃっていたが，それは人工呼吸器や経管栄養のようなもののことだと思います。それに，いまのタイミングで私が透析の中止を指示すれば，患者を安楽死させることになってしまいます」と言った。

● **論点整理のためのヒント**

(1)透析の導入について：Xさんは意識が低下しているが，この医療チームは本人の意向を確認しようとしていないように読める。この状況で，Xさんにインフォームドコンセントを得るべきだろうか。

NOTE
❶尿毒症
　腎臓の機能不全のために，尿中に排泄されるべき代謝老廃物が血液に蓄積されておこる症候群である。意識喪失などの中枢神経症状や心不全などの循環器症状など，全身の臓器に症状が出現し，やがて死にいたる。

(2)延命治療について：患者の考える延命治療と，医療スタッフ(とくに医師)の考える延命治療との間に，認識のズレがあるだろうか。ズレがあるとすれば，それを埋めるためにはどのような手段がとられるべきだろうか。

(3)透析の中止について：医師の言うように，透析の中止は安楽死と同じだろうか。あるいは，透析を中止してもよいのだろうか。

✎ work 復習と課題

❶ 自分が病気になったときに，病名や余命の告知を望むか否かについて考えてみよう。

❷ 家族が病気になったときに，病名や余命を告知するか否かについて考えてみよう。

❸ 事前指示書(リビング‐ウィル)や事前ケア計画を作成するために，患者・家族・医療者の間でどのような対話が必要かについて，話し合ってみよう。

参考文献

1) ウラジーミル・ジャンケレヴィッチ著，仲沢紀雄訳：死. みすず書房，1978.
2) キューブラー・ロス, E. 著，川口正吉訳：死ぬ瞬間——死にゆく人々との対話. 読売新聞社，1971.
3) グレゴリー・E・ペンス著，宮坂道夫・長岡成夫訳：医療倫理1——よりよい決定のための事例分析. みすず書房，2000.
4) フィリップ・アリエス著，成瀬駒男訳：死を前にした人間. みすず書房，1990.
5) Saunders, C. : *Selected Writings 1958–2004*. Oxford University Press, 2006.

第 5 章

先端医療と制度をめぐる
生命倫理

本章の目標	□ 移植医療の生命倫理について学ぶ。
	□ 再生医療の生命倫理について学ぶ。
	□ 遺伝子医療の生命倫理について学ぶ。
	□ 医療資源と医療保険制度の生命倫理について学ぶ。
	□ 薬害について学ぶ。

　医療における倫理的課題としては，「死」と「性・生殖」という 2 つのテーマが長く論じられてきた。しかし近年では生命科学・医学の進歩によって，新たにさまざまな新しい倫理的課題が生じている。本章では新しい倫理的課題について学ぶ。

　移植医療，再生医療，遺伝子医療という 3 つのテーマは，実際に臨床応用される際に，その現場に立つ看護職にとって重要な課題を含んでいる。これらのテーマについては，最初に歴史的背景や現状，および法規制などを概観し，次に生命倫理の課題を整理する。

　また，本章では資源配分と薬害問題についても学習する。資源配分の問題は，少子高齢化が急速に進行する日本社会においては，次第に深刻化しつつある問題になっている。不足する資源をどのように公平に配分するか，ふくらみつづける医療費をどのように公平に負担するかが，生命倫理の課題となっている。薬害問題は，患者に利益をもたらす医薬品が，生命や健康に危害を及ぼしてしまうという，いわば医療の負の側面を象徴している。そのような危害を予防したり，軽減したりするにはどうすえればよいか，倫理の視点から考える。

A　移植医療

1　移植医療の歴史と現状

1　移植医療の歩みと法律

◆ 歴史的背景

　近代医学における臓器移植の歴史を切りひらいたのは，20 世紀初頭の血液型の発見だった。これにより，輸血がうまくいくか否かが血液型の組み合わせで決まることがわかった。1940 年代には免疫による拒絶反応のしくみが解明された。拒絶反応は，臓器移植の成功をはばむ高い壁だったが，1980 年代にそれを抑制できる免疫抑制薬が開発された。これによって，臓器移植は効果的な治療法となった。

　臓器移植のもう 1 つの大きな壁は，臓器を提供する人（ドナー）から，でき

るだけ状態のよい臓器を取り出す必要があることだった。移植には，脳死または心停止のドナーによる死体移植と，生きている近親者などがドナーとなる生体移植とがある。腎臓や角膜は心停止後に移植を行っても生着率に大きな問題を生じないが，心臓や肝臓は，ドナーの血液が循環している脳死の状態で取り出すことで，飛躍的に生着率が高まる。

　1967 年に，世界で最初の心臓移植を行った南アフリカの医師バーナードは，「生きている人の心臓を取り出したのではないか」との非難をおそれて，ドナーの人工呼吸器を取り外して心臓が停止するのを待ってから，それを摘出した。

◆ 脳死の定義と判定基準

　1968 年に，脳死の判定基準[1]がアメリカのハーバード大学によって発表された。これにより，外傷などによって脳に回復不可能な損傷を受けて脳死と判定された患者は，人工呼吸器などによって心肺が動きつづけていたとしても「死んでいる」とみなされ，心臓などの臓器を取り出しても倫理的・法的に問題はないと考えられるようになった。

　脳死とは，文字どおりには「脳の死」を意味しており，「脳幹を含む全脳の機能が不可逆的に停止すること」と定義される。脳死の確認はいくつかの検査によって行う。わが国では，深い昏睡，瞳孔の散大と固定，脳幹反射の喪失，平坦な脳波，自発呼吸の停止の5つを2人の医師が確認し，さらに6時間経過したあとに再確認することで脳死を判定している。脳死の状態でも，人工呼吸器などを装着しつづければ，心臓の拍動を一定期間は維持できる。

◆ 脳死をめぐる論争

　欧米諸国で脳死状態での臓器移植（脳死下臓器移植）がつぎつぎと行われていく一方で，わが国では 1968 年に行われた国内初の心臓移植が非常に不透明なものであった（和田移植事件とよばれている）ために，移植医療に対する不信感が高まり，脳死下臓器移植がまったく行われない状況が続いた。

　1990 年に，政府に臨時脳死及び臓器移植調査会（脳死臨調）が設置され，2年間の議論を経て，脳死を人の死と認め，臓器提供についてのドナー本人の意思を最大限に尊重しつつ脳死下臓器移植を認めるべきだとする答申を行った。しかし，その答申には，脳死を人の死と認めない少数意見が付されており，また答申が公表されると，さまざまな立場の人たちが，脳死を人の死と認めることに懸念を表明した。

◆ 臓器の移植に関する法律

　脳死をめぐる論争の結果，1997（平成 9）年に成立した「**臓器の移植に関する法律**」（**臓器移植法**）は，臓器移植を行うための非常に厳しい条件を定めたものとなった。本人が臓器提供の意思表示をしているだけでなく，脳死をみ

---

1 ）Beecher, H. : Ad Hoc Committee of the Harvard Medical School to Examine the Definition of Brain Death: A Definition of Irreversible coma. *The Journal of American Medical Association* 205 : 337-340, 1968.

ずからの死とみなす考え方（脳死判定基準に従って死の判定がなされること）を受け入れていることが要件とされた。このように，本人が賛成する意思表示をしていない限り臓器摘出ができないという方式を，**オプトイン方式**とよぶ。

しかし，法律の制定後も，欧米諸国に比べて脳死下臓器移植が少ない状況が続いたため，2009（平成21）年に臓器移植法が大きく改正され，本人が反対する意思表示をしていない限り臓器摘出が行えるという**オプトアウト方式**に改められた。改正後の法律では，家族などの同意が要件とされたが，全体として大幅に条件が緩和されたため，臓器提供が増えることが期待された。

2 移植医療の現状

◆ 移植件数

臓器移植法の改正後，脳死状態でのドナーは増加したが，心停止後のドナーは減少した。このため，全体としてのドナーの数は，臓器移植法改正後にも大きく変動してはいない。

諸外国と比べると，わが国の臓器移植件数はかなり少ない。欧米諸国では，1年間に人口100万人あたり10件以上の移植が行われることが多く，なかには40件をこえる国もある。これに対して，わが国では2021年のデータで約0.6件であり，先進工業国（OECD加盟諸国）のなかで最も少ない。臓器によっては，移植を受けられる人の数が，移植を待つ人の1割程度しかなく，心臓を例にとると，2021年1月時点での希望登録者数907人に対して，同年の移植件数はわずか69件であった。

◆ 死体移植・生体移植の比率

死体移植と生体移植との比率にも大きな違いがある。死体移植と生体移植のいずれも可能な腎移植で比較すると，欧米では死体移植数が生体移植数の2倍以上である国が少なくないが，わが国では生体移植のほうがはるかに多い（●図5-1）。

2 移植医療をめぐる生命倫理の課題

1 実験的な治療

1970年代までの移植医療は，拒絶反応などのために治療効果が高いとはいえず，「実験的な治療 experimental treatment」ともよばれた。そのため，それを患者に行ってよいのかという議論がなされ，初期の臓器移植では，病状がきわめて深刻な患者が選ばれて移植を受けることが多かった。すなわち，臓器移植に失敗しても，それによって余命を短縮してしまうことがないほどに，予後のわるい患者が選ばれたのである。

「実験的な治療」を行うためには，治療の効果が高くないことを患者本人

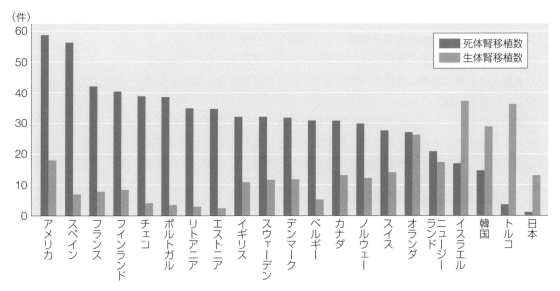

図 5-1　人口 100 万人あたりの国別腎移植件数（2021 年）

(ONT-WHO Global Observatory on Donation and Transplantation：*Organ Donation and Transplantation Activities* 2021, 2022.〈https://www.transplant-observatory.org/2021-global-report-5/〉〈参照 2023-12-22〉をもとに作成)

がよく理解し，同意していることが不可欠だと考えられた。しかし，病状がきわめて深刻な患者は，わらにもすがる思いで移植という選択を行う可能性があり，冷静な判断ができないのではないかという批判もあった。その後，1980 年代に効果的な免疫抑制薬が開発されたことで，移植医療は治療効果が高い治療とみなされるようになり，そのような批判は弱まっていった。

2　資源配分の問題

移植医療の治療効果が高まると，提供される臓器の不足という新たな問題が浮上した。これは，**資源配分**の問題という生命倫理の課題である（● 29 ページ）。移植を必要とする人の数に対して，ドナーの数が大幅に少ないという状況は現在でも続いており，資源配分の問題は，おもに正義原則の観点から議論されてきた。正義原則は，「公平」と「公正」という 2 つの概念を含んでいる（● 29 ページ）。移植はごく一部の人しか受けられないため，公平さの実現はむずかしい。そのために，誰もが納得する公正な基準によって待機患者の優先順位を決めなければならない。

わが国では，血液型や臓器のサイズ，組織適合性などの医学的な適合条件により優先順位が決められるが，厚生労働省の通知[1]により，ドナーが意思表示していた場合には，親族に優先的に提供されることにもなっている。つまり，優先順位の決め方について，2 つの異なる基準が存在していることになる。

あとで詳しくみるように，資源とは「人々によって共有され，利益を享受するために利用できるもの」である。親族優先提供以外の臓器提供では，ド

1）厚生省：臓器提供者（ドナー）適応基準及び移植希望者（レシピエント）選択基準について（健医発第 1371 号，平成 9 年 10 月 16 日，厚生省保健医療局長通知）

ナーとレシピエントはお互いを知ることが認められていないため，ドナーは自分の臓器を，誰もが利用できる資源として提供していることになる。

　これに対して，親族優先提供では，ドナーは自分の臓器を，自分が知っている家族などを救うために提供するのであり，誰もが利用できる資源として提供しているとはいえない。

　●図5-1が示すように，わが国では生体移植が多く，生体移植は親族間で行われるのが通例である。そのため，欧米諸国などに比べると，わが国では，臓器を資源として提供するという考え方そのものが普及していないといえる。

3　移植医療への心理的抵抗感

　移植医療は「命のリレー」とよばれるなど，利他的な行為として肯定的にとらえられる。その一方で，人々に心理的抵抗感をもたらすという課題をかかえている。

　死亡を宣告された直後の人から臓器を取り出すということは，家族にとっては大切な人の看取りの場面で迫られる重い決断である。そのため，本人が臓器提供を希望していたとしても，抵抗を感じる家族もいる。一方，患者の医療ケアにあたってきた看護師などの医療従事者にとっては，その患者の死を受け入れて，なおかつほかの患者のために臓器が摘出されることを受け入れなければならず，やはり抵抗感をいだく人もいる[1]。とりわけ，脳死と判定された患者の身体からは，心臓の鼓動が聞こえ，手で触れると体温を感じるために，こうした心理的抵抗感をいだきやすいとされる。そのために，実際の移植の現場では，ドナーやレシピエントの治療にかかわっていない臓器移植コーディネーターが，第三者的な立場から双方の調整を行うとともに，家族に対する説明や意思確認を注意深く行うことになっている。

4　生体移植の課題

　腎臓や肝臓など生体移植が可能な臓器の移植は，わが国では死体ドナーよりも生体ドナーからの移植件数のほうがはるかに多く，また生体ドナーの多くは家族などの近親者である。

　健康な人の身体から臓器を摘出する生体移植には，ドナーに健康上の大きなリスクをもたらすという無害原則上の課題があることが議論されてきた。これに加えて，生体移植には正義原則上の課題もある。すなわち，生体移植は臓器を提供してくれる近親者がいなければ実現できないのが現実であり，家庭状況によって左右される不公平な治療法だと考える人もいる。近親者がいる場合でも，その人が臓器提供を迫られるプレッシャーを感じたり，家族関係に影響が及んだりする可能性もある。また，法律で禁止されているにもかかわらず，臓器売買や，本人の自由意思に基づかない臓器提供が行われている実態がしばしば報道されている。

1）Gao, W. et al. : Perioperative nurses' attitudes toward organ procurement : a systematicreview. *Journal of clinical nursing*, 26: 302-319, 2016.

B 再生医療

1 再生医療の歴史と現状

1 再生医療の歩み

◆ 再生医療とは

　移植医療が需要を満たすほどに普及しないなかで，大きな期待が寄せられているのが**再生医療**である。再生医療とは，病気やけがなどで失われた臓器や組織などを再生しようとするものである。

　成人の通常の細胞の多くは，特定の形態や機能をもつように分化していて，ほかの種類の細胞をつくることはできない。これに対して，幹細胞とよばれる特殊な細胞は，一定の範囲でさまざまな細胞をつくることができる。再生医療を実現させるためには，身体を構成する多種多様な細胞をつくり出す能力(分化多能性)を備えた細胞が必要となる。

◆ ES 細胞の培養技術の樹立

　1998 年に，人間の胚を分解して特殊な条件で培養することで，分化多能性をもつ細胞を樹立したことが報告され，**胚性幹細胞(ES 細胞)** と名づけられた。このことは再生医療の大きな進歩につながると期待されたが，一方で，人間に育つ可能性をもつ胚を破壊するという点に倫理的な課題があるとの議論がおこった。わが国では，2001(平成 13)年に制定された「ヒト ES 細胞の樹立及び使用に関する指針」で ES 細胞の作成や使用が認められたが，同時に厳しい審査条件も課された。

◆ iPS 細胞の培養技術の樹立

　2006 年に日本の山中らが，成人の体細胞にいくつかの遺伝子を導入することで，分化多能性をもつ細胞(**人工多能性幹細胞〔iPS 細胞〕**)をつくりだすことに成功した。胚を使う必要がなく，患者自身の細胞からつくることもできる iPS 細胞は，再生医療に技術革新をもたらすものと評価され，早くも2012 年にノーベル生理学・医学賞が授与された。2014 年には，iPS 細胞を用いたはじめての手術がわが国で行われ，滲出型加齢黄斑変性の患者に，患者自身の iPS 細胞からつくられた網膜色素上皮細胞のシートが移植された。

2 再生医療に関する法律

　日本人による iPS 細胞の樹立によって，再生医療はわが国の重要な分野と位置づけられ，前例がないほど迅速に法律が整備された。

　2013(平成 25)年に「再生医療を国民が迅速かつ安全に受けられるように

するための施策の総合的な推進に関する法律」(再生医療推進法)と「再生医療等の安全性の確保等に関する法律」(再生医療等安全性確保法)が，2014(平成26)年には再生医療の推進に対応できるように薬事法が改正されて「医薬品，医療機器等の品質，有効性及び安全性の確保等に関する法律」(医薬品医療機器等法)が成立した。

2 再生医療をめぐる生命倫理の課題

1 ES細胞を用いることの課題

　ES細胞は，体外受精などで使われなかった余剰胚を破壊することでつくられる。第3章で学んだとおり，出生する権利(生命に対する権利)は受精卵の段階からあるとみなされ，「出生する権利を認めるべきだ(原則として人工妊娠中絶を認めない)」という考え方がある(▶58ページ)。この考え方に基づけば，余剰胚を破壊してES細胞をつくりだすこと自体が認められない。

　一方，わが国の「母体保護法」では，胎児が生命に対する権利をもつのは，生存可能性(母体外で生存する可能性)が認められてからであり，その時期までの人工妊娠中絶を容認している。この基準をあてはめれば，ES細胞がつくられるのは，受精後1週間前後の時期の胚(胚盤胞)であるため，それを破壊すること自体には問題がないことになる。

　しかしながら，胚盤胞を破壊してES細胞を樹立して，そこから人間の組織や臓器などをつくり出すことについては，人工妊娠中絶の基準だけで考えることはできない。それを議論するためには，「再生医療をどこまで行ってよいのか」という根本的な問題を考える必要がある。これは再生医療全体の課題であり，ES細胞のみならず，iPS細胞を使う場合を含めて考える必要がある。

2 再生医療全体の課題

　現在のiPS細胞は，分化多能性がどのようにして獲得されるのかが未解明であり，臨床応用についてもまだ技術的な課題が残されている。しかし，将来的にそういった課題が克服され，あらゆる種類の細胞や組織，さらには心臓や肝臓などの臓器や，さらに大きな人体の構造を計画どおりにつくれるようになれば，「どこでなにをどのような方法で再生させてよいのか」を議論しなければならない。

どこで再生させるか

　この問題は，受精から始まる生殖の過程と対比して考える必要がある。通常の人間の生殖では，卵子と精子が受精し，受精卵が子宮内で胚になりながら子宮に着床し，そこで栄養などを供給されながら胎児に発育し，個体となって出生する(▶図5-2-a)。これに対して，受精卵と同等の完全な分化多能性をもつ細胞(身体のすべての細胞をつくれる細胞であり，「万能細胞」ともよばれる)を人工的につくることができたとすると，万能細胞からさまざ

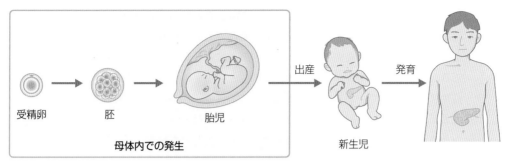

a. 通常の生殖により組織や臓器がつくられる過程

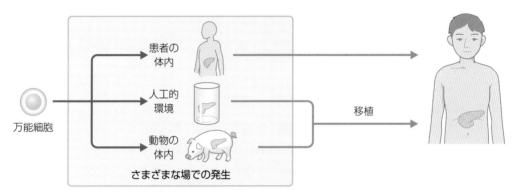

b. 生殖医療により組織や臓器がつくられる過程

◉**図 5-2　生殖と再生医療**

まな組織や臓器を再生させるためには，生殖における子宮のような，「発生の場」が必要になる。それにはいくつかの選択肢が考えられる（◉図5-2-b）。

　例として，1型糖尿病患者の膵臓を再生させる場合を想定してみよう。このタイプの糖尿病では，膵臓のβ細胞が破壊され，インスリンがつくられない。そこで，患者の皮膚などの細胞から万能細胞をつくり出し，β細胞を再生させることを計画する。その場合，β細胞をつくらせる場として，①患者の体内（たとえば膵臓の中），②生体外の人工的環境（たとえば培養器の中），③動物の体内（たとえばブタの膵臓の中），といった選択肢が考えられる。

　①では拒絶反応などのリスクが少ないが，患者ごとに万能細胞を作成する必要があり，コストがかさむことが予想される。これに対して，②と③では，β細胞を大量かつ安価につくれるため，多数の患者の治療に使うことができるが，拒絶反応などのリスクが課題となる。また，培養器やブタの体内で人間の組織や臓器をつくり，治療に用いることそのものに抵抗を感じる人がいるかもしれない。

┃なにを再生させるか

　人間の身体をまるごと再生させること，すなわちクローン個体の作成は，わが国を含めて世界各国で禁じられている。しかし，身体のさまざまな「部分」をどこまで再生させてよいかについては，まだ議論が整理されていない。

　上の3つの再生の場で，さまざまなケースを考えてみよう。

　①患者の体内で発生させる場合は，なにを再生させても，心理的な抵抗感

をいだくことは少ないかもしれない。しかし，たとえば患者の脳の再生はどうだろうか。脳は記憶や情動，思考などを形成する臓器であり，それを一部でも再生させることで，患者の人格やアイデンティティに影響を与える可能性がある。こうした問題は，以前から脳の外科手術などをめぐって議論されてきたが，再生医療によって，より複雑な課題が生じる可能性がある。

②生体外の人工的環境や，③動物の体内で再生させる場合はどうだろうか。膵臓や腎臓などをつくることに抵抗を感じる人は少ないかもしれないが，手足や顔の一部，外性器などをつくらせることには，より抵抗を感じる人がいるかもしれない。頭部や脳の一部を再生することに対しては，①の場合以上に複雑な課題が生じる可能性がある。

考えようによっては，SF映画のような状況を思い浮かべることにもなるが，さまざまな場合について，治療上の効果やリスクとともに，こうした課題を考えていく必要がある。

▌どのような方法で再生させるか

もう1つ，大きな議論となっているのが，卵子や精子，およびそれらが受精して受精卵から胚，個体へと発生していく生殖系列で再生医療を行う可能性である。動物実験では，iPS細胞を用いて卵子や精子をつくらせ，体外受精で子どもをつくらせることができることが報告されている。この場合は，「どこで発生させるか」は子宮であり，「なにを再生させるか」は一匹の動物個体の全身である。

すでに述べたように，人間の身体を再生させることは禁じられているが，2011（平成23）年の「ヒトiPS細胞又はヒト組織幹細胞からの生殖細胞の作製を行う研究に関する指針」では，ES細胞やiPS細胞から生殖細胞をつくることが容認されている。ただし，それが許されるのは，生殖や不妊のメカニズムを解明するための研究に限られ，人間の胚をつくることは禁止されている。

C　遺伝子医療

1　遺伝子医療の歴史と現状

1 遺伝子医療の歩み

◆ 歴史的背景

「蛙の子は蛙」という言葉があるように，子が親に似る遺伝という現象そのものは古くから知られていた。このことについての科学的な解明が始まったのは，1865年のメンデルによる遺伝の法則の発見からだった。20世紀には，遺伝子が生体内のさまざまな物質をつくり出す設計図であることが解明

された。1950年代から60年代にかけて，遺伝子の本体が細胞の核にある染色体に含まれるDNA（デオキシリボ核酸）という二重らせん構造をもつ長い鎖状の分子であること，DNAに含まれる4種類の塩基の配列（これを遺伝情報とよぶ）に基づいてさまざまな種類のタンパク質が合成されることなどが明らかになった。

　ある生物がもつ遺伝情報全体のことをゲノムとよぶ。1991年には人間のゲノム（ヒトゲノム）をすべて解読する国際ヒトゲノム計画が始まり，2003年に解読を完了した。

◆ 遺伝子医療の誕生

　医療の分野では，塩基配列が突然変異などで変化することでさまざまな病気が引きおこされることが明らかになり，遺伝情報に基づいた診断や治療を行う**遺伝子医療**が誕生した。

　1990年には，世界初の試みとして，ADA欠損症の患者のリンパ球にADA遺伝子を導入して患者に戻す治療が行われ，一定の治療効果を得た。しかし，その後さまざまな先天性疾患に試みられた遺伝子治療では，明確な治療効果が得られなかったり，患者が死亡したりする事例も生じ，初期の移植医療と同様に，効果の不確かな「実験的治療」とみなされることもあった。

　これらの研究では，遺伝子を導入するためにウイルスベクターが使われていた。ウイルスベクターとはウイルスに特定の遺伝子を組み込んで擬似的に感染させて，遺伝子を細胞に取り込ませるしくみであり，発がん性や免疫反応などのリスクがあった。

◆ 遺伝子医療の広がり

　こうしたリスクを克服する技術として期待されているのが，2013年に報告されたCRISPR/Cas9（クリスパー-キャスナイン）などの**遺伝子編集**とよばれる技術である。この技術を用いれば，DNAの狙った部分を正確に切断して別のものとおきかえることが可能となり，変異をもつ遺伝子を正常なものと交換できるようになると期待されている。

　遺伝子医療の対象は，初期にはADA欠損症など，1つの遺伝子の変化でおこる単一遺伝子疾患だったが，近年では，がん・心疾患・糖尿病・高血圧症・認知症など，非常に幅広い病気に関与する遺伝子の解明が進んでいる。これらの病気には複数の遺伝子の変化が関与しており，さらに環境因子も複合的に関連していると考えられている。個人の遺伝子を詳しく検査して，どのような病気にかかりやすいかをあらかじめ知ることができれば，その人に生活上の留意点や予防方法などをアドバイスすることができるようになるかもしれない。このように，個人の遺伝情報に基づいた医療サービスを提供することは，オーダーメイド医療（または個別化医療）の可能性を飛躍的に高めると期待されている。

2 遺伝子医療に関する法律・指針

◆ 生物多様性の保護

　遺伝子の問題は，人間のみならず，ほかの生物や環境に大きな影響を与えうる。そのため，国際社会では，遺伝子を改変するさまざまな技術によって環境の生物多様性がそこなわれることがないようにするとともに，生物多様性がもたらす恵みを公平かつ公正に分配することを目的とした「生物多様性保護条約」(1992年)および「カルタヘナ議定書」(2000年)が合意され，これらに基づいて，わが国でも 2003(平成15)年に「遺伝子組換え生物等の使用等の規制による生物の多様性の確保に関する法律」(カルタヘナ法)が制定された。

◆ 遺伝子検査・診断・治療を規制する法律，指針

　わが国では，医療における遺伝子の検査や診断，治療などを広く規制する法律は制定されていない。

　現状では，2002(平成14)年に定められた「遺伝子治療等臨床研究に関する指針」と「遺伝子治療用医薬品の品質及び安全性の確保に関する指針」という2つの指針があり，それぞれ臨床研究と，医薬品開発を目的とする臨床試験とを規制している。また，「再生医療等安全性確保法」(◐ 80ページ)によって，遺伝子治療の臨床研究の一部が再生医療として位置づけられたため，遺伝子医療の研究や臨床試験を行うためには，目的や方法に応じて複数の法律や指針を注意深く参照しなければならない。

② 遺伝子医療をめぐる生命倫理の課題

1 遺伝子診断に関する課題

◆ 遺伝子検査に関する課題

　治療法が確立していない疾患の病気の原因遺伝子が解明されると，遺伝子検査による確実な診断が可能となる。しかしその一方で，その病気に対する治療法が未確立である場合には，複雑な倫理的課題が生じる。このことが大きな論争となったのが，ハンチントン病である。

　ハンチントン病は優性遺伝をする単一遺伝子疾患であり，原因遺伝子をもっていれば，仮に無症状であったとしても，いつか必ず発症する。1993年に，その原因遺伝子が特定され，遺伝子検査による確実な診断ができるようになった。しかし，有効な治療法は現在も開発されておらず，発病すれば重い運動障害と精神症状があらわれ，最終的には死亡する。このため，原因遺伝子を親から受け継いでいる可能性のある人❶のなかには，遺伝子検査を受けたいと思わない人もいる。

NOTE
❶発病のリスクがあるという意味で「アット-リスク at risk」ともよばれる。

　遺伝子診断・遺伝子検査の発達は，遺伝子検査を受けてその結果を提示しないと医療保険への加入や，就職ができないという事態をもたらした。保険会社や雇用主の側にとっては，深刻な病気を発症することがわかっている人を受け入れれば，一定の経済的な損失をこうむる可能性があるからである。しかし，患者たちは，診断結果を知らずにいる権利や，保険や雇用などの面で差別を受けない権利があると主張したのだった。

　これについて，アメリカでは2008年に「遺伝情報差別禁止法」を定めて，保険加入や雇用などの際に，遺伝情報の提供を求めること自体を原則として禁止した。保険加入については，遺伝情報に基づいて保険料をかえることを禁じ，雇用については，遺伝情報に基づいて採用の可否や雇用条件をかえることを禁じるなど，遺伝情報に基づく差別を禁止したのである。わが国では現時点でそうした法規制はなく，遺伝情報による差別をいかに防ぐかが課題となっている。

◆ 予防的処置の是非

　ハンチントン病では，治療法も発病を防ぐ方法もまだ見つかっていないが，疾患によっては発病前に予防的な処置をとることができるものもある。たとえば，いくつかのがんでは，発病に関連する遺伝子（多くの場合，関連する遺伝子は複数である）が見つかっている。そして，その遺伝子をもつ人が，予防的処置として，発病前に臓器そのものを摘出することが可能な場合がある。

　2013年に，アメリカの女優アンジェリーナ＝ジョリーが両乳房の切除手術を受けたことが大きな話題となった。遺伝子検査で，乳がんなどの発症に関連する *BRCA 1* 遺伝子の変異をもつことがわかったため，予防的処置として切除手術を受けたのである。女性が一生のうちに乳がんを発症するリスクは約12％[1]とされるのに対し，この遺伝子に変異のある女性の場合は，そのリスクが約60％[2, 3]になるとされる。発症していない時点で，乳房切除という侵襲の大きな処置を実施することに異を唱える人もいたが，本人が自律的な意思決定を行ったものとして評価する人もいた。

　この例のように，発症していない人が医療ケアの対象となりうる点が，遺伝性疾患の特色である。遺伝子検査，治療または予防的処置，あるいはカウンセリングなどの対象となるのは，①実際に発病した人（患者），②原因遺伝子をもっていることが確定している人（保因者），③患者や保因者である可能性があるが，確定はしていない人（アット-リスク）など，広い範囲に及ぶ。しかも，1人の人が原因遺伝子をもつことが判明すると，その人の血縁者が保因者やアット-リスクであることも自動的にわかってしまうおそれがある。血縁者のなかに患者や保因者がいる人が，結婚や出産を考えた際に，遺伝子

1 ）Howlader, N. et al.（Eds.）: *SEER Cancer Statistics Review, 1975-2011*. National Cancer Institute.（http://seer.cancer.gov/csr/1975_2011/）（参照 2023-12-22）.

2 ）Antoniou, A. et al. : Average risks of breast and ovarian cancer associated with *BRCA1* or *BRCA2* mutations detected in case series unselected for family history : acombined analysis of 22 studies. *The American Journal of Human Genetics*, 72（5）: 1117-1130, 2003.

3 ）Chen, S. and Parmigiani, G. : Metaanalysis of *BRCA1* and *BRCA2* penetrance. *Journalof Clinical Oncology*, 25（11）: 1329-1333, 2007.

検査を希望することもめずらしくない。

　このような多様な人たちに対して，**遺伝カウンセリング**（● 57 ページ）による自己決定の支援が行われている。看護職が遺伝カウンセラーの資格を得て活動しているケースも少なくない。

2 遺伝子改変に関する課題

◆ 遺伝子改変の是非

　「遺伝子をどこまで改変してよいか」という議論は，20 世紀後半に，ウイルスベクターなどを用いて遺伝子を組換える技術が開発されたときから生じた。近年の遺伝子編集技術の登場によって，この問題はより深刻なものとして受けとめられている。

　遺伝子編集が思いどおりにできるようになれば，遺伝子医療を飛躍的に進化させる可能性が開ける。一方で，治療以外の目的で使われることも考えられる。たとえば，特定の遺伝子を改変して，通常以上の能力をもつ人間をつくりだすこと（エンハンスメント）に使われたり，親の思い描く特徴をそなえた子ども（デザイナー-ベビー）を産むこともできたりするかもしれない。

　さらに，人間以外のさまざまな生物の遺伝子も改変できるため，動植物の遺伝子編集によって食料生産効率の向上や，病害虫の効果的な駆除が可能となる一方で，地球規模で生態系に大きな影響を与える可能性が指摘されている。

◆ 出生前診断と生殖系列での遺伝子治療

　今日ではさまざまな方法で出生前診断が行われ，そのことが，障害や遺伝性疾患をもつ可能性がある児の人工妊娠中絶に結びついている。障害や疾患をもつ子どもを「産まない」という選択は，その児（胚や胎児）にとっては治療とはいえず，親や家族の利益のためになされるものである。これに対して，胎児の遺伝子を改変することで，胎児自身の障害や疾患を改善することを計画したならば，これは児にとっての治療といえるだろう。

　ただし，配偶子（卵子や精子）・受精卵・胚・胎児のいずれかの段階（これを生殖系列とよぶ）で遺伝子の改変を行うと，改変された遺伝子は子孫に永久に受け継がれていくことになる。そのため，技術が向上して安全性が確立されるまでは，生殖系列の遺伝子治療は行うべきではないというのが，国際的なコンセンサスになっている。わが国でも厚生労働省の「遺伝子治療等臨床研究に関する指針」（2002〔平成 14〕年）で生殖細胞の遺伝子の改変が禁じられている。

　こうしたなかで，2015 年に，中国の研究者らが，人間の胚の遺伝子を編集する実験を報告して大きな話題となった。彼らは，CRISPR/Cas9 システムを用いて地中海性貧血（サラセミア）の原因遺伝子の修復を試みたのだが，十分な結果は得られなかった[1]。この試みに対して，多くの研究者がリスク

---

1) Liang, P. et al. : CRISPR/Cas9 mediated gene editing in human tripronuclear zygotes. *Protein & Cell*, 6(5): 363, 2015.

についての懸念を表明し，現時点では少なくとも生殖系列での遺伝子編集は行うべきでないとの意見が大勢を占めている。しかしながら，技術的な課題が克服されてリスクを心配する必要がなくなれば，再生医療の場合と同様に，「遺伝子編集をどこまで行ってよいか」という根本的な問題を考えなければならなくなると思われる。

3 遺伝情報に関する課題

　遺伝子診断の技術は着実に進化しており，近い将来，1人ひとりの遺伝情報が簡単に(しかも安価に)解読できるようになるといわれている。それが実現した場合，1人ひとりの遺伝情報に基づいて適切な医療ケアを提供する「オーダーメイド医療」の実現につながる可能性があり，さらには，多数の人間の遺伝情報をビッグデータとして利用することで，これまでに解明されていない病気のメカニズムが明らかになる可能性も指摘されている。

◆ 究極の個人情報としての課題

　「究極の個人情報」ともいわれる遺伝情報は，その使い方によっては，個人や社会に大きな損害をもたらす可能性がある。

　遺伝情報に限らず，個人情報がインターネット上に流出すると，それを完全に回収することはほとんど不可能である。たとえば，個人のインターネットの閲覧履歴を捜査機関などが犯罪捜査に利用することがあるが，これをさらに拡大して，犯罪予防のため，つまり「犯罪をおかす可能性が高い人」を発見するために利用してよいかどうかが，世界中で議論されている。

　個人情報についてのこうした課題は，遺伝情報においてはさらに複雑なものとなる可能性が高い。遺伝情報は生物学的な設計図であり，それを解読することで，その人の身体的特徴や，遺伝子が関連するさまざまな病気への罹患のリスクなどを一定の確度で言いあてることができる。あるいは，精神疾患を発症する可能性や，性格傾向，犯罪をおかす可能性など，精神的な特徴さえも言いあてられるかもしれない。

　遺伝情報が人間の特徴のすべてを支配しているわけではないにせよ，遺伝情報が他人の手に渡り，予期せぬ目的で利用されることがないように，厳重に保護するとともに，どのような目的で利用してよいかを議論する必要がある。

演習　**グループワーク⑦　先端医療技術についてのディスカッション**

　先端医療技術には未解決の課題が多数残っている。以下の各点について，お互いの意見を述べ合ってみよう。
①わが国では，移植件数が少なく，腎移植などでは死体移植よりも近親者からの生体移植のほうが盛んに行われている。これについてどう考えるか。
②再生医療で，脳，手足，顔の一部(たとえば耳)を再生することについて，どう考えるか。
③遺伝子を改変して，通常以上の能力をもつ人間をつくり出すこと(エンハ

ンスメント)や，親の思い描く特徴をそなえた子ども(デザイナー–ベビー)
を産むことについて，どう考えるか。

④アメリカの女優が，遺伝子検査で乳がんなどの発症に関連する遺伝子の変
異をもつことがわかり，両乳房の切除手術を受けた。乳がんを発症するリ
スクが高いとはいえ，発症していない時点で乳房切除をしてよいのだろう
か。

D 医療資源と医療保険制度

　医療技術の進歩は日進月歩であり，最初は効果の不確かな「実験的治療」
であったものが，技術開発により有効な治療法として確立されていくという
変遷をたどっている。次の段階は，そうした最新の医療技術を普及させ，そ
の恩恵を誰もが受けられるようにすることなのだが，そこでしばしば直面す
るのが，「資源配分の問題」である。

1 医療資源と医療保険制度の現状

1 医療資源とは

　資源という概念はさまざまに定義されているが，ここでは「人々によって
共有され，利益を享受するために利用できるもの」と考えることにする。医
療における資源(**医療資源**)には，人的資源・物的資源・財政資源・情報資源
がある。

　人的資源とは医療従事者のことであり，専門的な知識や技術を身につけて
いる人をさす。**物的資源**には，病院のような施設や医療機器，薬剤などのほ
か，実験動物や治療に使われる臓器・組織・細胞なども含まれる。**財政資源**
とは，国民が税金(国や自治体などの予算)や保険料などのかたちで負担する
公的資金のうち，医療分野に配分される資金をいう。

　医療における情報資源は，大きく2つに分けられる。1つは，病気や治療
についての知見としての医学知識全体であり，もう1つは患者から得られた
個別の情報である。**情報資源**には「複製できる」という，ほかの資源にはな
い特殊な性質がある。ある情報が他人の手に渡っても，もとの持ち主の手も
とには同じものが残っており，消去しない限りは消えることはない。この性
質は，情報のデジタル化が進んだことで一層強化された。

2 医療資源の不足

◆ 人的資源・物的資源・財政資源

　医療の宿命ともいえるのが，資源の不足である。人的資源・物的資源・財

政資源の３つについては，需要を満たすほどに十分な量を確保することは非常にむずかしい。

　わが国では，医師や看護師といった人的資源の不足という状況がしばしば生じ，農村部などでは，病院の運営そのものがなりたたなくなるような事態もおこっている。物的資源の不足の典型が移植医療であり，移植を待ち受ける人の需要を満たすことができない状態が長く続いている。財政資源については，少子高齢化の急速な進行に伴う医療費の増加が国の財政を圧迫しつづけており，その抑制が大きな課題となっている。

◆ 情報資源

　一方，情報資源は複製できるという特質をもつ。情報資源は，独占することで資源としての価値が高まる。病気の発症メカニズムや治療法など，それまで未解明だった知見には，情報資源としての高い価値がある。そのため，発見者がその知見（これを**知的財産**とよぶ）を財産として利用できる権利をもつことが認められている。この権利を**知的財産権**といい，具体的には特許権・著作権・商標権などをさす。こうしたしくみによって，研究開発を行う人の権利が保護され，医薬品産業が新薬などを開発して営利を生み出すことが可能となる。

　ただし，知的財産権をもつ人が，それを長期にわたって独占すると，医療機関や患者が高額な対価を支払いつづけなければならないという問題が生じる。

3 負担の配分

　医療には多額の費用がかかる。医療従事者の人件費，薬剤や機械などの物品費，施設や医療機器を整備する設備費など，どれをとってみてもほかの分野に比べて高額なものとなる。医療従事者が身につけている技術も，使われる薬剤や医療機器も，いずれも専門性が高く，しかもつねに新しいものに更新していかなければならない。

◆ 医療保険制度

　医療には多額の費用がかかるという面がある一方で，医療の対象となるのは，病気や障害をもち，働いてお金を稼ぐことがむずかしい状況におかれた人たちである。そのために，医療費をすべて患者自身が負担するしくみでは，支払えない人が続出することになる。たとえば，がんの治療費は１年間に300万円以上にもなり❶，患者が全額を支払うことはむずかしい。そのため，国民が保険料や税金としてお金を出し合い，病気になった人の医療費を薄く広く負担し合う**医療保険制度**のしくみがつくられている。

　そこで問題となるのは，患者の自己負担を抑えようとすると，ほかの人た

NOTE

❶濃沼らの調査[1]によると，がんにかかった人が自己負担した金額は，１年間に約92万円であった。治療費の３割を自己負担することから逆算すると，実際の治療費の総額は300万円以上と考えられる。

1）Koinuma, N. et al.：The burden of cancer in Japan, the United States, France, Germany, Italy, Spain, Sweden, and the United Kingdom. *Journal of Clinical Oncology*, 29（15_suppl）: 1569-1569, 2011.

ちの負担が増えることである。そのため、高額な医療費の負担をどのように
配分するかが課題となる。

2 医療資源と医療保険制度をめぐる生命倫理の課題

医療資源については、「不足する医療の資源を、必要とする人たちにどの
ように配分するか」という課題があり、医療保険制度については、「高額な
医療費の負担を、患者とそれ以外の人の間でどのように配分するか」という
課題がある。この2つは、生命倫理の課題として、正義原則に関連づけられ
て論じられてきた。

1 資源配分の考え方

資源配分についてある程度共有されている考え方は、「より重症で、しか
も救命の可能性がある人に、優先的に配分する」というものである。救急医
療や災害医療で採用されるトリアージは、もともとは戦争中におびただしい
数の傷病兵が発生する状況で、「より重症で、しかも救命の可能性がある患
者を優先する」(軽傷者や救命の可能性のない患者はあとまわしにされる)と
いう考え方であった。日常の看護業務において、すぐに対応しなければ危険
な状況に陥る可能性の高い患者に優先的に対応するのも、これと同じ考え方
に基づいているといえるだろう。また、臓器移植の優先順位は、原則として
血液型や組織適合性などの医学的な適合条件によって決められている。これ
は救命の可能性が高い患者を優先するという考え方に基づくものである。

2 各国における負担の配分についての考え方

増えつづける医療費の負担の配分をどうすべきかは、世界中で政策論争の
大きな焦点となり、各国の医療保険制度に反映されている。その違いを示す
ものとして、●表5-1に日本・イギリス・アメリカの制度を示した。イギリ
スとアメリカは、同じ英語圏に属しながら対照的な制度をもっており、そこ
には正義についての考え方の違いが反映されている。

◆ イギリスの制度

イギリスの医療保険制度には、**平等主義**の考え方が反映されているといえ
る。平等主義は、負担の配分についての考え方の一方の極ともいえるもので
ある。この考え方では、どのような病気や障害をもつ人にも、資源配分を受
ける権利は平等に認められるべきだとされ、医療保険制度を充実させて、患
者の自己負担を抑えることが重視される。

イギリスでは、医療費は税金によってまかなわれ、自己負担は原則として
ゼロである。つまり、国民全体が医療費を広く薄く負担し、病気になった人
が特別な出費をしなくてもよいしくみになっている。

この制度の欠点は、自己負担がないために、患者は好きなだけ医療機関を
受診することができ、医療費が無限にふくらんでしまうおそれがある点であ

◎表 5-1　日本・イギリス・アメリカの医療保険制度の比較

	日本	イギリス	アメリカ
方式	国民皆保険制度。国民は，市町村が運営する国民健康保険，または職域ごとの被用者保険に加入する。	国民皆保険制度。国民医療制度（NHS）によって原則として自己負担なしで医療を提供する。	高齢者・障害者に対するメディケア，低所得者に対するメディケイドが存在するが，現役世代への医療保障はおもに民間保険が担っており，無保険者が多数存在する。
財源	社会保険方式だが，税金も補助的な財源としている。	NHS の財源は 8 割が税金，残りは国民保険や受益者負担など。	メディケアはおもに社会保険方式，メディケイドはおもに税方式。
自己負担	なし	なし	メディケアのうちおもに入院費用を支給する Part A では，入院後 60 日までは条件を満たせば自己負担なし，61〜90 日は 1 日 400 ドル。91 日からは 1 日 800 ドル（2023 年）*。民間保険は契約によって異なる。
アクセス	制限なし（ただし，紹介状なしで大病院を受診すると特別料金を徴収される）。	かかりつけ医に限定。その紹介がなければ病院を受診できない。	制限なし（ただし，民間保険では，かかりつけ医に限定する契約もある）。

＊Medcare.gov：*Medicare part A coverage.* 2023.（https://www.medicare.gov/what-medicare-covers/what-part-a-covers/medicare-part-a-coverage-hospital-care）（参照 2023-12-20）

る。これを防ぐために，イギリスでは患者が受診できる医療機関が制約されており，まず自分が登録しているかかりつけ医を受診して，その紹介がなければ病院を受診できないしくみになっている。

◆ アメリカの制度

　アメリカの医療保険制度は，伝統的に**自由主義**を実現したようなものとなっている。自由主義とは，平等主義の対極にある考え方であり，個人の自由を重視し，政府は個人の活動への介入を極力行うべきでないとみなす。そのため，医療も基本的には個人の自己決定や自由市場経済にまかせておくべきで，公的な医療保険制度によって強制的に保険料や税金を徴収するようなことは望ましくないと考える。

　このような考え方が根強く支持されているアメリカでは，わが国やイギリスのような，国民全員が加入する国民皆保険制度は採用されていない。公的な医療保険は，低所得者・障害者・高齢者等を対象としたものしかなく，多くの人は自分で民間の医療保険に加入している。人口の 1〜2 割は保険に未加入である。

◆ わが国の制度

　わが国の制度では医療費の 3 割が自己負担であり，残りの費用は保険料や国の予算でまかなわれている。いわば，イギリスとアメリカの中間のような

制度といえるが，それでも医療保険制度のあり方が盛んに論じられている。その根本的な原因は，少子高齢化が急速に進行し，医療ケアを必要とする高齢者が増える一方で，医療費を負担する現役世代が減っていることにある。

E　薬害問題

1　薬害とはなにか

　薬とは生物の生理作用に特定の変化をもたらす化学物質全般のことをさす。医療分野では医薬品ともよばれるが，農薬のように医療以外の目的に使われるものもある。薬はしばしば毒と対比される。ある物質が，生命や健康に有益な作用をもたらす場合には薬とよばれ，有害な作用をもたらす場合には毒とよばれる。注意しなければならないのは，同じ物質が薬にも毒にもなりえるという点である。

　医療現場で広く使われている医薬品であっても，用法や用量を間違えれば，患者の生命や健康を害する作用をもたらしてしまう。さらには，たとえ適切な用い方をしたとしても，人によっては副作用が生じることもある。

　薬による有害な作用がきわめて深刻なものであったり，多数の人に生じたりするなどして，社会問題化した状況を，一般に**薬害**とよぶ。これまでに生じてきた薬害事件で最も多いのが医薬品の副作用によるものであるが，農薬や食品添加物などによって健康被害が生じた事例も，薬害とみなされてきた。薬害がわが国ではじめて社会的な問題となったのは，わが国が第二次大戦の荒廃した状況から復興を始めた1950年代のことである。それ以来，今日にいたるまでに数多くの薬害事件が発生している。

2　薬害の歴史

1　ペニシリンショック事件

　ペニシリンショック事件は，わが国で最初に社会問題化した薬害事件の一つである。1956年，齲歯の治療中にペニシリン注射を受けた患者が，重篤な急性アレルギー反応であるアナフィラキシーショックをおこして死亡した。多数の患者が被害を受けたわけではないにもかかわらず，この事件が薬害と見なされてきたのは，当時の人々に万能薬であるかのように思われていたペニシリンが，その副作用によって患者を死亡させ，社会に大きな衝撃を与えたためだと考えられている。ペニシリンははじめて治療薬として使われた抗生物質であり，肺炎，淋病，敗血症など，有効な治療法がなかった多くの細菌性疾患に著しい効果を示していた。医学に「抗生物質時代」をもたらしたとさえいわれ，わが国ではさまざまな治療でペニシリンが多用されていた。

この事件によって，ペニシリンの行きすぎた投与が見直され，投与をする前に皮膚反応テストなどを行ってショック症状がおこらないことを確かめてから用いられるようになった。また，一般の人々にとっても，薬がつねに好ましい効果だけをもつものではなく，危険な副作用をもたらすことがあるのだということを強く印象づけるきっかけとなったとされている。

2　サリドマイド事件

　サリドマイド事件も，医薬品の副作用によって生じた薬害事件のひとつである。この事件の特徴は，国際的な広がりを見せた薬害事件となったことである。医薬品は世界中で研究開発が行われている。外国の製薬企業が開発に成功した薬を，別の国が輸入したり，同等の薬を製造したりする際には，国ごとに定められた許認可や安全性についての法規を遵守する必要がある。サリドマイド薬害事件は，国際的に流通する医薬品が，各国の政府や製薬企業の対応によって被害状況が異なることを示す事件となった。

　サリドマイドは，1957年に旧西ドイツの製薬会社がてんかん患者の抗痙攣剤として開発した医薬品だったが，実際には，睡眠薬や妊娠中のつわりを軽減する薬として多く使われた。

　サリドマイドを服用した一部の妊婦から，アザラシ肢症とよばれる，手足の奇形をもった子どもが生まれていることが報告されるようになった。サリドマイドを開発した製薬企業があった旧西ドイツでは，1961年にハンブルグ大学が，サリドマイドがアザラシ肢症の原因である可能性があると発表し，グリュネンタール社は市場に出た製品の回収を決定した。アメリカでは，1960年に自国の製薬企業がサリドマイドの販売許可を申請したが，提出されたデータの不備を理由に認可されず，被害がきわめて少なかった。一方，わが国では，1958年に国内の製薬企業が販売を始めたが，全国でアザラシ肢症が発生したため，1962年5月に製薬企業6社が出荷停止を厚生省に申し入れた。これは，ドイツで製品の回収が決められてからおよそ半年後のことであり，しかも実際に販売停止が行われ，すでに市場に出まわっていた商品の回収が始められたのは，さらに4か月後の9月になってからだった。その結果，わが国では千人規模の患者が発生したと考えられている。1963年に，被害者たちが製薬企業を被告として損害賠償請求を提訴し，1974年の和解によって賠償金が支払われた。被害を受けながらも生存し，被害の認定を受けた患者は309名だった。

　このように，ある薬の効果が当初の開発目的よりも幅広い対象疾患に使えることがわかり開発目的ではない疾患に用いられると，予想しなかった副作用が生じることがある。

3　薬害スモン事件

　スモン（SMON）とは，亜急性脊髄視神経ニューロパチー subacute myelo-optico-neuropathy の略語である。スモンは下痢，便秘，腹痛などの腹部の症状にはじまり，しびれ，痛み，麻痺などの神経症状が生じるほか，視力低下

や失明のような視力障害，意識障害や痙攣などの脳の症状があらわれることもある。1955年ごろから発生し，1967〜1968年に多くの患者が生じて社会的注目を集めた。スモンの原因は整腸薬として使われていたキノホルム剤であったが，原因が判明するまでの期間，患者は症状だけでなく，強い社会的差別にも苦しみ，患者や家族が自殺する事件も発生した。当時約1万人が被害者となり，規模の大きな薬害事件になった。

　1970年に新潟大学がキノホルム原因説を提唱し，厚生省が整腸薬として使われていたキノホルム剤の販売をただちに停止したことにより，患者の発生が激減した。被害者たちは，責任の明確化と被害者の救済を求め各地で裁判をおこし，最終的に補償を受けた被害者は6470人に達した。さらに，当時の厚生大臣が被害者に謝罪して薬害根絶の努力を約束し，薬事二法（医薬品副作用被害救済基金法，薬事法の一部を改正する法律）が成立した。このように，比較的迅速な対応がとられたことや，法改正が行われたことなども，薬害スモン事件の特色である。

4　薬害エイズ事件

　薬害エイズ事件は，医薬品の副作用によって引きおこされたのではなく，病気を引きおこすウイルスが医薬品に混入したことで生じた事件である。問題となった医薬品は，血友病患者が使っていた血液製剤だった。血友病は，血液凝固因子の欠乏により血液が凝固しにくい疾患であり，それを補うためにヒトの血液からつくられた血液製剤が使われる。わが国では，1974年以来，輸血に必要な血液を国内の献血によって自給できているが，当時血液製剤は不足しており，アメリカから輸入していた❶。その輸入血液製剤に，エイズを引きおこすウイルス，HIVが混入していたことが薬害エイズ事件の原因である。

　1981年に，アメリカでエイズの最初の症例が報告された。エイズを発症すると，免疫が十分に機能しなくなり，健常者ではほとんど発症することのないような感染症にかかったり，神経障害や悪性腫瘍を発症したりすることにより，多くの人が死亡した。1983年3月，エイズの病原体はまだ発見されていなかったものの，性交渉や，覚醒剤の常用者などが注射器や注射針を共有する「まわし打ち」によって感染することがしだいに明らかになっていった。

　血液製剤は多くの人の血液を集めてつくられることから，そこにエイズの病原体が混入する可能性が高いため血液製剤の安全性が懸念されるようになった。アメリカでは，血液製剤を加熱処理することで，エイズに感染する可能性が大きく減ることが分かったため，通常の臨床試験を簡略化して，加熱処理をした血液製剤（加熱製剤）が緊急承認された。また，わが国に血液製剤を輸出していたアメリカの製薬企業は，わが国でも加熱製剤を承認するよ

■ **NOTE**
❶ 1988（昭和63）年に「後天性免疫不全症候群の予防に関する法律」の附帯決議として血液製剤の国内自給の促進を求める国会決議がなされ，1994年には血液凝固因子製剤の国内自給が達成された[1]。

1）厚生労働省：平成29年度版血液事業報告について（https://www.mhlw.go.jp/file/06-Seisakujouhou-11120000-Iyakushokuhinkyoku/2018.pdf）（参照2023-12-22）

うにはたらきかけてきた。

　このような状況下で，1983年5月にエイズの原因ウイルスが発見された。エイズの原因ウイルス発見を受け，同年6月に当時の厚生省がエイズ研究班を組織して血液製剤の輸入禁止について検討した。ところが，同研究班は血液製剤の輸入禁止ではなく，国内の製薬企業による加熱濃縮製剤の臨床試験を行うべきだという方針を決定した。このため，血友病患者は，国内の製薬企業が臨床試験を終え，加熱濃縮製剤の申請を行い，厚生省が加熱濃縮製剤を承認する1985年7月以降まで，加熱濃縮製剤を使うことができなかった。結果として，わが国の血友病患者約5000名のうち，1433名がHIVに感染し，2022年までにそのうちの736名が死亡した。

　血友病患者たちは，国や製薬企業に対して訴訟をおこした。1996年に和解が成立したが，その際に東京地方裁判所は国と製薬企業の責任を認めた。さらに，エイズ研究班の班長の医師，元厚生省の生物製剤課長，およびわが国の製薬企業❶の社長らが逮捕された。こうして，薬害エイズ事件は，わが国の薬害史上はじめて，関係者の刑事責任が問われる事件になった。被告のうち，エイズ研究班の班長であった医師は一審無罪となり，上訴されたが，認知症を発症して公判停止のまま亡くなったため，責任を問われなかった。他の被告はいずれも有罪判決を受けた。

□NOTE
❶自社製の加熱濃縮製剤の開発のめどが立つまで，輸入加熱製剤の認可を遅らせるように厚生省にはたらきかけた疑いがもたれた。

3　薬害事件と患者の権利

　過去の薬害事件をふり返ってみると，あらためてわが国において患者の権利が未確立であったという事実が浮きぼりになってくる。世界医師会の「患者の権利に関するリスボン宣言」(▶229ページ)に規定されている患者の権利のうち，選択の自由の権利，自己決定の権利，情報を得る権利が保障されていれば，こうした事件は未然に防げた可能性が高い。危険があるという情報を得ていれば，薬の使用を断るなどの自己決定を行えただろうし，より安全な方法を選択することもできたかもしれない。今日でも患者の権利が未確立なわが国の医療では，こうした薬害がいつおこってもおかしくないことを認識し，看護師として患者の権利をまもるためにどう行動すればよいかを考えていく必要がある。

演習　**グループワーク⑧　薬害についてのディスカッション**

　薬害の被害者の体験談を聞いたり，本などで調べたりして，被害者の立場に身をおいて，薬害問題について考えてみよう。

---

work 復習と課題

❶ 臓器移植コーディネーターについて調べてみよう。

❷ 遺伝性疾患にどのようなものがあるか調べてみよう。

❸ 日本・アメリカ・イギリスの医療制度について，それぞれの長所と短所をまとめてみよう。

参考文献

1)　加藤尚武：脳死・クローン・遺伝子治療——バイオエシックスの練習問題．PHP 研究所，1999．
2)　グレゴリー・E・ペンス著，宮坂道夫・長岡成夫訳：医療倫理 2——よりよい決定のための事例分析．みすず書房，2001．
3)　橳島次郎：先端医療のルール—人体利用はどこまで許されるのか．講談社，2001．

第 2 部

看護倫理

Introduction

　第2部では，看護倫理について学んでいく。

　第6章では，看護倫理の定義や歴史，看護倫理の原則，そして看護倫理における重要な概念を学ぶ。第7章では，看護師の重要な倫理綱領である「ICN 看護師の倫理綱領」「看護職の倫理綱領」を実際の看護実践の場面を考えながら検討する。それにより，専門職としての社会的・倫理的責任について考える。第8章では，倫理的な問題にアプローチするための基本的な考え方，また倫理的な意思決定を行うための具体的な方法を学ぶ。第9章では，看護研究の倫理について学ぶ。

生命倫理・医療倫理の基本	看護倫理の基本	事例を用いた実践
第1部	**第2部**	**第3部**
生命倫理	看護倫理	事例分析

第1章 倫理学の 基本的な考え方	第5章 先端医療と制度を めぐる生命倫理	第6章 看護倫理とはなにか
第2章 生命倫理		第7章 専門職の倫理
第3章 生殖の生命倫理		第8章 倫理的課題へのアプローチ
第4章 死の生命倫理		第9章 看護研究の倫理

第10章
領域別看護における倫理的課題とケーススタディ

第 **6** 章

看護倫理とはなにか

本章の目標	□ なんのために看護倫理を学ぶのか理解する。
	□ 看護倫理の発展の経緯について理解する。
	□ 看護実践上の倫理的概念について理解する。
	□ 看護実践に特徴的な倫理について理解する。

A　看護倫理を学ぶ意義

1　看護実践と看護倫理

　看護実践とは，目の前で看護を必要とする人やできごとに対して，「看護師としてどうすべきか，あるいはどうすべきでないのか」という判断と行動の連続である。看護とは抽象的なものではない。日々の看護実践において看護師は，頭のなかで考えたり判断したりするだけにとどまらず，つねに考えながら行動し，行動しつつ考えている。では，なにかを判断したり，選択したり，行動したりするときに，看護師はなにをよりどころとしているのだろうか。

> **事例**
> 　A看護師が検温のため病室を訪問したところ，患者はいらだっている様子であった。A看護師は，いつもの様子と違ってイライラしているなあと感じたが，声をかけにくく，必要な検温を行い退室した。その後訪室したB看護師もまた患者のふだんの様子との違いを感じた。B看護師はどうしたんだろうと疑問に思い，「ご気分がよくなさそうですが，どうされましたか」とたずねた。すると患者は検査までの待ち時間が長いことや体調がわるいことを話した。それを聞いたB看護師は，検査室と相談し，早めに検査を受けられるように調整を行った。

　A看護師とB看護師の患者への対応の違いは，なにによって生じたのだろうか。それは，患者の様子をどのように受けとめ，解釈したかである。A看護師もB看護師も，いつもの患者とは違い，いらだっている様子であると受けとめたところまでは同じであった。その後，A看護師は患者に声をかけづらいと感じて退室し，B看護師は患者になにがおこっているのか，見すごすわけにはいかないと考え，患者に声をかけている。A看護師の行動は，声をかけにくいというネガティブな感情によって，それ以上患者にかかわることを 躊 躇 したと言いかえることもできるだろう。一方，B看護師の行動は，患者を見すごすわけにはいかないという価値観がよりどころとなっている。B看護師は「看護師としてどうするべきか」「患者にとってどうすることがよいのか」を自分自身につねに問いながら看護を実践していたと考えられる。

　このように「看護師としてどのように判断し，行動することが患者にとって最善なのか」を問いながら行動することが，看護における倫理の特徴である。

2　看護倫理を学ぶということ

　看護師は日々の看護実践において，どのようなことをよりどころとして判断し，行動すればよいのだろうか。倫理的判断の基準となるもののひとつに看護職の倫理綱領(◉127ページ)がある。本章で学ぶ看護職の倫理綱領は，看護が長い年月を経て共有してきた価値を明示しており，看護職の判断や行為の基盤となるものである。しかし，看護倫理を学ぶということは，倫理綱領を暗記することではない。医療は日々高度化し，人々の健康に対する意識や人生，家族に対する価値づけは1人ひとり異なっている。看護においても正解はひとつではなく，なにが正しいのか，それがどうしてなのか，正解があるわけではない。ゆえに，安直に指針や理論に正解を求めるのではなく，自分の頭で考えること，すぐに答えを出すのではなく，迷ったり悩んだりすることが重要である。

　実習の場面で出会う看護師の行為や態度をみて，「どうしてだろう」と疑問をいだくこともあるだろう。また，受け持ち患者や家族の意向に対して「自分だったら違う決断をするかもしれない」と考えることもあるだろう。そのようなときに倫理綱領や教科書で学ぶ理論を手がかりに考えると，疑問に思ったことや腑に落ちないことについて説明できることがある。しかし，看護の場で遭遇する倫理的課題は，理論などで説明しつくせることばかりではない。そのようなときにはどうしたらよいのだろうか。哲学者である西は，「なぜだろう，どういうことなんだろうと考えはじめる」「たくさんの知識を獲得することでも，難解な理論書を読破することでもなくて，じぶんの内側から聞こえてきた問いかけに耳をすますこと」が大事なのだという[1]。

　つまり，看護倫理を学ぶということは，なにが正しいことなのかともやもやしたときに，自分で問いをたて，自分の頭で考え，感じて，他者と対話して，深く考察することなのである。

B　看護倫理の発展と変遷

1　看護師が担うべき社会的責任

　元来，看護は，専門的な訓練を受けた職業(看護師)が行うことではなく，家庭内の女性が担うべき役割とされていた。やがて，社会のなかで看護師と

1）西研：哲学のモノサシ. p.16, NHK出版, 2000.

いう職業が確立し，看護師が報酬を得て働くようになると，「看護師はなにを行うのか，どのような役割を果たすのか」を示すよう，社会から求められるようになった。

　看護師は人々の健康，命に直接的に関与する活動に携わるため，その活動が社会にもたらす影響は大きい。そのため，看護師の役割や知識，技術，態度が社会に認められるためには，看護師が専門職として基盤とする価値観，社会，人々に対して担う責任を明示する必要が生じたのである。この社会的責任を明示するための指針が**倫理綱領**である。

　1840年代イギリスビクトリア朝時代を描いたチャールズ＝ディケンズの小説『マーテイン・チャズルウイット』（1843～1844年発表）には女性看護師が登場する。この小説では，患者には付き添っているものの，自分の飲食や飲酒に夢中で，患者への薬の飲ませ方は非常にあらっぽく，患者を人間的に扱っていない女性看護師の様相が描写されている。この時代は，ナイチンゲール❶による看護教育改革が行われる以前であり，当時の病院や救貧院の看護師の質がきわめて低いことがわかる[1]。その後，イギリスではナイチンゲールによる看護師教育によって，配慮や思いやり，誠実さといった人間性，美徳を備えた看護師が理想的な看護師として求められるようになった。また，金銭的報酬を得てなされる看護師の行為は，美徳を伴った英雄的な行為として認知され，社会的意義が認められるようになった。

NOTE

❶ ナイチンゲール（1820～1910）Florence Nightingaleは，イギリスの上流階級の家庭に生まれ，幼いころから貧しい人や病人に関心をいだいていた。20代のころから数学や統計学にも強い関心をいだき，学んだ。イギリス政府の依頼によって看護師団のリーダーとしてクリミア戦争（1853～1856）に従事し，献身的に負傷兵の看護にあたったほか，統計学の知識をもとにイギリス陸軍の衛生改革や病院改革などに大きく貢献した。1860年にはナイチンゲール看護学校を創設し，看護教育の礎を築いた。著書に『看護覚え書』などがある。

---

plus	**ナイチンゲールが考える看護師のあり方**

　看護師は社会や人々に対して，なんのために，なにをする職業なのか，どのような役割を果たすのか，つまり，看護とはなにかという問いは，学問的にも重要な課題であり，看護理論家によっても探求されてきた。

　この課題に対し，看護教育の礎を築いたナイチンゲールは，「正確な観察習慣を身につけないかぎり，われわれがどんなに献身的であっても看護婦としては役に立たない」と述べ[*1]，看護師が献身的に患者に接するだけでは看護師としての実践には不十分であると述べた。そして，「看護師は自分の仕事に三重の関心をもたなければならない。ひとつはその症例に対する理性的な関心，そして病人に対する（もっと強い）心のこもった関心，もうひとつは病人の世話と治療についての技術的（実践的）関心である」とも述べている[*2]。

　つまり，ナイチンゲールは，看護師は病人の世話と治療に対して十分な知識と技術力をもち，病人の状況を理性的に判断し，心から関心を寄せてかかわることが重要であると述べているのである。看護師の患者に対する献身的な態度は，知識と技術に裏打ちされて行為として表出されることが重要なのだ。

＊1 フロレンス・ナイチンゲール著，湯槇ますほか訳：看護覚え書，第7版．p.189，現代社，2013．

＊2 フロレンス・ナイチンゲール著，湯槇ますほか訳：ナイチンゲール著作集第2巻．p.140，現代社，1974．

1）西垣佐理：男が癒し手になるとき――『マーテイン・チャズルウイット』にみる看護の諸相．ディケンズ・フェロウシップ日本支部年報(31)：3-15，2008．

2 看護学とともに発展してきた看護倫理

　1900年代初頭，アメリカの看護教育は，医師によって行われていたが，ナイチンゲールの思想や教育が米国にも大きな影響を与え，各地でナイチンゲールの思想に基づく看護基礎教育が開始された。一方，実際の医療現場では，看護師は男性医師の指示に従順に従う補助者として，献身的，誠実で，思いやりにあふれるよい女性であるよう求められていた。

　第二次世界大戦を経て，1950年代に入ると，戦争捕虜に対する人体実験への批判，公民権運動，女性の権利運動，消費者運動が活発になった。こうした動向は，医療を受ける人々の権利や人権意識の高まりへとつながり，医療のあり方にも影響をもたらした。看護師は単に医師の指示に従う補助者ではなく，医師とは異なる独自の機能をもつということを看護師自身が意識し，社会に対して明示することを目ざしはじめたのもこのころからである。1960年，国際看護師協会の依頼を受けたヘンダーソン❶は，世界中の看護師に向けて「看護とはなにか」を言葉にした。それがヘンダーソンの著書「看護の基本となるもの」である。ヘンダーソンは著書のなかで次のように述べている[1]。

> 「看護の独自の機能は病人であれ健康人であれ各人が，健康あるいは健康の回復（あるいは平穏な死）に資するような行動をするのを援助することである。その人は必要なだけの体力と意思力と知識をもっていれば，これらの行動は他者の援助を得なくても可能であろう。この援助は，その人ができるだけ早く自立できるようにしむけるやり方で行う…（中略）…チームの全員がその人（患者）に"力を貸す"のであると理解している必要がある」[1]

　ヘンダーソンの看護の定義は世界中の看護師に受け入れられ，今日の看護実践の基盤を形成した。ヘンダーソンの看護の定義には，看護が医学や医師に従属するのではなく独自の機能を果たすものであるという，看護の独自性が明確に述べられている。また，人には自分で自分の健康をまもる力があり，看護はその人に力を貸すのであり，献身的に尽くすのではないと明言した。さらに，専門職どうしが同じ目標をもって人々に力を貸すことが重要であり，職種間の上下関係はないこと，チームとして取り組むことの重要性についても述べられている。ヘンダーソンの看護の定義は，世界中に広がり，看護師の判断や行為の基盤となる看護倫理の発展にも大きな影響を与えた。

3 現代における看護倫理

　1960年代には医療技術が急速に進歩し，生命維持装置による延命措置が可能となった。さらには臓器移植，出生前に胎児の異常を診断する技術など

　NOTE
❶ヘンダーソン（1897〜1996）Virginia Avenel Henderson は，アメリカの看護理論家である。1960年に，国際看護師協会の依頼に応じて，著書『看護の基本となるもの』をまとめ，世界中の看護師に向けて，看護とはなにかを明確に示した。本書のなかで，ヘンダーソンは看護の独自の機能について示し，14の基本的な看護の構成要素を体系づけ，「その人ができるだけ早く自立できるように」援助するのが重要であるとした。

　1）ヴァージニア・ヘンダーソン著，湯槇ます・小玉香津子訳：看護の基本となるもの．p.11，日本看護協会出版会，1960.

も生まれた。このような医療技術の発展は，科学技術による生命の操作にあたるのではないか，誰が意思決定するのか，限りある資源のなかで誰に用いるのか，などの倫理的課題もたらした。生命倫理学 bioethics は，このような生命科学・医療技術の進歩がもたらした新たな倫理的問題を探究する学問として誕生した。

　生命倫理学は，生命医学・医療技術の進歩がもたらした新たな倫理的問題に対して，4つの原則（**自律尊重原則，善行原則，無害原則，正義原則**）を提唱し（◉ 28ページ），これらの原則は倫理的課題へのアプローチのひとつとして適用されるようになった。

　生命倫理学が提唱する倫理原則は，医療・看護においても適用されるようになった。同時に，看護師が対応する倫理的問題は，看護独自の役割や機能に基づいた原則によって検討する必要があるとされ，1994年に国際看護師協会「ICN看護師の倫理綱領」をもとに看護師の判断や実践行為を導き出すためのガイドラインが検討された。サラ・フライ Sara T. Fry らは，著書の執筆のなかで，看護実践における重要な倫理原則として5つの原則（**善行と無害，正義，自律，忠誠，誠実**）を示している[1]。

● **善行と無害**　その人の福利や尊厳を積極的に推進し，患者に身体的あるいは心理的な外傷をもたらすことや尊厳を損なうようなことを防ぎ，減らすことをいう。

● **正義**　利益と負担を患者間でどのように配分するかを考え行動することをいう。社会のすべての人々にヘルスケア資源を量的に等しく供給することは不可能であるため，個人のヘルスケアニーズにあわせて，公平な方法で平等に取り扱わなければならないことを意味する。

● **自律**　自分自身の行動を決定する自由を許されること，個人の価値観や信念にもとづきその人の選択を尊重することをいう。

● **誠実**　看護師には正直であるという義務があり，そうでない場合には患者の信頼を裏切ることになる。ただし，真実を告げられる権利などについては，文化的な特性に適した方法で対応することが必要である。

● **忠誠**　人がコミットメントしたことに対して誠実であり続ける義務をいう。看護師は，患者に対して守秘義務を有しており，約束をまもらなければならないことを意味する。

　看護実践がどのような倫理原則を構築するか，看護実践にどのように生かしていくかについては，その後さまざまな議論が生まれ，看護倫理学という一つの分野が生まれた。

　看護は人々の病（やまい）の経験とそれに伴う日常生活行動を支援することが重要な役割である。よって，1人ひとりの個別の状況に深くかかわり，その人の経験の意味をとらえることが重要である。そのためには，その人に関心を寄せ，相互作用を通して，その人の価値観を理解することが基盤となる。看護

1）サラ・T・フライ，メガン-ジェーン・ジョンストン著，片田範子・山本あい子訳：看護実践の倫理——倫理的意思決定のためのガイド．第3版．pp.28-33，日本看護協会出版会，2010.

の実践は，人との関係性への責任とケアの文脈に配慮しながら伝統的な倫理原則を活用することが重要であるとされる。このような看護実践の特徴をふまえ，フライとジョンストン Johnstone, Megan-Jane は，看護は人間の安寧の推進，ケアリング，看護師 - 患者関係が重要であるとし，アドボカシー，責務と責任，協力，ケアリングを看護実践上の倫理的概念に位置づけた[1]。

C　看護実践上の倫理に関する主要概念

1　ケア(ケアリング)

　看護の対象となる人々は，心身の痛みをかかえていたり，誰かの助けや支えを求めていたりする場合が多い。看護師は，このような人々のもつニードにいち早く気づき，彼らが必要とする援助を把握し，責任をもってかかわることが求められる。

1　ケア(ケアリング)の本質

　看護師は援助を必要とする人々のニードにいち早く気づくことができるのは，対象者に関心や気づかいを向けるからである。人々に関心を寄せ，かかわることは看護の根幹であり，これを**ケア** care または**ケアリング** caring とよぶ。

　ケア・ケアリングは，看護に限らず，人間が存在していくための基盤でもある。生まれたての赤ん坊が成長し，人間として尊厳をもって生きていくには，保護者が子どもに関心を寄せ，世話をするという営みが不可欠であり，この営みはまさにケア(ケアリング)であるといえる。

2　看護におけるケア(ケアリング)の特徴

　ベナー Benner, P. とルーベル Wrubel, J. は，ケア(ケアリング)は，看護実践の中核的なものであり，人を気づかい責任を引き受けることであると述べている[2]。看護におけるケア・ケアリングは，相手に具体的な援助を提供する行為である。その行為には相手への関心や，相手を気づかう気持ち，相手に対する尊重，相手への配慮を十分にはらうことが含まれる。それによって，看護師と患者の間には信頼関係が生まれる。

　人間は 1 人ひとり性格や背景，状況が異なり，ケア・ケアリングを必要とする状況や場もさまざまである。看護師が対象者へどのような関心を向けるかによって，対象者や状況をどう理解し，解釈するかが異なってくる。そして，それが看護師の判断や提供する看護にも影響を及ぼす。ケア・ケアリン

　1）サラ・T・フライ，メガン - ジェーン・ジョンストン著，片田範子・山本あい子訳：看護実践の倫理——倫理的意思決定のためのガイド，第 3 版．pp.49-63，日本看護協会出版会，2010.
　2）パトリシア・ベナー，ジュディス・ルーベル著，難波卓志訳：現象学的人間論と看護．p.vii，医学書院，1999.

グは人と人との関係性のなかではぐくまれる，個別な固有の営みである。

　また，ケア・ケアリングは一方的なものではない。ケア・ケアリングに基づく人と人との関係性は，ケアをする人とケアをされる人が相互に影響を与え合いながら人間関係を構築する。相手の人格，生き方を尊重し，支援するプロセスでは，ケアする人自身が相手のことを考えることを通して，自分自身の価値観や，人生の意味について気づくことができる。この関係性は，ケアする看護師自身の自己成長や自己実現にもつながる機会となる。

　ケア・ケアリングという概念は，生命倫理の4原則には含まれていないが，看護における重要な倫理的な概念として位置づけられる。

◆ 事例から考えるケア（ケアリング）

　具体的に，看護学生Aさんの体験からケア・ケアリングについて考えてみよう。

> **事例**
>
> 　看護学生Aさんは，はじめての実習でとても緊張していた。最初は，自分は患者に受け入れてもらえるだろうか，うまく話ができるだろうか，なにをしたらよいのだろうと，頭がいっぱいだった。ある日，Aさんが受け持ち患者Bさんの病室にいくと，Bさんがさびしそうにぽつりと，「この足さえ，もっと動けばなあ」と言った。それまでAさんは，Bさんは明るく前向きな人だと思っていたので，とても驚いた。そして，もっとBさんの話を聞きたい，Bさんの気持ちを知りたいと思った。Aさんは「少しお話を聞かせてもらってもいいですか」と言い，ベッドサイドに座った。

　実習が始まったころのAさんは，自分はBさんに受け入れてもらえるだろうか，自分はうまく話せるだろうか……と，「自分」に意識が集中している。Bさんに対する関心ももちろんあるが，Bさんのためになにをしたらよいのかというよりも，Bさんが自分を受け入れてくれるか，実習がうまくいくかが関心の中心となっている。

　しかし，Bさんが「この足さえ，もっと動けばなあ」と言った場面では，Bさんのことが心配になり，Bさんになにがおきているのだろう，もっとBさんのことが知りたいという気持ちがわき，行動している。このように学生Aさんの関心が患者Bさんに向かっていること，Bさんを気づかう気持ちやそれによって生まれる行為がケア・ケアリングである。

2 責任

1 ４つの基本的な責任と説明責任

　私たちが社会のなかで，互いに個性を尊重し合って生きていくには，1人ひとりがそれぞれの役割や義務を果たすことが求められる。看護師という職業に対しても，社会のなかで期待される役割がある。看護師という職業にお

いて遂行すべき任務や義務は，看護師の**責任** responsibility と言いあらわすこともできる。

　看護師は，一貫して**4つの基本的な責任**を意識してきた。それは，**健康の増進，疾病の予防，健康の回復，苦痛の緩和と尊厳ある死の推奨**である（● 121 ページ）。これら4つの責任について，さまざまな状況や自身の能力を鑑みて，「自分自身にできること，できないこと」を判断することも責任を果たすうえで重要なことである。自分の能力をこえる場合には，ほかの看護師や指導者に支援や指導を求めたり，自分にできる役割に変更してもらったりすることが重要である。もし知識や技術が不十分なままケアを実施したら，アクシデントやインシデントが生じ，患者を危険にさらすことになるかもしれない。自分だけでなんとかしようとすることだけが責任を果たすことではない。

　そして，自身が行う看護について，説明することも看護師の責任に含まれる。その説明には2種類ある。1つは，これから行う看護について，実施する目的や理由，期待される結果について，看護の受け手に説明することである。もう1つは，うまくいった場合もそうではない場合も含め，実施した看護の結果について顧みて説明することである。この2つは，自身が行う（もしくは行った）看護について結果を引き受けることであり，これを**説明責任** accountability という。

◆ 事例から考える責任

　具体的に，看護学生Cさんの実習体験から考えてみよう。

> **事例**
>
> 　看護学生Cさんは2人部屋に入院する患者Dさんを受け持っている。ある日，Cさんは同室に入院しているEさんからコップに水をくんでほしいと頼まれた。Cさんは，いつも声をかけてくれるEさんの役にたちたいと思い，コップに水をくんでEさんに手渡した。Eさんがおいしそうに水を飲んでいると，Eさんの担当看護師がやってきて，驚いた様子で「水分制限があるので，食事時間以外に飲むときには看護師に声をかけてください」とEさんに話した。Cさんは，Eさんのことをなにも知らないままEさんに水を渡していたことに気づいた。

　看護学生Cさんの行為を，責任という観点から考えてみよう。Cさんは，Eさんとは顔見知りであったが，Eさんの病状や水分制限などについては知らなかった。Eさんから水をくんでほしいと頼まれ，Cさんは水をくむことくらいなら自分でできると考え，対応した。Cさんの対応は，人として親切に対応するという点では間違ってはいない。

　しかし，看護学生としての，入院中のEさんへの対応という点からはどうだろうか。受け持ち患者ではないEさんにどのように対応することが，看護学生としての責任をふまえた行為といえるだろうか。

　Cさんは，Eさんの病状や治療について理解しないままEさんの要望に

こたえて水をくんでいる。本例では，Eさんの担当看護師が早く気づいたことでEさんが大量に飲水するにはいたらなかった。もし，担当看護師が気づくことなくEさんが制限以上の水を飲むことになっていたら，Eさんの病状にも影響が生じる可能性があった。また，学生Cさんが手渡したものが薬剤だった場合，重大なインシデントにつながっていたおそれがある。

この場合，「自分（Cさん）はEさんのことを理解できていないため，Eさんに不利益が生じた場合に責任をもつことができない」と判断をして，周囲に相談することが看護師としての責任を果たすことであったと考えられる。つまり，Eさんから「水をくんでほしい」という要望を聞いたときに，病棟の看護師や実習指導者に確認し，どうしたらよいか相談すべきであった。

2 法的責任と倫理的責任

看護師として求められる責任には，法律によって定められている**法的責任**と，法律には定められていないが専門職団体が規範や規則として定められている**倫理的責任**の2つの側面がある。

看護師の法的責任（看護師が担う業務とその範囲）は，わが国では「保健師助産師看護師法」によって定められている。法律によって看護師の業務と範囲が定められているということは，看護師が定められた内容や範囲をこえたことを行うと，処罰を受けるということである（◯ 133ページ）。

一方，倫理的責任は，法的な強制力をもつものではない。看護師が社会から期待される役割や，専門職としてみずからもつべき価値観や行為の基準，役割に照らして果たそうとする義務である。わが国では日本看護協会が定める「看護職の倫理綱領」，世界では「ICN看護師の倫理綱領」が倫理的責任を示した指針として，社会および看護師に向けて発表されている。倫理的責任を果たさなかった場合，処罰を受けることはないが，看護師や医療者といった同僚からの批判や社会からの批判にこたえることが求められる。

◆ 事例から考える法的責任・倫理的責任

具体的な看護場面から法的責任と倫理的責任について考えてみよう。

> **事例**
>
> 看護師Fさんが患者Gさんの検温にいくと，Gさんは痛みによってどれだけ苦しんできたかを話し出した。Fさんは，申し送りでGさんの痛みについて聞いていたため，痛みがまだ続いているのかなと思い，痛みどめを内服するようにすすめた。同時に，Fさんは次の患者の検査の準備が気になり，Gさんの話に集中できなかった。するとGさんは「忙しそうだね。あとで薬を飲みます」と申しわけなさそうに言った。

看護師Fさんの対応を法的側面から考えてみよう。「保健師助産師看護師法」が定める業務としての療養上の世話には，病状の観察をしながら行う食事や排泄，更衣，清潔の保持，移動，活動と休息，環境整備などの日常生活に対する援助が含まれる。また，診療の補助は，具体的には注射などによる

薬剤の投与, 採血, 創部の処置などをいう。

　Ｆさんが G さんの痛みについて話を聞き, 痛みどめの内服をすすめたという看護は, 業務の範囲をこえたものではなく, 法的に問題はないといえる。一方で, G さんは, Ｆさんの対応に満足しておらず, Ｆさんは忙しそうで, 自分の話を聞いてもらえなかったと受けとめている。日本看護協会の「看護職の倫理綱領」では「本文 4　看護職は, 人々の権利を尊重し, 人々が自らの意向や価値観にそった選択ができるよう支援する」とされている[1]。このようなＦさんの対応は, 1 人ひとりの患者に敬意のこもった看護, 患者の意向をふまえた看護を実践するという点では, 十分ではなく, 倫理的な責任が十分に果たせていないと判断できる。

3 アドボカシー

　アドボカシー❶ advocacy は, **権利擁護**, **利益擁護**, **代弁**などの日本語に訳されてきた。患者の尊厳や権利をまもるためには, 具体的にどのような看護師の行為が患者の尊厳をまもり, 一方で侵害するのかを自覚しておくことが重要である。

　私たちは病気やけがなどによって健康状態がそこなわれると, ひとりで身のまわりの行動が行えなくなるなど, 他者に依存した日常生活を余儀なくされることがある。ひとりでトイレに行けない場合を例に考えてみよう。まず, 自分で自分のことができないこと自体が自尊心の低下につながると考えられる。くわえて, 他者に排泄場面を見られることに恥ずかしさや申しわけなさなどをいだき, 人間としての尊厳が侵されるといった状況も予想される。

　人が他者から敬意をはらわれ, 大切にされている感覚をもてるようにかかわることが, 看護師が行う尊厳・権利をまもる支援である。看護師が食事, 排泄, 睡眠など, 人があたり前に行っている生活行動を支援し, 日常性を保持することも, 尊厳・権利をまもるアドボカシーの支援につながる。

◆ 事例から考えるアドボカシーの支援

　具体的な場面をあげてみよう。

> **事例**
> 　看護師 H さんは, 仙骨部に褥瘡（じょくそう）のある患者 I さんの処置の介助についた。医師が創部を消毒すると, I さんはからだをこわばらせてベッド柵をつかみ, ぎゅっと目を閉じた。医師は創部の消毒に集中し, I さんの様子には気づいていない。H さんは, 「I さん, いま, 痛いですね」と声に出した。すると, 医師は消毒の手をとめ, 「よくがまんされました。もう少しで終わります」と言った。I さんは, ベッド柵から手を離し, 深呼吸した。

NOTE

❶　アドボカシー
　看護におけるアドボカシーという言葉には,「保護する, 支える, 伝える, エンパワーメントする, 仲裁する, 調整する」という 6 つの意味が含まれる[2]。

1 ）　日本看護協会：看護職の倫理綱領, 公益社団法人日本看護協会. 2021（https://www.nurse.or.jp/nursing/rinri/rinri_yoko/index.html）（参照 2023-6-1）
2 ）　戸田由美子：看護における「アドボカシー」の概念分析. 高知大学看護学会誌 3(1)：23-36, 2009.

　看護師 H さんの「I さん，いま，痛いですね」という言葉は，身をかたくし声を出すこともできない I さんの苦痛を代弁した行為ととらえることができる。H さんのひとことによって，医師は I さんにねぎらいの言葉をかけた。それによって，I さんは痛みのなかにあっても，打ちのめされずにとどまれたのである。このような具体的な行動が患者の尊厳をまもるアドボカシーの支援のひとつである。

4　協力・連携・協働

　医療技術が進歩し，少子高齢化が進む社会において，看護師の活躍の場はますます広がりつつある。たとえば，「人々の誕生から死にいたるまで」「急性的な病気やけがの治療から慢性症状をもつ患者の生活支援，予防的な健康づくりにいたるまで」など，さまざまな発達段階・健康レベルの患者に対応することが求められている。また，生活・療養の場も多岐にわたっている。

　しかし，看護師だけで人々の健康をまもろうとしても，その実現はむずかしい。医療や福祉の専門職，ボランティア，家族などが，それぞれの専門性や力を発揮し，協力しながら患者を中心にケアを提供していくことが求められるからである。1988 年より世界保健機関（WHO）は，複数の専門職者がそれぞれの技術と知識を提供し合い，相互に作用しつつ，共通の目標の達成を患者・利用者とともに目ざす活動を推進した。この活動は**インター－プロフェッショナル・ワーク** interprofessional work（IPW）とよばれる[1]。わが国では，チーム医療という言葉のほうがなじみ深いかもしれない。

　チーム医療は「医療に従事する多種多様な医療スタッフが，各々の高い専門性を前提に，目的と情報を共有し，業務を分担しつつも互いに連携・補完し合い，患者の状況に的確に対応した医療を提供すること」[2]であると定義され，今日の医療において，質の高いケアを提供するためには不可欠なものとなっている。

　では，看護師は多職種との協力・連携・協働において，どのような役割を果たすことが求められるのだろうか。看護の専門性をどのように発揮すれば，人々の尊厳をまもり，人々の健康に寄与することにつなげられるだろうか。その答えのひとつとして，「患者・家族の一番身近でニーズを把握し，患者にとっての最善を見いだし生活に考慮したケアを実践すること」「ささいな変化にも気づける多角的なアセスメント能力があること」「チームで患者によい援助ができる情報を共有すること」「チーム内での人間関係づくりを推進すること」などが明らかにされている[3]。

1）前野貴美：専門職連携教育．日本内科学会雑誌 104：2509-2516，2015.
2）厚生労働省：チーム医療の推進について．2010（https://www.mhlw.go.jp/shingi/2010/03/dl/s0319-9a.pdf）（参照 2023-04-28）
3）阿部香織ほか：一人前レベル看護師のチーム医療における看護の専門性の認識．日本看護研究学会雑誌 43（4）：693-704，2020.

◆ **事例から考える連携・協働**

次の場面は，看護師と多職種との連携・協働を示す例である。

> **事例**
>
> 　J病院の救命救急センターに，意識不明の女性が搬送された。救急車には小学生のKちゃんが同乗していた。Kちゃんによると，女性はKちゃんの母親で，母親とは2人暮らしをしていたが，母親が自宅で急に倒れ，Kちゃんが救急車を呼んだとのことであった。J病院の救命救急センターには，重症で社会的な背景が複雑な患者や家族に対応するために，ソーシャルワーカー，臨床心理士が配置されている。Kちゃんの心のケアについては臨床心理士が対応した。また，Kちゃんにはほかに親族がいなかったため，ソーシャルワーカーが小学校に連絡し，母親の療養期間中，Kちゃんが友人宅から通学できるように手続きを行った。救命救急センターや病棟の看護師は，Kちゃんの面会時には母親とふたりきりで過ごすことができるように調整し，2週間後に母親は無事に退院した。

　Kちゃんの小学校や母親の友人に連絡をし，Kちゃんが母親のいない間に安心して学校に行けるように調整したのはソーシャルワーカーである。**ソーシャルワーカー**は，人が生活していくうえで問題や悩みが生じたときにその解消に向けて，さまざまな社会資源を調整する専門家である。本事例では，Kちゃんの一番身近で安心できる環境を整える調整がなされている。また，臨床心理士は心理的な支援を行うことを専門とする職種で，Kちゃんの不安な気持ちを受けとめ，心理的な支援を行っている。看護師がソーシャルワーカー，臨床心理士と協力し合ったことによって，Kちゃんができるだけこれまでに近い生活を維持し，母親が回復するまでの間，安心して暮らせるよう調整できたといえる。

D　看護倫理をふまえた看護実践の特徴

1　行動と思考を同時に行う

　医療現場の最前線で患者や家族のケアにかかわる看護師は，いま，ここで，なにがよい看護なのかを判断し，行動することが求められる。もちろん，判断や行動をいったん保留にして，あとで対応することができる問題もある。しかし，日常的な看護実践においては，相手にはたらきかけながらニーズをつかみ，また患者の反応がもつ意味を考えながら，次にどのようにかかわるべきかを考え，行動している。つまり，看護という行為（行動）を行っている最中にこれでよいのかというふり返りを同時に行い，相手の反応をみながら声のかけ方や方法を変更し，その場に合う最もよいかかわり・看護を提供で

きるように実践しているといえる。

実際の患者とのかかわりの場面から考えてみよう。

> **事例**
>
> 　ナースコールが鳴り，看護師Lさんが病室に行くと患者Mさんが眉間に
> しわを寄せ，ベッドの中でうずくまっていた。Lさんが，「痛いですか」と
> 言いながら，静かにMさんの背中に手をあてると，Mさんの背中から汗や
> 熱感，こわばりが伝わってきた。Mさんは，これまでがまん強く，自分で
> なんでもやろうとする人だった。Mさんは最近がんが進行し，痛みが強く
> なり，痛みどめが増量されたばかりだった。Lさんが「痛みどめを少しだけ
> 追加しましょう」と言うと，Mさんはうなずいた。

　患者Mさんがこれまで自分から痛みを訴えてきたことがないのに，ナー
スコールで痛みを知らせてくるということは，かなり痛みが強いということ
を意味していると考えられる。看護師Lさんはこの場面をどのようにとら
えただろうか。

　看護師Lさんは，Mさんにどのような言葉をかけるべきかと考えると同
時にMさんのからだに触れている。Lさんは，Mさんのからだに触れるこ
とで痛みの強さからからだが緊張していることを感じ，Mさんの不安をと
らえた。そしてLさんは，痛みどめを提案することがMさんにとって最善
であると，その場で判断したのである。

2　日常的葛藤（エブリディ - エシックス）を解決する

　病名・病状の告知をするか否かやどんな治療法を選択するか，患者と家族
の治療や療養に対する意思が異なる場合にどうするかなど，意思決定を求め
られる場面や関係者の間の価値観に大きな相違がみられる場面では，倫理的
な課題が生じていることが明白である。しかし，日々の療養生活で生じる細
かな葛藤は表面化されるものばかりではない。むしろ，看護師が意識しなけ
ればふだんの実践のなかで，ちょっとした違和感やもやもやした感情として
感じられてとどまっていることが多い。

　たとえば，看護師は日々の患者とのかかわり，日常生活行動の援助や診療
の補助の場面のなかで，どのように対応することが患者にとって最善なのか，
これでよいのかと迷うことがある。看護師が実践の中で直面するこのような
葛藤や迷いは，日常のなかに深く入り込み，意識化しにくいという特徴があ
り，コミュニケーションのなかでの違和感やもやもやした感情・雰囲気を感
じることで意識化される。排泄を例にあげると，排泄援助は看護師にとって
日常的にあたり前に行っている行為であるが，患者（援助を受ける人）にとっ
ては，自尊感情や尊厳にかかわる重要な問題となりうる。それゆえに，看護
師の態度や言葉に尊厳をおびやかされ，傷つくこともある。しかし，患者の
おかれた状況や患者個人の考え方などによって，患者の受けとめ方は異なる。

　このような日々の看護実践における倫理的課題は，**エブリデイ - エシック**

ス everyday ethics と呼ばれる。エブリデイ‐エシックスとは，日常的な葛藤，つね日頃生じる倫理的な問いのことをさし，ガイドラインなどの指針にはその対応が示されていないことが多い[1]。

　看護実践のなかで生じる倫理的な課題は，習慣的・定型的な日々のケアのなかに埋没しやすいという特徴をもつ。これらを埋没させないためには，毎日の実践のなかで，患者のちょっとした表情の変化や態度など，自分自身が感じる小さな違和感を見過ごさないこと，「あれっ」と思ったら違和感を無視せずにその場にとどまり，なにがおこっているのか相手にたずねたり，自分自身に問いかけたりすることが大事である。

📝 work 復習と課題

❶ 看護倫理の歴史的変遷について，患者‐看護師関係が重視されるようになった社会的背景と変化についてまとめてみよう。

❷ 看護師の責任を 4 つあげ，うち 1 つの例をあげ責任と責務の違いを述べてみよう。

❸ 看護の責任と看護倫理の必要性について考えよう。

❹ 看護師と患者との関係性についてケアの観点から考えよう。

1）Zizzo, N. et al.：What Is Everyday Ethics? A Review and a Proposal for an Integrative Concept. *The Journal of Clinical Ethics*, 27（2）：117-128, 2016.

第 **7** 章

専門職の倫理

本章の目標	□ 専門職になぜ倫理が求められるのかを考える。
	□ ICN 看護師の倫理綱領, 看護職の倫理綱領の内容を理解する。
	□ 看護専門職としての法的な責任について理解する。

A 看護・看護師にいだく社会のイメージ

　私たちは, ある職業に対して, 少なからず固定的なイメージをもつ。その
イメージは, さまざまなメディアや実体験を通してかたちづくられるもので
あると同時に, 「こうあってほしい」という期待感や要請が含まれたもので
ある。では, 看護や看護師について, 人々はどのようなイメージをもってい
るのだろうか。看護学部に属さない大学生❶を対象とした看護師に対するイ
メージに関する調査結果からみてみよう(▶図7-1)。

NOTE
❶回答者は経済学部の大学
生134名で, 内訳は男子
学 生 が95名(71.4%),
女 子 学 生 が38名
(28.6%)である。

1 看護のイメージ

　「一般的なサービス業と同様な職業と思いますか」という質問に対し,
「そうとは思わない」「全くそう思わない」を合わせると, 73.1%の人が看護
サービスは一般的なサービスとは異なるものととらえていた(▶図7-1-a)。
また, 「専門職であると思いますか」という質問に対しては83.6%が「とて
もそう思う」「そう思う」と回答しており, 看護師は専門性が高い仕事だと
イメージされていることがわかる(▶図7-1-b)。
　「患者に対する奉仕の精神にあふれた職業だと思いますか」という質問に
対しては, 「とてもそう思う」「そう思う」と回答した人が73.8%であり(▶図
7-1-c), かなり多くの人が看護師を奉仕の精神にあふれた職業であるとみて
いることがわかる。また, 「責任感が重い職業だと思いますか」という質問
には94.8%もの人が「とてもそう思う」「そう思う」と回答した(▶図7-1-d)。
同様に「忍耐力が必要とされる職業だと思いますか」という質問には「とて
もそう思う」「そう思う」の回答があわせて97.1%にも上った(▶図7-1-e)。
　「人間を相手にする難しい職業であると思いますか」という質問に対して
は, 「とてもそう思う」「そう思う」という回答が88.1%であった(▶図7-1-f)。
　これらの結果から, 看護学生ではない大学生からみた看護師は, 一般的な
サービス業とは異なる専門性の高い仕事であり, 奉仕の精神にあふれ忍耐力
が必要で責任感の重い職業, 人間を相手にするむずかしい職業であると受け
とめられていることがわかる。

2 看護師への期待

　次に, 人々が看護師の仕事としてなにを期待しているのか, 人々が求める
望ましい看護師像とはどのようなものなのかをみていこう。
　「病人の精神的安定を図るための会話もする職業だと思いますか」という
質問に対しては「とてもそう思う」「そう思う」という回答が89.5%を占め

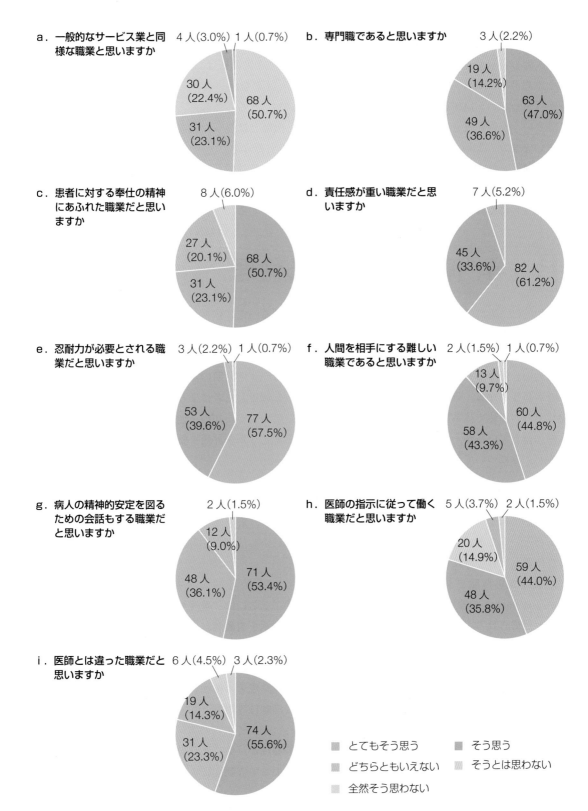

● 図 7-1　看護師に対するイメージ
（清水真ほか：看護師に対するイメージ──経営学部学生を対象に．富山商船高等専門学校研究集録(42)：81-102, 2009 をもとに作成）

た。看護師が患者の精神的安定をはかるために会話をすることが重要な役割
であるととらえられていた（●図7-1-g）。

「医師の指示に従って働く職業だと思いますか」という質問には，「とて
もそう思う」3.7％，「そう思う」35.8％，「どちらとも言えない」44％，「そ
うとは思わない」14.9％，「全然そう思わない」1.5％で，「どちらとも言えな
い」という回答が最も多かった（●図7-1-h）。また，「医師とは違った職業だ
と思いますか」という質問に対しては69.9％が「とてもそう思う」「そう思
う」と回答した（●図7-1-i）。これらから，看護師は病人の精神的な側面にも
心を配り，医師とは異なる役割を果たすことを期待され，必ずしも医師の指
示に従って働く職業ではないととらえられていることがわかる。

B 専門職に求められる倫理

　一般的に，専門職とは，ある特定の分野・領域における一定の体系化され
た知識をもち，それらに基づいて社会や人々にサービスを提供する職業をい
う。古くから存在する専門職の例としては，医師や弁護士があげられる。お
のおのの分野で体系化された知識や技術を獲得するには，一定期間の訓練や
教育が必要となる。その訓練や教育は，すでにそれらを修得した者により組
織化された団体で体系的に実行される。教育を受けた者が必要な知識・能力
水準に達しているか，その水準を維持しつづけているかどうかを評価・証明
するしくみについても，団体内部で確立されている。

1 専門職としての地位の確立

　看護とは特定の専門的な知識や技術が必要な仕事であり，看護師は専門職
であるということは，現在では広く認識されている。しかし，かつて看護師
は専門職とはみなされてはいなかった（● 102ページ）。

　看護師が専門職であるという根拠を求める問いは，1902年の American
Journal of Nursing の論文にさかのぼることができる[1, 2]。そこには，看護が専
門職と認められるために，看護の専門性とその教育・継承を看護師自身が行
うこと，看護の専門性を保証し，制度化する看護独自の組織・団体を確立す
ること，看護の専門的知識を蓄積するための看護雑誌や書籍の発行を行う必
要があることが述べられている。その後，医療の高度化，患者の権利意識の
高まり，質の高い看護ケアへの要請などを背景に，看護師は専門職としての
地位を確立していった（● 103ページ）。

　わが国では，明治時代に始まった看護教育・看護師養成が，第二次世界大
戦後に GHQ の指導のもとで大きく改革され，国家による免許制度によって

1) Worcester, A. : Is Nursing Really a Profession ? *American Journal of Nursing* 2(11): 908-917, 1902.
2) ウースター A. 著，吉田みつ子・小川典子訳：1902年の American Journal of Nursing から——看護は本当に専門職か？——
　　1902年6月2日ボストンのロングアイランド病院看護婦訓練学校卒業式における講演より. Quality Nursing 1(12): 32-42,
　　1995.

知識や技術の保証システムが確立した。戦後 50 年を目前に控えた 1992（平成 4）年に「看護師等の人材確保の促進に関する法律」が制定され，医療の高度化，国民の健康をまもる質の高い看護教育の必要性の明確化，教育の大学化がはかられた。大学教育では，看護師みずからの手による教育が行われ，さらに，認定看護師や専門看護師といった専門分化した高度な実践分野の教育・認定制度もつくられ，能力の認定評価，保証が行われている❶。

2　専門職が倫理綱領をもつことの意味

専門職団体は，専門の職能をもつ者たちの集団として，社会・人々に対する責任を明示したり行動規範としての倫理綱領をもったりすることが社会から求められている。専門職の倫理的な要件を示した**倫理綱領**は，特定の専門職が社会に果たす独自の機能とはなにか，どのようなことをなんのために行うのかというよりどころである。社会における専門職の存在証明，土台と言いかえることもできるだろう。

受精から死にいたるまでの私たちの命・生活において，医療技術の発展や治療薬の開発は，単純に善をもたらすとは限らない。たとえば，つぎつぎに開発されるがんに対する高額な新薬は，公的な医療保険制度のもとで費用対効果を考慮した公正な配分がなされるべきであるという議論もわきおこっている。持続可能な社会のため医療はどうあるべきか，そのなかで看護師として 1 人ひとりの患者にどう向き合うかが問われている。

また，専門職は社会のなかで独占的な役割を担うことから閉鎖した集団になりやすいという傾向があり，特権的立場にたちやすいという危険性をはらんでいる。専門職として看護師は，専門的知識や技術，提供するサービスが，社会・時代のなかで人々にもたらす意味や価値をつねに考えて，行動することが求められる。専門的知識や技術をどのように，なんのために用いるのかについて，つねに倫理的なよりどころ（倫理綱領）に立ち戻り，吟味することが必要なのである。

NOTE
❶看護系大学（日本看護学系大学協議会会員校）は，2023 年 6 月時点で 299 校あり，そのうち修士課程を有する大学が 207 校，博士課程を有する大学が 112 校ある[1]。看護系大学が増加していくなかで，2018 年には看護師みずからが看護学教育を充実・発展させるために，教育プログラムのピアレビューを行うための機構が発足した[2]。

C　専門職の倫理綱領

1　看護師の倫理綱領の歩み

1　国際看護師協会（ICN）の倫理綱領

国際看護師協会 International Council of Nurse（ICN）は世界の 130 以上の国が加盟する国際的な看護専門職の団体である。現在の「ICN 看護師の倫理綱

1）日本看護系大学協議会：2023 年度 JANPU 会員校数と設置主体別内訳．（https://www.janpu.or.jp/file/member_soukatsu.pdf）（参照 2023-07-19）
2）日本看護学教育評価機構：JABNE について．（https://jabne.or.jp/outline/jabne.php）（参照 2023-07-19）

領」の基盤となっているのが，1950 年に**アメリカ看護師協会** The American Nurses Association（ANA）が策定した「看護師の規律」である。その後，1953 年に ICN が，看護師の倫理に関する国際的な綱領を採択した。当初は「看護師の倫理国際規律」という名称であったが，1973 年に「国際看護師倫理綱領」，2000 年に「ICN 看護師の倫理綱領」へと変更された。「ICN 看護師の倫理綱領」は，現在までに何回かの改訂を経て，2021 年改訂版が最新である。たび重なる改訂を経て，倫理綱領に示される看護の役割は拡大されてきた。「個人や特定の集団のみならず地域社会といった広い範囲を視野に入れた中で発揮すること」「病気からの回復のみならず誕生から死まで，そして疾病の予防や健康の増進といったあらゆる健康状態にある対象を支援すること」といった役割が看護師には求められている。また，看護は，人々の健康をまもるための実践として，自然環境や地域社会の安全，保健医療福祉のシステムをつくり，マネジメントする役割，専門職組織における活動，社会の人々との協働といった幅広い視野をもって行われるべきであることがうたわれるようになった。

２ 日本看護協会の倫理綱領

　わが国では，1988（昭和 63）年に日本看護協会がはじめて「看護師の倫理規定」を策定した。これは，当時 ICN によって策定されていた「国際看護師倫理綱領」をモデルとしながらつくられた。その後，日本看護協会では ICN の倫理綱領の改訂と連動しながら，2003（平成 15）年に「看護者の倫理綱領」，2021（令和 3）年に「看護職の倫理綱領」として改訂した。その前文には，「看護職の倫理綱領」はあらゆる場で実践を行う看護職を対象とした「行動指針」であること，「自己の実践を振り返る際の基盤」となるものであると述べられている。また，「看護の実践について専門職として引き受ける責任の範囲を，社会に対して明示するもの」であると説明されている。

2　ICN 看護師の倫理綱領（2021 年版）

　「ICN 看護師の倫理綱領（2021 年版）」[1, 2]は前文と 4 つの基本領域からなり，看護師の倫理的な行為の基準が示されている。

１ 前文

1 前文

　19 世紀半ばに体系化された看護が発祥して以来，看護ケアは公平で包括的な伝統と実践，および多様性の尊重に深く根ざしているという認識のもと，

---

1 ）THE ICN CODE OF ETHICS FOR NURSES REVISED 2021, Copyrightc2021 by ICNInternationalCouncil of Nurses, 3, place Jean Marteau, 1201 Geneva, Switzerland, ISBN：978-92-95099-94-4.（https://www.nurse.or.jp/nursing/system/files/2021-10/ICN_Code-of-Ethics_EN_Web_0.pdf）（参照 2023-12-5）

2 ）国際看護師協会著，2022 年 1 月公益社団法人日本看護協会訳：ICN 看護師の倫理綱領（2021 年版）．2021（https://www.nurse.or.jp/nursing/assets/pdf/icn_document_ethics/icncodejapanese.pdf）（参照 2023-12-5）より一部抜粋

看護師は一貫して次の4つの基本的な看護の責任を意識してきた。すなわち，健康の増進，疾病の予防，健康の回復，苦痛の緩和と尊厳ある死の推奨である。看護のニーズは普遍的である。

　看護には，文化的権利，生存と選択の権利，尊厳を保つ権利，そして敬意のこもった対応を受ける権利などの人権を尊重することが，その本質として備わっている。看護ケアは，年齢，皮膚の色，文化，民族，障害や疾病，ジェンダー，性的指向，国籍，政治，言語，人種，宗教的・精神的信条，法的・経済的・社会的地位を尊重するものであり，これらを理由に制約されるものではない。

　看護師は，個人，家族，地域社会および集団の健康を，地域・国・世界の各レベルで向上させているその貢献に対し，評価され，敬意を持たれる存在である。看護師は，自身が提供するサービスと他の保健医療専門職や関連するグループが提供するサービスとの調整を図る。看護師は，敬意，正義，共感，応答性，ケアリング，思いやり，信頼性，品位といった看護専門職の価値観を体現する。

（訳注：この文書中の「看護師」とは，原文では nurses であり，訳文では表記の煩雑さを避けるために「看護師」という訳語を当てるが，免許を有する看護職すべてを指す。）

　前文のなかで重要なポイントは，看護がどのようなことがらに対して責任を果たそうとするのかを表明している点である。「ICN 看護師の倫理綱領（2021年版）」であげられている基本的な看護の責任は，①健康の増進，②疾病の予防，③健康の回復，④苦痛の緩和と尊厳ある死の推奨の4つである。

　これらは，看護があらゆる健康レベルにある人々に対してはたらきかけを行うことが示されている。病気や苦痛のなかにある人々だけを対象とするのではなく，健康に生活する人がより健康になるためにも看護が社会のために貢献することを意味している。

　これら①〜④は，世界中の誰もが，生きていくうえで，いつでもどの時代にも，どのような地域・社会，戦争中であろうとももつニーズであるという意味で「看護のニーズは普遍的である」と表現されている。つまり，看護はつねに人々の人生，暮らしとともにあるのだ。

　看護実践において看護師は，人々が尊厳をもって生きることを手だすけするものであること，いかなる文化や人種，個別固有の状況にあろうとも，区別なく人々にサービスを提供すること，そして個人だけでなく，集団・地域にも目を向け，サービスを提供することを掲げている。

　看護が4つの責任を果たすためには，看護師だけでなしとげることはできない。人々の健康のために，関連するあらゆる職種との調整をはかり，連携・調整しながら，目的を達成することが重要である。

　このように人々や地域社会，世界のあらゆるレベルの健康を向上する責務を果たそうとする看護師は，社会から正当に評価され，敬意をもたれる存在であると述べている。つまり，看護師は社会からの期待を自覚し，敬意にこたえることを表明している。もちろん，看護師自身の基本的な人権がまもら

れ，人々から尊重されなければ十全な看護を提供することはできない。

2　基本領域

　基本領域は，①看護師と患者またはケアやサービスを必要とする人々，②看護師と実践，③専門職としての看護師，④看護師とグローバルヘルス，以上の4つに分けて述べられている。

◆　看護師と患者またはケアやサービスを必要とする人々

1　看護師と患者またはケアやサービスを必要とする人々[1]

1.1　看護師の専門職としての第一義的な責任は，個人，家族，地域社会，集団のいずれかを問わず，看護ケアやサービスを現在または将来必要とする人々（以下，「患者」または「ケアを必要とする人々」という）に対して存在する。

1.2　看護師は，個人，家族，地域社会の人権，価値観，習慣および宗教的・精神的信条がすべての人から認められ尊重される環境の実現を促す。看護師の権利は人権に含まれ，尊重され，保護されなければならない。

1.3　看護師は，個人や家族がケアや治療に同意する上で，理解可能かつ正確で十分な情報を，最適な時期に，患者の文化的・言語的・認知的・身体的ニーズや精神的状態に適した方法で確実に得られるよう努める。

1.4　看護師は，個人情報を守秘し，個人情報の合法的な収集や利用，アクセス，伝達，保存，開示において，患者のプライバシー，秘密性および利益を尊重する。

1.5　看護師は，同僚およびケアを必要とする人々のプライバシーと秘密性を尊重し，直接のコミュニケーションにおいても，ソーシャルメディアを含むあらゆる媒体においても，看護専門職の品位を守る。

1.6　看護師は，あらゆる人々の健康上のニーズおよび社会的ニーズを満たすための行動を起こし，支援する責任を，社会と分かち合う。

1.7　看護師は，資源配分，保健医療および社会的・経済的サービスへのアクセスにおいて，公平性と社会正義を擁護する。

1.8　看護師は，敬意，正義，応答性，ケアリング，思いやり，共感，信頼性，品位といった専門職としての価値観を自ら体現する。看護師は，患者，同僚，家族を含むすべての人々の尊厳と普遍的権利を支持し尊重する。

1.9　看護師は，保健医療の実践・サービス・場における人々と安全なケアに対する脅威を認識・対処し，安全な医療の文化を推進する。

1.10　看護師は，プライマリ・ヘルスケアと生涯にわたる健康増進の価値観と原則を認識・活用し，エビデンスを用いた，パーソン・センタード・ケアを提供する。

1.11　看護師は，テクノロジーと科学の進歩の利用が人々の安全や尊厳，権利を脅かすことがないようにする。介護ロボットやドローンなどの人工知能や機器に関しても，看護師はパーソン・センタード・ケアを維持し，そのような機器は人間関係を支援するもので，それに取って代わることがないように努める。

1)「患者」と「看護ケアまたはサービスを必要とする人々」という2つの表現は，同じ意味で使用される。いずれの表現も，看護ケアやサービスを必要

とする患者，家族，地域社会，集団を意味している。看護実践の場は，病院，在宅・地域ケア，プライマリケア，公衆衛生，ポピュレーションヘルス，長期療養ケア，矯正ケア，学術機関，政府と多岐にわたり，それぞれの部門に限定されない。

　「看護師と患者またはケアやサービスを必要とする人々」は，11項目からなる。この基本領域における1つめのポイントは，看護の対象は，個人だけでなく，家族，地域社会，集団のすべてが含まれるということだ。そして，その看護の対象には，いま，看護ケアやサービスを必要とする人々だけでなく，潜在的なニーズをもつ人々，いずれ看護を必要とする人々も含まれる（1.1）。

　2つめのポイントは，看護を必要とする人々がそれぞれの価値観を尊重され，尊厳をまもられる環境を整え，ニーズを満たされるように行動すること（1.2～1.9），看護師自身の人権もまもられ，互いに尊重されることが重要であるということである（1.2，1.8）。

　3つめのポイントは，いつ，どのような科学技術の発展のなかにあっても，看護師は患者の1人ひとりを独自性をもつ人として尊重し，その人の立場にたって考え，その人を中心に関係する人々が協働して看護を実践する必要があるということである（1.9～1.11）。

　患者は，治療や療養を必要とする人である。看護学生であっても，看護を提供し，責任を担うことが求められる。受け持ち患者は，あなたの実習のために入院しているわけではない。受け持ち患者に対して，敬意をはらい，関心を寄せ，信頼関係を築こうとしているか，受け持ち患者の健康上のニーズ，社会的なニーズをとらえ，支援するために行動をおこしているか，立ちどまって考えてみよう。患者の個人情報がまもられ安心できる環境のなかで患者はケアを受けられているか，看護師はあらゆる場面で考え，行動することが求められる。あなたは医療チームの一員である。受け持ち患者が適切な看護を受けられるように，指導者，医療チームとともにケアを提供することが重要である。

◆ 看護師と実践

2　看護師と実践

2.1　看護師は，自身の倫理的な看護実践に関して，また，継続的な専門職開発と生涯学習によるコンピテンスの維持に関して，それらを行う責任とその説明責任を有する。

2.2　看護師は実践への適性を維持し，質の高い安全なケアを提供する能力が損なわれないように努める。

2.3　看護師は，自身のコンピテンスの範囲内，かつ規制または権限付与された業務範囲内で実践し，責任を引き受ける場合や，他へ委譲する場合は，専門職としての判断を行う。

2.4　看護師は自身の尊厳，ウェルビーイングおよび健康に価値を置く。これ

を達成するためには，専門職としての認知や教育，リフレクション，支援制度，十分な資源配置，健全な管理体制，労働安全衛生を特徴とする働きやすい実践環境が必要とされる。

2.5　看護師はいかなるときも，個人としての行動規準を高く維持する。看護専門職の信望を高め，そのイメージと社会の信頼を向上させる。その専門的な役割において，看護師は個人的な関係の境界を認識し，それを維持する。

2.6　看護師は，自らの知識と専門性を共有し，フィードバックを提供し，看護学生や新人看護師，同僚，その他の保健医療提供者の専門職開発のためのメンタリングや支援を行う。

2.7　看護師は，患者の権利を擁護し，倫理的行動と開かれた対話の促進につながる実践文化を守る。

2.8　看護師は，特定の手続きまたは看護・保健医療関連の研究への参加について良心的拒否を行使できるが，人々が個々のニーズに適したケアを受けられるよう，敬意あるタイムリーな行動を促進しなければならない。

2.9　看護師は，人々が自身の個人，健康，および遺伝情報へのアクセスに同意または撤回する権利を保護する。また，遺伝情報とヒトゲノム技術の利用，プライバシーおよび秘密性を保護する。

2.10　看護師は，協働者や他者，政策，実践，またはテクノロジーの乱用によって，個人，家族，地域社会，集団の健康が危険にさらされている場合は，これらを保護するために適切な行動をとる。

2.11　看護師は，患者安全の推進に積極的に関与する。看護師は，医療事故やインシデント／ヒヤリハットが発生した場合には倫理的行動を推進し，患者の安全が脅かされる場合には声を上げ，透明性の確保を擁護し，医療事故の可能性の低減のために他者と協力する。

2.12　看護師は，倫理的なケアの基準を支持・推進するため，データの完全性に対して説明責任を負う。

　「看護師と実践」では，12項目にわたって，看護師が実践において，その役割を果たすために，どのように取り組むべきかについて述べられている。

　第1のポイントは，看護師が質の高いケアを提供するためには継続的に専門的知識や技術を学び，能力を維持，開発していく必要があること，自身の能力を自覚して責任がもてる範囲で看護を行う必要があることである（2.1～2.3）。そして，自分自身だけでなく，同僚らと知識や専門性を共有し高め合ったり，新人看護師や看護学生，ほかの保健医療提供者の支援を行ったりすることによって，よりよい実践を行うことが求められている(2.6)。

　第2のポイントは，看護師が倫理的に適切な実践を行うためには，看護師自身の価値観や信念も尊重され，大切にされる環境が重要であるという点である(2.4，2.8)。看護師が倫理的な実践を行うことができるのは，安全な実践環境があってこそなのである。看護師自身が心身ともに自身を大切にし，安心して発言することができる環境がつくられることによって，看護師は疑問や問題に対して声を上げ，患者の尊厳をまもるために行動をおこすことができる(2.10～2.11)。

　あなたが看護の知識や技術を学び，能力を高めるために努力することは，

患者のケアの質を保証するためには必須である。実習指導者から質問された
ときに，答えられないと困るから，予習が必要なのではない。また，あなた
自身が健康でなければ，感染源になるかもしれないし，寝不足な状態でケア
にのぞんだら注意力散漫となってしまうかもしれない。自身の学習環境にも
目を向けてみよう。指導者はあなたを尊重し，支援してくれるだろうか。真
摯に学び，自分自身を大切にできる環境づくりに，あなた自身がかかわって
いくことが重要である。

◆ 専門職としての看護師

3　専門職としての看護師

3.1 看護師は，臨床看護実践，看護管理，看護研究および看護教育に関する
　　エビデンスを用いた望ましい基準を設定し実施することにおいて，重要な
　　リーダーシップの役割を果たす。

3.2 看護師と看護学研究者は，エビデンスを用いた実践の裏付けとなる，研
　　究に基づく最新の専門知識の拡大に努める。

3.3 看護師は，専門職の価値観の中核を発展させ維持することに，積極的に
　　取り組む。

3.4 看護師は，職能団体を通じ，臨床ケア，教育，研究，マネジメント，お
　　よびリーダーシップを包含した実践の場において，働きやすい発展的な実
　　践環境の創出に参画する。これには，看護師にとって安全かつ社会的・経
　　済的に公平な労働看条件のもとで，看護師が最適な業務範囲において実践
　　を行ない，安全で効果的でタイムリーなケアを提供する能力を促進する環
　　境が含まれる。

3.5 看護師は，働きやすい倫理的な組織環境に貢献し，非倫理的な実践や状
　　況に対して異議を唱える。看護師は，同僚の看護職や他の(保健医療)分野，
　　関連するコミュニティと協力し，患者ケア，看護および健康に関わる，
　　査読を受けた倫理的責任のある研究と実践の開発について，その創出，実
　　施および普及を行う。

3.6 看護師は，個人，家族および地域社会のアウトカムを向上させる研究の
　　創出，普及および活用に携わる。

3.7 看護師は，緊急事態や災害，紛争，エピデミック，パンデミック，社会
　　危機，資源の枯渇に備え，対応する。ケアやサービスを受ける人々の安全
　　は，個々の看護師と保健医療制度や組織のリーダーが共有する責任である。
　　これには，リスク評価と，リスク軽減のための計画の策定，実施および資
　　源確保が含まれる。

　「専門職としての看護師」は 7 項目からなる。看護師が専門職として看護
の学術団体および職能団体を通じ，社会に向けてどのように活動し，看護職
の価値観を形成し，実現していくかが述べられている。

　専門職は，その分野の体系的な知識の習得のみならず，つねにみずから新
しい知識や技術を学ぶこと，そして生涯学びつづけることが求められる。看
護学生として，専門職を目ざすプロセスにおいても，受け身の姿勢で学習す
るのではなく，また看護に関する学習にとどまらず，関心を広げ，探求する
姿勢をもつことが大切である。小さな疑問や発見を大切にしながら，工夫し，

挑戦していく姿勢を大切にしていきたい。また，職能団体や学術団体の活動へ参加することは，みずからの看護に対する専門性を高めることができる。このほか，社会的な活動にも関心をもち，参加することなども，看護の専門性を追究することへとつながっていく。

◆ 看護師とグローバルヘルス

4 看護師とグローバルヘルス

4.1 看護師は，すべての人の保健医療へのユニバーサルアクセスの権利を人権として尊重し支持する。

4.2 看護師は，すべての人間の尊厳，自由および価値を支持し，人身売買や児童労働をはじめとするあらゆる形の搾取に反対する。

4.3 看護師は，健全な保健医療政策の立案を主導または貢献する。

4.4 看護師は，ポピュレーションヘルスに貢献し，国際連合(UN)の持続可能な開発目標(SDGs)の達成に取り組む。(UN n.d.)

4.5 看護師は，健康の社会的決定要因の重要性を認識する。看護師は，社会的決定要因に対応する政策や事業に貢献し，擁護する。

4.6 看護師は，自然環境の保全，維持および保護のために協力・実践し，気候変動を例とする環境の悪化が健康に及ぼす影響を認識する。看護師は，健康とウェルビーイングを増進するため，環境に有害な実践を削減するイニシアチブを擁護する。

4.7 看護師は，人権，公平性および公正性における，その責任の遂行と，公共の利益と地球環境の健全化の推進とにより，他の保健医療・ソーシャルケアの専門職や一般市民と協力して正義の原則を守る。

4.8 看護師は，グローバルヘルスを整備・維持し，そのための政策と原則を実現するために，国を越えて協力する。

　「看護師とグローバルヘルス」は8項目からなる。前文では，看護は看護の対象となる人々の年齢，皮膚の色，文化，民族，障害や疾病，ジェンダー，性的指向，国籍，政治，言語，人種，宗教的・精神的信条，法的・経済的・社会的地位を尊重し，それらを理由に看護ケアが制約されるものではないと述べられている。どのような状況にある人に対しても，看護に限界をつくってはならず，あらゆる人々に対して看護は人間の普遍的なニーズである4つの基本的な責任(健康の増進，疾病の予防，健康の回復，苦痛の緩和と尊厳ある死の推奨)を果たすのである。看護がこたえようとする人々のニーズには，社会経済，政治，災害，自然環境などさまざまな要因が密接に関連している。看護師が日々の業務で直面する課題に対する看護実践は，人々が安全で安心な生活を送ることができるようにかかわるためのものであり，その範囲は多岐にわたる。それゆえに，つねにグローバルな視点から人々の健康をとらえ，はたらきかけることが重要である。

　たとえば，2020年に発生した新型コロナウイルス感染症による世界的なパンデミックを例にとっても，人々の健康問題は医療の領域にとどまるものではなかった。長引く経済的な打撃が，人々の暮らし，健康問題につながっていることは明白である。看護師は，人々の健康に影響をもたらす地球規模

で生じている問題・課題にも関心を寄せることが求められる。

3 看護職の倫理綱領

　「ICN 看護師の倫理綱領」をもとに策定された日本看護協会の「看護職の倫理綱領」[1]は，前文と 16 の本文からなる。

　2021 年に公表された倫理綱領では，タイトルを「看護者の倫理綱領」から「看護職の倫理綱領」と改めた。これまで使用していた「看護者」という言葉は免許の有無を問わず看護する人を広く指すため，保健師・助産師・看護師・准看護師のいずれか，もしくは複数の資格を持つ者を「看護職」とし，看護を職務とする者に向けた倫理綱領であることを明確にした。前文では，看護職が免許をもった専門職として「人々の生涯にわたる健康な生活の実現に貢献することが社会的な使命である」と明言している。

　そして，重要なポイントは，看護職は免許によって看護を実践する権限を与えられていることに自覚と誇りをもつことの重要性を述べている点である。看護職は，人々の健康を支援するために，相手の身体にふれたり，必要に応じて侵襲性の高い行為を行ったりすることがある。ときには通常の生活では知りえないプライバシーにかかわる情報にふれる必要も生じる。人々が安心して看護を受けられるのは，看護職が免許によって，高い技術と知識，倫理観を備えた専門職であることが保証されているからである。看護職はそのことを自覚し，誇りをもって看護実践にのぞむことが重要なのである。

［前文］

　人々は，人間としての尊厳を保持し，健康で幸福であることを願っている。看護は，このような人間の普遍的なニーズに応え，人々の生涯にわたり健康な生活の実現に貢献することを使命としている。

　看護は，あらゆる年代の個人，家族，集団，地域社会を対象としている。さらに，健康の保持増進，疾病の予防，健康の回復，苦痛の緩和を行い，生涯を通して最期まで，その人らしく人生を全うできるようその人のもつ力に働きかけながら支援することを目的としている。

　看護職は，免許によって看護を実践する権限を与えられた者である。看護の実践にあたっては，人々の生きる権利，尊厳を保持される権利，敬意のこもった看護を受ける権利，平等な看護を受ける権利などの人権を尊重することが求められる。同時に，専門職としての誇りと自覚をもって看護を実践する。

　日本看護協会の『看護職の倫理綱領』は，あらゆる場で実践を行う看護職を対象とした行動指針であり，自己の実践を振り返る際の基盤を提供するものである。また，看護の実践について専門職として引き受ける責任の範囲を，社会に対して明示するものである。

1）日本看護協会：看護職の倫理綱領. 2021（https://www.nurse.or.jp/nursing/rinri/rinri_yoko/index.html）（参照 2023-12-5）

［本文］（抜粋）

1. 看護職は，人間の生命，人間としての尊厳及び権利を尊重する。
2. 看護職は，対象となる人々に平等に看護を提供する。
3. 看護職は，対象となる人々との間に信頼関係を築き，その信頼関係に基づいて看護を提供する。
4. 看護職は，人々の権利を尊重し，人々が自らの意向や価値観にそった選択ができるよう支援する。
5. 看護職は，対象となる人々の秘密を保持し，取得した個人情報は適正に取り扱う。
6. 看護職は，対象となる人々に不利益や危害が生じているときは，人々を保護し安全を確保する。
7. 看護職は，自己の責任と能力を的確に把握し，実施した看護について個人としての責任をもつ。
8. 看護職は，常に，個人の責任として継続学習による能力の開発・維持・向上に努める。
9. 看護職は，多職種で協働し，よりよい保健・医療・福祉を実現する。
10. 看護職は，より質の高い看護を行うために，自らの職務に関する行動基準を設定し，それに基づき行動する。
11. 看護職は，研究や実践を通して，専門的知識・技術の創造と開発に努め，看護学の発展に寄与する。
12. 看護職は，より質の高い看護を行うため，看護職自身のウェルビーイングの向上に努める。
13. 看護職は，常に品位を保持し，看護職に対する社会の人々の信頼を高めるよう努める。
14. 看護職は，人々の生命と健康をまもるため，さまざまな問題について，社会正義の考え方をもって社会と責任を共有する。
15. 看護職は，専門職組織に所属し，看護の質を高めるための活動に参画し，よりよい社会づくりに貢献する。
16. 看護職は，様々な災害支援の担い手と協働し，災害によって影響を受けたすべての人々の生命，健康，生活をまもることに最善を尽くす。

　これらは看護職としての能力があると認められた者が，社会的な責務を果たすために，なにをなすべきかという行動指針を示したものである。看護師があらゆる場で，あらゆる人々に看護を実践する際の行動指針であり，同時に，自分自身の実践をふり返る際に基盤を提供するものとして，具体的に活用していくことが重要である。

◆ 事例から考える「看護職の倫理綱領」

　具体的な看護学実習における場面を通して，この行動指針の意味について考えてみよう。

事例

　看護学生Ａさんは，内科病棟で約2週間の実習を開始した。受け持ち患者は70代の女性Ｂさんである。Ｂさんは，食道がんが見つかり，放射線治

療を受けるために3週間入院する予定で他院から転院してきた。入院から1週間が経過している。Bさんは認知症のため記憶力が低下しており，言葉数も少なく返答があいまいであった。そのため，看護師たちはBさんの自覚症状を明確につかむことができずに困っていた。歩行は可能だが，ベッド上で寝て過ごすことが多く，紙おむつに失禁することも多くなってきた。Aさんが昼食を準備し，Bさんに声をかけると「食べたくない」とふとんにもぐってしまい，着がえをすすめても「このままでいい」と断られてしまった。

　ある日，Bさんのパジャマが排泄物でよごれてしまったため，受け持ち看護師のCさんが着がえの必要性をBさんに話し，上着を脱ぐように促し，清拭を行った。清拭が終了し，Cさんが退室したあと，AさんはBさんが悲しそうな表情をしていることに気づいた。

　またある日，口内炎が出現しているBさんの口腔ケアを行うため，Cさんが，「口を開けてください」と言いながらスポンジブラシを口腔内に入れたところ，Bさんは「痛い！ やめて！」とスポンジブラシをかみ，ケアは取りやめになった。看護師Dさんがケアを交代し，横を向いているBさんの顔をのぞき込み，腰を落として近づいて「Bさんの口の中に口内炎ができています。きれいにしないとさらに痛くなりますので，いまからスポンジでよごれを取りますね。いいでしょうか」と話しかけた。すると，Bさんは自分から口を開き，ときおり顔をしかめることはあったものの，口腔ケアは無事に終了した。

　こうした場面を見た看護学生Aさんは，Bさんには1つひとつていねいに説明し，ゆっくりとBさんのペースに合わせれば，ケアに協力してくれるのではないかと考えた。Aさんは，Bさんの体調に合わせながら再び病室を訪問し，顔を覚えてもらい信頼関係をつくることを心がけた。これまでの記録やBさんとの会話を通して，女手ひとつで飲食店を切り盛りしながら息子を育ててきたこと，ひとり息子を誰よりも大切に思っていることがわかった。

　放射線治療室では，放射線技師や看護師がBさんの状況を十分に把握しておらず，急ぐあまりに強引に移動の介助が行われ，Bさんが不快な思いをしていることがわかった。Aさんが，実習指導者にそのことを伝えると，実習指導者から放射線検査室の看護師・放射線技師に連絡がとられ，Bさんのペースに合わせた介助が行われるようになった。

　この事例では，看護学生AさんがBさんの受け持ちを通して，Bさんが入院生活を送る中で「人間としての尊厳及び権利を尊重（本文1）」されていないのではないかと感じた日常の看護場面が描かれている。認知症のために十分に意思を表明できず，拒否というかたちでしか応答できないBさんの看護にあたっては，Bさんのニーズをいかにとらえるかが重要となる。口内炎のケアの場面では，ケアを交代した看護師Dさんは認知症のBさんに理解できる言葉を使って口腔ケアの必要性を説明し，Bさんが安心してケアを受けられるようにかかわっていることがわかる。そのやりとりには「対象となる人々に平等に看護を提供する（本文2）」こと，「人々の権利を尊重し，人々が自らの意向や価値観にそった選択ができるよう支援する（本文4）」こ

とが実践されている。認知症のために理解力が低下していても，1つ1つのケアの必要性や意味をていねいに説明されることによって，Bさんは自分の意思で口腔ケアを受けることを選択し，痛みがあってもケアを受け入れていることがわかる。

　また，看護実践の過程においては，「対象となる人々との間に信頼関係を築き，その信頼関係に基づいて看護を提供する（本文3）」ことが土台となっている。放射線治療室での，放射線技師や看護師のかかわりがBさんにとっては不快な体験となっている，と考えたAさんがとった行動は，自分の意思を明確に伝えることのできないBさんを「保護し安全を確保する（本文6）」ことにつながった。看護学生として「自己の責任と能力」に基づき，Bさんが体験している苦痛を実習指導者に伝えたことは，看護学生として「個人としての責任をもつ（本文7）」行為であったと考えられる。実習指導者である看護師はBさんに最善のケアが行われるように，放射線治療部門の検査技師や看護師に相談し，「多職種で協働（本文9）」することにより，より質の高い看護・医療がBさんに提供されるようになった。

　AさんはBさんへの受け持ちを通して，患者の意思を尊重するとはどういうことかを知り，信頼関係を築くことの重要性を学び，さらに認知症患者のケアについて学んでみたいと思っている。また，病棟スタッフも，Bさんへの一連のかかわりを通して，認知症をわずらって副作用症状を適切に表現できない患者のアセスメントや，基本的な尊厳をまもるかかわりの重要性をあらためて認識し，勉強会を開く予定となったそうである。このような看護師や看護学生の「個人の責任として継続学習による能力の維持・開発・向上（本文8）」に向けた努力の積み重ねが，「専門的知識・技術の創造と開発（本文11）」や「看護学の発展に寄与（本文11）」することへとつながる。

　自身の意思を明確に伝えることができない患者は，Bさんのような認知症をわずらうひとだけではない。看護学生Aさんが，今回の実習をきっかけに，身体的・精神的・社会的に弱い立場におかれた人々が尊厳を保ち，生命と健康をまもることに広く関心を向け，研究会や学会の活動に参加することは，「よりよい社会づくりに貢献する（本文15）」ことにもつながる。身体的・精神的・社会的に脆弱な人々は，さまざまなきっかけによって，容易に健康状態が悪化する危険にさらされている。わが国ではこれまでに大きな地震や豪雨などの自然災害が発生し，看護職は災害によって影響を受けた人々に対する支援の重要性を認識してきた。それを受け，2021年の倫理綱領の改訂では，本文16「様々な災害支援の担い手と協働し，災害によって影響を受けたすべての人々の生命，健康，生活をまもることに最善を尽くす」が追加された。看護学生として，平常時から災害に対する意識を高めること，災害から自身の身をまもり，互いにたすけ合うこと，さらに支援者としてなにができるかを考えることも大切である。

◆「看護職の倫理綱領」に反する看護

　「看護職の倫理綱領」の行動指針に反する看護実践とはどのようなものだ

ろうか。故意に行動指針にそむくような看護師の行為は，それ自体を看護とはよぶことができない。しかし，Bさんの事例のように，結果として行動指針には満たないという事態は容易におこりうる。その原因は，看護師が患者や家族と十分な信頼関係を築けていないこと，患者が十分に説明を理解しないままケアや検査が行われること，看護師の技術の未熟さによって患者の安全への配慮が十分になされないことなどである。看護師の行為や判断の1つひとつの積み重ねが，患者の安全・安寧な看護を受ける権利につながっている。

　「対象となる人々の秘密を保持（本文5）」することについては，「保健師助産師看護師法」によっても明確に秘密保持義務が規定されており，仕事をやめたあとも，なおその義務は継続する。看護学生AさんがBさんの受け持ちを通して知りえたことがらを口外すること，実習記録などが他者の目にふれることは，個人情報保護の観点からも認められない。

D　看護業務基準と倫理

1　看護手順・看護基準

　人々の命がおびやかされることなく，安全・安心な状態にあること，看護師への信頼があることは，よいケアの大前提である。それをおざなりにした看護はありえない。よいケアを実施するために，医療施設などにおいては，看護手順・看護基準が作成され，各病棟・部署に配布されている。**看護手順**は，さまざまな看護の技術や検査の介助として行うべき手順・内容が網羅されたものである。また**看護基準**は，看護方針などの構造や，ケアの過程，内容・目標の基準を示したものである。日本医療機能評価機構「病院機能評価」では，医療施設等において，手順にそったケアが行われているかどうかが評価項目に含まれ，基準となるマニュアルの整備が求められている。

　看護手順・看護基準や，そのほかの看護業務に関する各種のマニュアルは，その医療機関等に所属する1人ひとりの看護師が提供する看護，看護技術の質を保証する基準を示すものとなる。どのようなキャリアの看護職でも，たとえ新人であっても，人々に提供する看護の質を担保する責務がある。そのためには，看護職1人ひとりの能力の開発や努力もさることながら，組織として安全で安心な看護を提供するシステムを構築することが求められる。

2　看護業務基準

　医療機関などの看護手順や看護基準，マニュアルは，日本看護協会が作成した看護業務基準を基盤につくられている。**看護業務基準**は1995年に作成され，その後，医療・介護ニーズの増大，多様化・複雑化をふまえ，看護という職種の価値観と優先事項とを反映したものとして2006年，2016年，2021年に改訂された。看護業務基準は，働く場や年代・キャリアなどにかかわらず，保健師・助産師・看護師・准看護師すべてに共通する看護の核と

なる役割が示されている。その内容は，看護実践の基準と看護実践の組織化の基準の2つに大きく分けられ，看護実践の基準には看護実践の責務・内容・方法が示されている。看護業務基準は，多様な看護実践の場において，基準となる「看護の核」となる部分を示し，看護の質を担保するための重要なものである。

3　看護業務基準と倫理的な看護実践

　「**看護業務基準**」とそれに基づく看護手順・看護基準（以下**業務基準**とする）は，先にみてきた看護職の倫理綱領を土台とし，専門職として実践の中で最低限なすべき行動の具体的方策を提示したものといえる。すなわち業務基準は，看護の倫理と密接な関係にあり，単なる業務マニュアルではない。業務基準を満たしたケアは，倫理的な看護実践の第一歩である。看護・医療を取り巻く時代や社会の状況の変化，新しい薬剤やケア方法の開発，エビデンスの蓄積とともに，業務基準の内容を検討し，社会や人々のニーズに即した倫理的な実践を展開していくことが不可欠である。

E　保健師助産師看護師法と倫理

　看護師の業務は法律によって規定されており，その実施には法的な責任が伴う。倫理的な看護の実践のためには，その内容と看護師の法的な責任について理解する必要がある。

1　保健師助産師看護師法における規定と法的責任

　わが国において，保健師・助産師・看護師として働こうとする者は，「**保健師助産師看護師法❶**」に基づき，国家資格を取得・登録することが定められている。

　なぜ法律によって資格が規定されているのだろうか。それは他人に危害を加える行為が刑法により禁じられているが，医師や看護師など医療職が人々の健康をまもるために行う医行為には，侵襲を伴うものなど危険行為が含まれるからである。そこで，医療職が人々の健康を守るために必要な行為については，「保健師助産師看護師法」や「医師法」などによって正当な行為として認められているのである。すなわち，法律によって規定された資格は，「一般人が行えば危険な行為を安全に行えるという国家の宣言である」[1]といえる。

　わが国においては「保健師助産師看護師法」によって，看護師の法的な責任（看護師が担う業務とその範囲）が定められ，その範囲をこえた行為を行った場合には，処罰を受けることになる。保健師助産師看護師法において罰せられる行為とは，人々の健康をそこなう重大な影響をもたらす行為であるととらえることができる。

□ NOTE
❶「保健師助産師看護師法」（保助看法）は，1948（昭和23）年に，「保健師，助産師及び看護師の資質を向上し，もつて医療及び公衆衛生の普及向上を図ることを目的」に制定された。

1）森山幹夫：看護職が医療安全に果たす役割に関する法的側面を含めた考察．国立看護大学校研究紀要5(1)：44-49，2006．

2 看護師の業務の範囲と責任

　「保健師助産師看護師法」では看護師が担う業務とその範囲について定められている。看護師の業務は，「保健師助産師看護師法」第5条に「この法律において『看護師』とは，厚生労働大臣の免許を受けて，傷病者若しくはじよく婦に対する療養上の世話又は診療の補助を行うことを業とする者をいう。」と規定されている。

◆ 療養上の世話

　療養上の世話は，看護師の判断により行われる日常生活に対する援助のことをいう。ただし，その実施には，治療方針との整合性を必要とする。看護師には，患者に最適な療養上の世話を実施するために，医師の意見を求めるべきかどうかの判断も含め，病態や治療に関する医学的知識に基づいた適切な判断と技術が求められる。

　たとえば，清潔ケアの方法について考えてみよう。肺炎のために発熱していた患者が解熱し，シャワー浴を希望した場合，看護師は患者のバイタルサインや体力，シャワー浴時のふらつきなどを検討し，看護師の介助のもとでシャワー浴を行えるか否かを判断する。一方，患者が手術後で，創部のドレッシングが必要な場合には，医師にシャワー浴の可否について意見を求めたうえで，看護師が最終判断をすることもある。いずれにしても，患者にとって安全で安楽な看護を提供するために，看護師が専門的な知識や技術に基づいて判断，実施する。

◆ 診療の補助

　診療の補助とは，具体的には注射などによる薬剤の投与，採血，創部の処置といった行為のことで，「医療行為全般にわたり，患者の生命や身体に危険をもたらすおそれのある医行為の代行をも含む」と定義されている[1]。

　看護師は指示簿などによって医師からの指示に基づいて与薬を行うことが可能である❶が，医師の指示さえあればどのような医行為でも看護師が行ってよいわけではない。診療の補助行為の法的責任は，医師，看護職者ともに発生する。看護師は医師の指示に対して，その医行為について自身が行っても問題のない行為であるか，もしくは医師が行うべきものであるかを判断することが求められる。医師からの指示内容や患者の状態だけでなく，看護師自身の力量や行為による侵襲（しんしゅう）の程度，薬剤の種類などを考慮するとともに，その行為が患者にどの程度の危険をもたらす可能性があるかを見きわめ，看護師自身が専門的に判断しなければならない。

　たとえば，検査前処置として医師にグリセリン浣腸（かんちょう）を行うよう指示され

NOTE

❶看護師は医師から指示に基づいて与薬を行うことができるほか，平成19年に厚生労働省医政局が発出した通知[2]では，「在宅等で看護にあたる看護職員が行う，処方された薬剤の定期的，常態的な投与及び管理について，患者の病態を観察した上で，事前の指示に基づきその範囲内で投与量を調整することは，医師の指示の下で行う看護に含まれる」とされている。

1）日本看護科学学会：JANSpedia——看護学を構成する重要な用語集.（https://scientific-nursing-terminology.org/terms/nurses-role-in-helping-examination-and-treatment/）（参照 2023-06-20）
2）厚生労働省医政局：医師及び医療関係職と事務職員等との間等での役割分担の推進について（医政発第1228001号，平成19年12月28日，厚生労働省医政局長通知）

た場合について考えてみよう。看護師がアセスメントしたところ、患者には痔核があり、ステロイド剤を長期間内服しており、直腸粘膜の脆弱性が高いと考えられた。そこで看護師は、医師に危険性を伝え、グリセリン浣腸実施について指示の再検討を依頼した。もし、看護師が患者の状態をアセスメントせずにグリセリン浣腸を実施し、直腸粘膜の損傷が生じた場合、指示した医師の責任はもちろんのこと、グリセリン浣腸を実施した看護師の責任も問われることになる。

▊ 診療の補助業務の拡大

2014（平成26）年の「保健師助産師看護師法」の改正により、**特定行為に係る看護師の研修制度**が法制化された。これによって、診療の補助行為のうち、とくに高度かつ専門的な知識および技能が必要な38行為を**特定行為**とし、研修を受けた看護師が、手順書によって特定行為❶を行うことが可能となった。これにより、看護師の法的責任の範囲が拡大したといえる。

NOTE

❶特定行為には、「経口用気管チューブまたは経鼻用気管チューブの位置の調整」「胃ろうカテーテルもしくは腸ろうカテーテルまたは胃ろうボタンの交換」「インスリンの投与量の調整」などがある。日本看護協会は、「看護を基盤に、特定行為も含めた質の高い医療・看護を効率的に提供することが期待される」としている。

3　保健師助産師看護師法で定められた処分と不適切行為の例

「保健師助産師看護師法」によって定められた、看護師の法的な責任（看護師が担う業務とその範囲）を超えた行為を行った場合には、処罰を受けることになる。倫理的な責任の範囲と法的な責任の範囲は必ずしも一致せず、倫理的によくない行為が必ずしも法律で罰せられるとは限らない。非倫理的な行為が法で罰せられるかどうかは、その行為が個人や社会にもたらす影響の大きさ、結果の重大さなどによる。

▊ 行政処分

行政処分とは、「保健師助産師看護師法」によって、看護師の免許の取り消し、あるいは制限を意味する。処分の内容については、できごとに関する司法処分の量刑を参考にしつつ、そのできごとの重大性、看護職に求められる倫理、人々や社会に与える影響を考慮し、個別に、公正に行うものと述べられている❷。具体的には、①生命の尊重に関する視点、②身体および精神の不可侵性を保証する視点、③看護師等が有する知識や技術を適正に用いること、④患者への情報提供に対する責任性の視点、⑤専門職としての道徳と品位の視点、の5つの視点から審議される❸。

● **欠格条項**　「保健師助産師看護師法」の第14条では「保健師、助産師もしくは看護師が第九条各号のいずれかに該当するに至つたとき、又は保健師、助産師もしくは看護師としての品位を損するような行為のあつたときは、厚生労働大臣は、次に掲げる処分をすることができる。一　戒告　二　三年以内の業務の停止　三　免許の取消し」と定められている。第9条各号とは、①罰金以上の刑に処せられた者、②犯罪または不正の行為があった者、③心身の障害により業務を適正に行うことができない者、④麻薬・大麻またはあ

NOTE

❷行政処分についての考え方は、2005年、厚生労働省「保健師助産師看護師の行政処分の考え方」によって示された。

❸たとえば、2023年1月に実施された医道審議会保健師助産師看護師分科会看護倫理部会議において、看護師および保健師に対して審議され、16名に対して行政処分、8名に対して行政指導（厳重注意）をする答申がなされた。暴力行為等処罰に関する法律違反などによる看護師免許の取り消し7件、窃盗などによる業務停止3年2件、道路交通法違反による業務停止3か月4件などである[1]。

1）2023年1月12日医道審議会保健師助産師看護師分科会看護倫理部会議事要旨（https://www.mhlw.go.jp/stf/newpage_30223.html）（参照 2023-02-05）

へんの中毒者には，免許を与えない，と規定した条項である。よって第9条と14条によって，看護師は，①〜④に加え，⑤品位をそこなうような行為があった者は，厚生労働大臣によって戒告，3年以内の業務停止，免許の取り消しという行政処分を受けることになる。

▌不適切行為の例①守秘義務違反

「保健師助産師看護師法」では，第42条の2として「保健師，看護師又は准看護師は，正当な理由がなく，その業務上知り得た人の秘密を漏らしてはならない。保健師，看護師又は准看護師でなくなつた後においても，同様とする。」と定められている。2005（平成17）年に施行された「個人情報の保護に関する法律」によっても，個人のプライバシーをまもることが規定され，個人が特定されるような情報の管理について定められている❶。

看護師に守秘が求められるのはなぜだろうか。医療・看護は通常の人間関係においては知りえないことがらにふれることなしには実践できないため，既往歴・家族歴などを必然的に知ることになる。医療・看護を求める人々は，心身の苦痛のみならず仕事や家庭生活などに不安をかかえ，病をもった人である。他人に知られたくない情報を知った看護師が，第三者にその情報をもらしたらどうなるだろうか。人々は看護師を信頼できなくなり，治療上必要な情報を隠すようになるだろう。それによって適切な医療が受けられなくなるかもしれない。看護師は，みずからの家族に対しても職務上知った患者の情報を話すことは許されない❷。

2020年の新型コロナ感染症のパンデミックにおいては，患者の電子カルテの画像がSNS（social network service）を通じて外部に流出するできごともおこっている。さまざまな情報は電子化され，SNSの普及によって情報の拡散スピードは驚異的な速さとなり，いったん情報が流出・公開されてしまうとそれを削除することは不可能となる。このことを十分に頭に入れ，行動する必要がある。

▌不適切行為の例②看護師の名称使用

看護師の名称の使用についても規定があり，違反した場合には処罰の対象となる。「保健師助産師看護師法」第42条の3では，保健師・助産師・看護師・准看護師の資格をもたないものは，これらの名称を使用してはならないと定められている。看護師であると名のることは，その義務と責任を果たすことである。それと同時に，社会や人々は，看護師であると名のった者に対し，その役割を期待し，信頼する。よって看護師はまぎらわしい名称を使用することを禁じられており，違反した場合には処罰の対象となる。

◆ 医療事故における看護師の法的責任

医療技術の高度化，入院患者の高齢化が加速する一方で在院日数は短縮化傾向にある現代において，安全な医療を提供することは必須である。医療安

□NOTE

❶看護職者が起こしやすい個人情報の漏洩の原因として「置き忘れ，紛失（36.8％）」，「不適切な持ち出し等（27.9％）」，「誤送付・誤配布・郵送中の事故（20.6％）」があると報告されている[1]。

□NOTE

❷看護師の守秘義務違反の判決例に，看護師が，病院で知った患者の病状や余命を自分の家族（夫）に話し，その話を聞いた夫が患者の母親に病状を告げたというできごとがある。母親は秘密を漏洩されたことによって精神的な苦痛を受けたと病院に損害賠償を請求し，裁判所は看護師の秘密漏洩は不法行為と判決を下した（福岡高等裁判所平成24年7月12日判決）。

1）品川佳満ほか：看護職者が起こしやすい個人情報漏えい事故の原因に関する分析—— 2017年の改正個人情報保護法施行までに起きた事故事例をもとに．日本看護研究学会雑誌45(5)：1005-1012, 2018.

全に対する教育や対策が講じられているものの，深刻な医療事故もおこっている。

　看護師が医療過誤をおこした場合に問われる法的な責任には，民事上の責任・刑事上の責任・行政上の責任がある。看護師には，看護師として患者が危険にさらされないように安全に配慮する義務があり，これを**注意義務**という。安全への配慮には，医療事故を予測できたかどうか（予見可能性）と，適切な対応をとることによって医療事故を避けることができたか（結果回避性）の2つの側面がある。

　2000年〜2005年に法的に看護職の責任が問われた医療事故判例を分析した結果によると，看護職者の注意義務が過失の認定基準となった医療過誤判例は17件❶あった[1]。17件の医療事故の分析結果によると，看護職者が予見すべき結果として，「注射針刺入部位・深さによる神経損傷」「身体拘束適用患者・失見当識患者の転倒・転落による頭部損傷」「血の訴えのある患者の出血に続発する症状の発生」「検査後の安静・薬物の影響による二次的傷害」「適用基準から逸脱した物品使用による患者への危害の発生」「無資格者による不穏・感染患者への看護行為に伴う危険」「精神疾患患者に対する心的ストレスの負荷による自傷行為の発生」といった項目が明らかにされた。これらは，看護師が社会から求められる最低限の知識・技術・態度であることを理解し，安全な看護を提供するため研鑽を積む必要がある。

NOTE
❶ 17件の医療事故の内容は，日常生活の援助の事故5件（移送・移動・体位変換1件，転倒転落3件，感染防止1件），医学的処置管理7件（検査・採血2件，与薬〈注射・点滴〉2件，処置1件，内視鏡1件，救急処置1件）などであった。

---

work　復習と課題

❶「ICN看護師の倫理綱領」「看護職の倫理綱領」を読み，わかりにくいところについて話し合ってみよう。

❷「ICN看護師の倫理綱領」「看護職の倫理綱領」をもとに，具体的な看護実践の場面に照らし合わせて，倫理的な判断や行為に迷った場面をあげてみよう。

参考文献

1. 厚生労働省：改正　保健師助産師看護師の行政処分の考え方について．（http://www.mhlw.go.jp/shingi/2005/07/s0722-15.html）（参照2021-12-4）
2. 厚生労働省：特定行為に係る看護師の研修制度（https://www.mhlw.go.jp/stf/seisakunitsuite/bunya/0000077077.html）（参照2023-02-05）
3. 国際看護師協会著，日本看護協会訳：ICN看護師の倫理綱領．2021（www.nurse.or.jp/nursing/practice/international/icn/document/ethics/index.html）（参照2021-12-4）
4. 内閣府政府広報室：看護に関する世論調査．（http://survey.gov-online.go.jp/h04/H05-01-04-16.html）（参照2018-12-25）．
5. 日本看護科学学会：JANSpedia——看護学を構成する重要な用語集．（https://scientific-nursing-terminology.org/terms/assist-of-activities-of-daily-living-life/）（参照2023-06-20）
6. 日本看護協会：看護業務基準．（www.nurse.or.jp/nursing/practice/kijyun/index.html）（参照2021-12-5）
7. 日本看護協会：看護職の倫理綱領．2021（www.nurse.or.jp/nursing/practice/rinri/rinri.html）（参照202112-25）
8. 日本看護協会：特定行為に係る看護師の研修制度の活用推進．（https://www.nurse.or.jp/nursing/tokutei_katsuyo/index.html）（参照2023-2-5）
9. 吉田みつ子：看護倫理——見ているものが違うから起こること．医学書院，2013．

1）相楽有美ほか：看護職者の過失が認定された医療過誤判例における結果予見義務の分析——看護基礎教育カリキュラムの教育内容の検討．医療の質・安全学会誌6（1）：22-30，2011．

第 8 章

倫理的課題へのアプローチ

本章の目標
□ 看護実践における倫理的問題の特徴について考える。
□ 倫理的問題を議論するための基本ルールを理解する。
□ 倫理的問題に対するアプローチ方法について学ぶ。

　本章では，看護実践のなかで日々生じる倫理的課題にどうやって取り組むべきかについて考える。そこでまず重要になるのが，看護現場でしばしば重視される実践知というものである（● 140 ページ column）。**実践知**とは，長い経験を通して高いレベルのパフォーマンスを発揮できる段階に達した熟達者（エキスパート）がもつ，実践に関する知性である。しかし，看護ケアについての実践知を豊富にもつはずのベテラン看護師であっても，倫理的課題の解決に思い悩むことは少なくない。これは，実践知が倫理的課題の解決に役だたないからではなく，それをどのように活用すればよいのかがわからないからである。ここでは，看護実践のなかで直面する倫理的課題に対して，具体的にどのように取り組んでいけばよいか，そのアプローチ法について学ぶ。

A　看護実践のなかでの倫理的課題

　序章で述べたように，看護の現場で生じる倫理的課題に対処するためには以下の4つの能力が必要である。

> (1) 看護の現場にある倫理的課題に「気づく」ことができる。
> (2) 倫理的課題を分析するために「参照すべき手がかり」を見つけられる。
> (3) 倫理的課題の解決のために「なにをすべきか」を考えられる。
> (4) 倫理的課題の解決のための「対話」を行うことができる。

　日常業務のなかで，これらを自然に実践できるようになることが理想であるが，看護職はしばしば日々の看護実践に追われ，精神的にもゆとりがない状況におかれやすく，現実的にはむずかしいこともある。倫理的課題は，多くの要因がからみ合う複雑なものであり，ときには患者の人権や生死に直結するような深刻なものでもある。そのため，どんな状況にあっても，そこで生じている倫理的課題に対して適切に対処できるようになるために，これらの4つの能力を高める努力をするとともに，実践に即した学習や準備をしておくことが必要である。

倫理的課題へのアプローチ

1　倫理的課題に気づく

　看護の現場にある倫理的課題に「気づく」ためには，どのようなことが必要だろうか。日常生活においては，ふとした疑問や感情の揺らぎがきっかけ

となり，倫理的課題に気づくことがしばしばある。たとえば，電車の中で，男性が女性の髪を乱暴に引っぱっている光景を見かければ，たいていの人は冷静ではいられず，怒りや悲しみといった感情をいだくだろう。倫理とはものごとのよしあしであるが，多くの人にとって暴力は明らかによくない行いである。それが繰り広げられている様子をまのあたりにすれば，怒りや悲しみといった感情が生じる。

　看護実践のなかで生じる倫理的課題も，しばしばその渦中にある看護師に，感情の揺らぎをもたらす。ただし，そこで生じているのは，暴力のように，誰もが即座によくない行いだと考える事態とは限らない。むしろ，じっくりと考えてみなければ，そのよしあしが判断できない事態であることも多い。そうした状況では，違和感やモヤモヤとした気持ちのような，不明瞭（ふめいりょう）な疑問や感情の揺らぎを感じる。それでも，そこにはなんらかの倫理的課題があるかもしれないのだから，それを自分の内から発せられるサインとして考えてもよいかもしれない。これについて，日常的な看護実践の場面での事例を通して考えてみよう。

事例

　新人看護師Ａさんは，患者Ｂさんが不快そうにしている様子を見て，清拭（せいしき）を行おうと考えた。それは，あらかじめ計画されていたものではなかったが，ほかの業務に追われているわけでもなく，患者のニードにこたえられるなら，そのほうがよいと考えたのだった。

　ところが，Ａさんの様子に気づいた先輩看護師で副師長のＣさんは，「計画にないことをしないほうがいいですよ」とＡさんに言った。Ａさんが，「患者さんは気持ちわるそうな様子でしたし，私もあまり忙しくないタイミングだったので，体をふいてあげたいと思ったんです」と，自分の思いをＣさんに伝えたところ，Ｃさんはこう言った。「あなたの考え方はよく分かります。でも，看護師によって，個別のニードに応じたり，応じなかったりすると，患者さんは『あの看護師はやってくれたのに，ほかの看護師たちはやってくれない』と，不満を感じることになるかもしれないでしょう。患者さんは，看護師がどんな業務をかかえているかわからないので，『いつでもやってもらえるはずだ』と思ってしまうかもしれません。」

　Ａさんは，チームで働くためには皆に合わせなければならないと思う一方で，それでは患者のニードにこたえられないように思い，なんとも言えないモヤモヤとした気持ちになったが，十数年の看護経験をもつベテラン看護師のＣさんに，それ以上の意見を言うことができなかった。

　Ａさんは，なんとも言えないモヤモヤとした気持ちをいだいており，明らかに感情が揺れ動いている。その理由はどのようなものだろうか。自分自身がＡさんだったらどう考えるかと，想像してみよう。

　Ａさんは，自分が正しいと思った行動を先輩看護師Ｃさんから否定されている。そのようにみずからの言動を他人から批判されるというできごとについて，不快さや恥ずかしさなどの感情をいだいたのではないかと想像できる。さらに，この場面でＡさんは，Ｃさんから言われた言葉について，完

全には納得していないものの，それ以上の意見を話すことができなかった。

　また，Aさんの心のなかには，「チームで働くためには皆に合わせなければならない」という考え方と，「それでは患者のニードにこたえられない」という考え方とがせめぎ合っていて，その板挟みのような状態が生じている。このように，複数の矛盾し合う考え方が併存して対立する状態を**ジレンマ**とよぶ。ジレンマは，私たちに葛藤をもたらし，感情の揺らぎを生じさせる。倫理的課題は，異なる考え方がぶつかり合うジレンマとしてとらえられることが多い。そのために，疑問や感情の揺らぎを感じた際に，そこにどのようなジレンマが生じているのかを見きわめて，それを言葉にしようとするなかで，倫理的課題への気づきが深まっていく。

2　参照すべき手がかりを見つける

　倫理的課題があるかもしれないと気づいた際に，次になにをすべきだろうか。即断即決で行動しなければならないこともあるだろうが，なにが正しい行動なのかを見きわめることがむずかしいことも少なくない。この事例についても，よく分析してみないと，AさんとCさんのどちらの考え方がより正しいかを判断することはできない。そこで，倫理的課題を分析するために「参照すべき手がかり」を見つけることが有用である。そのような手がかりは，自分の内にあるものと外にあるものとに大きく分けることができる。

◆ 自分の内にある手がかり

　自分の内にあるものとは，自分がいだいている価値観（あるいは徳，▶ 19ページ）や，これまでに身につけた知識や経験といったものである。

▎価値観

　価値観とは，「なにが重要であるか」についての信念である。前述の事例

> **column　実践知の起源**
>
> 　実践知の起源は，古代ギリシャにさかのぼる。元々は人間の知識活動のあり方についての議論に端を発する概念だった。当時の哲学者アリストテレスによれば，人間の知識活動には，ものごとをあるがままに見て考える**観想知**（テオーリア），なにかをつくったり生み出したりする**創造知**（ポイエーシス），行動したり対象にはたらきかけたりする**実践知**（プラクシス）の3つがあり，これらをバランスよく活用することが望ましいとされた。看護実践でいえば，対象をあるがままに観察して五感を使ってニードや課題を見いだそうとするのが観想知，手足を動かしたり声かけをしたりするなど，身体活動を活用するのが実践知，創意工夫をこらして新しいアイデアやケア実践の方法などを考え出すのが創造知である，と考えることができる。
>
> 　観想知・創造知・実践知を看護倫理に応用すると，観想知は事実関係や関係する人の気持ちなどを推察すること，実践知は疑問に感じたことを他人にたずねたり知らないことを調べたりすること，創造知は問題の解決に向けた具体的な方策を考案することと考えることができる。そして，これらはいずれも看護実践における倫理的課題を考える際に欠かせないものであるといえる。

のＡさんは，「患者のニードに応じること」を大切にしている。これがＡさんのいだいている価値観の１つである。では，先輩看護師のＣさんは，そのような価値観をいだいていないのだろうか。「あなたの考え方はよく分かります」と語っていることから，Ｃさんは患者のニードに応じることが大切だという価値観をいだいていないわけではないことが推測できる。一方で，Ｃさんはこれとは別の価値観を，より重視している可能性がある。「看護師によって，個別のニードに応じたり，応じなかったりするようになってしまうと，患者さんからしたら，『あの看護師はやってくれたのに，ほかの看護師たちはやってくれない』と，不満を感じることになるかもしれないでしょう」という言葉からうかがえるのは，「看護師によってケアの内容が異なるのは，よいことではない」という価値観である。このように，自分自身の価値観を手がかりにするだけでは不十分で，他人のいだいている価値観をも把握することで，倫理的課題の核心にあるジレンマを，より掘り下げて考えることができるようになる。

▌知識

看護倫理に関連する知識については，本書で学んできたような，基本的な概念や考え方を身につけていれば，それを活用することができる。たとえば，ＡさんとＣさんのいだいている価値観の違いは，倫理理論や倫理原則のなかに類似したものを見いだすことができる。Ａさんの「患者のニードに応じることは，よいことだ」という価値観は，ケアの倫理（◯104ページ）の考え方に近いと言えるし，Ｃさんの「看護師によってケアの内容が違うことは，よいことではない」という価値観は，倫理原則のうちの正義原則（◯29ページ）に近いといえる。このように，自分や他人の価値観を，看護倫理についての知識を手がかりにして分析することができれば，看護現場での意見の不一致がどうして生じるのかを，客観的にとらえることができるだろう。

▌経験

経験とは，看護師としての経験や個人として積み重ねてきた人生経験などのことである。これらは，年齢や世代，受けてきた教育，看護師として積み重ねてきた実践などによって異なる。たとえば，Ａさんは比較的経験の浅い看護師で，看護の基礎教育で学んだ経験から，個々の患者との対話を重視しているのに対して，Ｂさんは十数年の看護経験があり，副師長という管理職についているために，スタッフ全体の調和を重視しているのかもしれない。

熟達者（エキスパート）とよばれるような看護師には，長い経験の積み重ねによる実践知がある。しかし，経験の長い看護師であっても，倫理的課題の解決に実践知をどう活用すればよいのかがわからないこともしばしばある。

そのような場合に用いられる倫理学の方法論として，**決疑論**とよばれるものがある。これは，目の前で生じている事例を考える際に，過去にあった類似の事例を引き合いに出して，倫理的な判断を下すという方法である[1]（◯図8-1）。

1）Toulmin, S.: How medicine saved the life of ethics. *Perspectives in Biology and Medicine*, 25(4): 736-50, 1982.

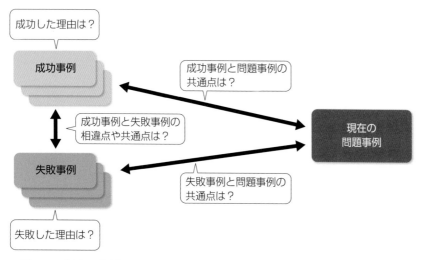

○図 8-1　過去の事例を参照して，現在の問題事例を考える

　私たちは，ふだんから，問題に直面した際に，過去に経験した類似事例を参考にしようとする。その際には，倫理的課題をうまく解決することができたという成功事例だけでなく，解決ができなかったり，後悔が残ったりといった失敗事例も参考になる。新人であれば，実際の看護実践での経験は少ないため，学校での演習や実習などでの患者や指導者とのかかわりや，それまでの人間関係のなかでの経験を参考にするしかない。看護の経験を積み重ねるほど，類似事例を経験し，成功体験も失敗体験も獲得する。そのため，類似事例を参照するという意味では，ベテラン看護師のほうが有利である。

　ただし，過去に行った対処法が，現在においても適切だとは限らないことには注意しなければならない。法律やガイドラインが変更されたり，規範がかわったりすることも，しばしば生じるためである。たとえば，以前は患者に十分な説明をせずに処置を行うのが当然とされていたが，現在では患者に説明をし同意を得て行わなければならない，などの例があげられる。

◆ 自分の外にある手がかり

　自分の外にある手がかりの代表例には，法律，倫理綱領，ガイドライン（▶12ページ）などがあげられる。倫理的課題があると気づいたときには，関連する法律，倫理綱領，ガイドラインがあるかどうかを，みずから積極的に調べる必要がある。

　法律や倫理綱領などは，看護師がその内容を知らなかったとしても，その行動を制約する効力をもっている。そのため，知識として知らなくても，これらに違反すれば罰せられたり，専門職としての責務を怠ったという批判を受けたりする可能性がある。ただし，法律，倫理綱領，ガイドラインには，厳しい罰則つきのものから，医療従事者の専門職団体が会員に遵守することを推奨しているものまで，その強制力に強弱がある。さらには，看護の日常的な場面については，こういったものが定められていないことも多い。

　本事例の，清潔援助を行うタイミングについては，とくに法律もガイドラ

インも存在しない。そのような場合も含めて，看護現場で生じる倫理的課題を分析するために，さまざまなツールが開発されている（◐ 146 ページ）。これらのツールには，これから述べる「なにをすべきかを考える」や「倫理的課題の解決のための対話を行う」というステップまでを含んでいるものが多い。

3　なにをすべきかを考える

　倫理的課題の解決のため，具体的にとるべき行動は，いくつかの種類に分類できる。形式的に分類すれば，個人（個々の看護師など）が行うべきこと，担当スタッフ（その患者を受け持つ看護師や他職種など，複数の個人からなる集団）が行うべきこと，組織（病院や施設などの機関や，機関内で働く看護師の組織である看護部や，各病棟の看護チームなど）が行うべきことという，3 つのレベルに分けて考えることができる。

●**個人が行うべきこと**　個人のレベルでは，自分の判断や行動が正しいものであると言えるのかを省察し，不足している知識や情報があるのなら，それを調べたり，補ったり，人に聞いたりする必要がある。そのうえで，もしも判断や行動が誤っていたのだと思うなら，それを率直に反省し，他人に謝ったり，必要な処置を講じたりする必要がある。この事例では，A さん・C さんともにみずからの信念に基づいて行動している。最新の医学的知識を必要とするような特別な処置であれば，それについての最新の知識や情報を得る努力をしなければならないが，ここで問題になったのは，清潔援助という基本的な看護実践であり，新人の A さんであっても知識が完全に不足しているとは考えにくい。

●**担当スタッフが行うべきこと**　担当スタッフのレベルでは，個別的な対応のあり方についての共通認識をもつ必要がある。ひとりの患者についての情報や，行われるべき看護ケアや医療処置などについて，スタッフ間で十分な意思疎通が必要であることは言うまでもない。担当スタッフ間で，考え方の行き違いがあった際には，お互いの考え方を開示し合い，対話を行う必要がある。それが指導や叱責〔しっせき〕が必要な場面であったとしても，両者に立場や力関係の相違があるならば，ハラスメント（◐ 156 ページ）にならないように注意する必要がある。

　この事例では，A さんは新人で，C さんが先輩である。C さんは，「あなたの考え方はよくわかります」と，A さんの考え方に理解を示しながら，自分の考え方を説明していて，新人への指導として適切な態度をとっているといえるだろう。もしも C さんが，理由を説明せずに威圧的な態度をとっていれば，A さんにハラスメントと受け取られ，看護師としての就業環境がそこなわれてしまう可能性がある。

●**組織が行うべきこと**　組織のレベルでは，看護ケアや医療処置についての方針を根拠に基づいて定め，求められればそれが説明できる状態にしておく必要がある。この事例で問題になっているのは，病棟全体で行われている清潔援助のあり方である。C さんの発言では「清潔援助は事前に計画された

とおりに行う」というのが，この病棟でのルールであるようにうかがわれ，Cさんは，Aさんに対して，そのルールの理由を説明している。組織のレベルでは，これが病棟全体，あるいは病院全体の方針として説明できるものになっているかを確認する必要がある。患者の立場からすれば，自分が望むタイミングで清潔援助をしてもらえるほうがよいに違いない。しかし，病院の人員配置状況や財政的な理由で，個別の患者の状況に応じたケアが提供できない可能性もある。そのような理由を，場合によっては患者などに対しても説明できるように準備しておくことが望ましい。

4 対話を行う

　倫理的課題の最終的な解決のためには，**対話**を行うことが不可欠である。人々の意見の不一致は，その背景に，価値観・関心ごと・立場・人生史などの相違があり，対話によって対立を克服しながら合意形成や意思決定を行っていく必要がある。

◆ 対話のルール

　対話は，さまざまな領域で重要視されている。対話とは単なる話し合いではなく，人々が向かい合い対等な立場で話をすることをいう。対話の場においては，全員が対等であるという共通認識が必要であり，年齢や性別，職業，上司と部下といった社会的立場の違いなどに左右されることなく，対等な立場で話をしなければならない。

　しかし，これは必ずしも容易ではない。そこで，対話の場では，いくつかのルールを設けておく必要がある。そのようなルールの一例として，①人物と議論の評価を区別する，②根拠を明示する，③事実と評価を区別する，④事実と評価を吟味する，の4つがある[1]。

▌人物と議論の評価を区別する

　「人物と議論の評価を区別する」というルールは，議論している人物の性格や属性（年齢・性別・職業など）と，その人の発言の内容に対する評価を混同してはならないということを意味する❶。これは，異なった主張を率直に出し合うために必要なルールである。私たちは他人の発言を受けとめる際に，その人に対する人物評価による影響を，無意識のうちに受けている。同じことを言われた際に，相手が自分にとって親しみを感じる人であるかどうかとか，年齢や職場での立場がどの程度異なるかなどによって，まったく違った受けとめ方になることも多い。

　たとえば，前に示した事例（▶139ページ）で，新人看護師Aさんが先輩看護師Cさんから，「計画にないことをしないほうがいいですよ」と言われた場面があった。同じことを，仲のよい同年齢の看護師から言われたのであれば，Aさんの受け止め方は違ったものになったかもしれない。

　日ごろのコミュニケーションでは，このようなことはとくに問題にならな

□ **NOTE**
❶議論をする人物の性格や属性（年齢，性別，職業など）と，その人が議論している内容に対する評価を混同することを哲学用語では人身攻撃 ad hominem とよぶ。

1）宮坂道夫：医療倫理学の方法——原則・ナラティヴ・手順．第3版．pp.31-35，医学書院，2016．

いかもしれないが，倫理的課題についての対話では，人物評価の影響をできる限り少なくする必要がある。この事例でいえば，AさんとCさんが，お互いの人物評価に影響されずに，異なる価値観（「患者のニードに応じることは，よいことだ」というAさんの価値観と，「看護師によってケアの内容が違うことは，よいことではない」というCさんの価値観）について議論することが望ましいのである。

▌根拠を明示する

どんな問題をめぐっても，異なった意見は存在しうる。多様な価値観のなかにあっては，人によってさまざまに異なる主張の違いがどこにあるのかを明確にしなければならない。そのためには，自分がなぜそう主張するのかという根拠を明示することが必要である。主張が異なる者どうしが話し合うときには，おのおのの主張がどこから生じているのか，なぜそう思うのかを明確にし，論点を整理して説明することで，互いの主張を理解することができる。

この事例では，AさんとCさんが，お互いの言い分に賛同できない場合でも，双方がなぜ相手の主張に賛同できないのかを理解できれば，それが話し合いの重要な第一歩となる。反対に「とにかく，あの人は苦手」「生理的に受け付けられない」などと感情的な説明を行った場合，強い気持ちこそ伝わるものの，主張の根拠や理由は伝わりにくい。また，感情的なやりとりに終始してしまい，コミュニケーション自体がなりたちにくくなってしまう。

▌事実と評価を区別する

事実と評価は，混同されやすいものである。**事実**とは，誰が見ても同じようになりたつ客観的なことがらをいう。一方，**評価**とはなんらかの判断基準に基づいて価値判断を下すことをいい，適用する**評価基準**によってかわりうる。看護実践における倫理的課題には，この2つがほとんど必ずといってよいほど含まれており，それは往々にして混同されやすい。根拠の明示によって論理的な検証に耐えうる形式になった主張❶を吟味するにあたって重要なのは，論理的な**整合性**である。主張が正しいかを検討する前に，その主張は論理的に筋が通っているのか，を検討しなければならない❷。

本事例のAさんとCさんは，自分が正しいと思っている内容に，事実と評価とが混在していることを自覚する必要がある。Aさんの「患者が不快そうにしている」という認識も，Cさんの「個別のニードに応じるか否かが看護師によって異なると，患者は不満に感じる」という認識も，どちらも事実というよりは評価である。どちらの認識も，誰がどんな評価基準にもとづいてとらえるかによってかわりうる。AさんとCさんのどちらも，自分の考え方が誰にとってもあたり前の事実であるかのように思い込んでしまうと，論理的に筋の通った主張ができなくなってしまう。

▌事実と評価を吟味する

事実は1つしかなくとも，その事実に対する評価は複数生じる可能性がある。倫理的課題における主張を検証するには，事実と評価を区別するとともに，事実が的確に把握されているか，評価やその評価基準が適当であるかを

▱ NOTE

❶ 根拠が明示されて論理的な検証に耐えうる形式になった主張を道徳的推論 moral reasoning という。

❷ 「論理的に筋が通っているか」を論理学の用語では妥当性 validity とよぶ。

検討することが不可欠である。

● **事実が的確に把握されているか**　医療においては，事実を正確に把握することが非常に重要である。近年では EBM ❶ が重視されており，習慣や勘ではなく事実を的確に把握することが求められている。一方で，病名の告知など人間の主観・価値観が大きくかかわる倫理的課題については，事実の把握の仕方を十分に検討しなければならないことも忘れてはならない。

● **評価および評価基準は適当か**　評価の基準について検討することも重要である。倫理的課題における評価では，確実な評価基準があることは少なく，日進月歩する医療の世界では，日々医学的な評価基準もかわりうる。

　この2つの視点で，前述の事例（◉139ページ）をあらためて考えてみると，看護職の業務のなかで，個々の患者の状態を的確に把握することの重要性が，あらためて浮き彫りになってくる。A さんの「患者が不快そうにしている」という評価は，B さんという個別の患者を観察した結果によるものだが，A さんはみずからの観察のみによって評価を行っていて，患者本人の受けとめ方を聞いていない。C さんの「個別のニードに応じるか否かが看護師によって異なると，患者は不満に感じる」という評価は，これまでの看護経験に根ざしているのかもしれないが，客観的なエビデンスに基づいているものではないだろう。どちらの主張についても，事実の把握と評価の方法を洗練する必要があるだろう。

◆ **対話の形式**

　倫理的課題における対話は，誰とどんな形式で行うかによって，いくつかに分類することができる。

　対話は1人で行うことはできない。看護職が現場で行う対話として，もっとも頻繁に行われるのは，受け持っている患者との一対一の対話やその患者を受け持っている担当スタッフ間の対話である（◉図8-2-a, b）。担当スタッフ間の対話は，看護職のみでのものと，多職種でのものとに分けることができる。さらには，もっと多くの人たちが参加して，医療ケアを行う多職種スタッフと患者・家族・近親者のあいだでの対話も行われる（◉図8-2-c, d, e）。この場合には，患者や家族・近親者をそれぞれ単独で招いて対話をする場合や，複数の人たちを集めて対話をする場合など，対話の参加者には様々なバリエーションが生じる。そのため，対話を行う場をどのように設定するか，あらかじめよく検討しておくことが重要となる。さらに，最近では，倫理的課題を解決するための対話のあり方として，倫理的課題の専門家が相談を受ける**倫理コンサルテーション**や，臨床事例での倫理的課題を検討する組織である**臨床倫理委員会**などを設置する医療機関も増えつつある。

B　ツールを用いたアプローチ

　ここからは，倫理的課題への4つのアプローチを含めて，看護職が実践の

NOTE
❶ **EBM**
根拠に基づく医療 evidence based medicine を意味する略称である。確かな根拠やデータに基づいて最善の処置を選択することをいう。

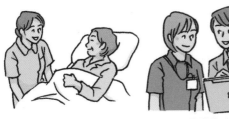
a. 看護職−患者

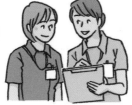
b. 看護職どうし

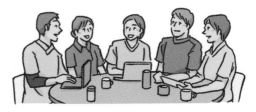
c. 看護職−多職種のスタッフ

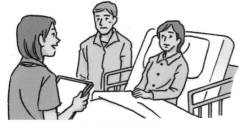
d. 看護職−患者−患者の家族

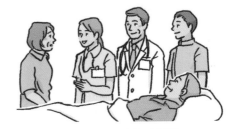
e. 看護職−患者−患者の家族−多職種のスタッフ

◉図 8-2　倫理的課題の解決のための対話の様々な形式

なかで倫理的課題に向き合い，解決していくために開発されたツールについて解説する。ツールのなかには，ステップ，モデル，シートなどとよばれるものもあるが，ここでは，倫理的課題を検討するための道具を総じてツールとしてとらえる。倫理的課題へのアプローチ法を実践するのは，あくまで個々の看護職であり，ツールはその際に活用できる。ここでは，さまざまなツールの特徴を理解したうえで，事例に応じて使い分けられるようになることを目ざす。

1　看護職が倫理的課題を検討するためのツール

ここでは，看護職が適切な判断を下すために作られたツールとして，**10 ステップモデル，4 ステップモデル**について学ぶ。これらは他職種をまじえた検討でも使える場合もあるが，基本的には，看護職が個人または集団で，倫理的課題の検討や意思決定を行う際のガイドとして位置づけることができる。

1　10 ステップモデル

10 ステップモデルは，ジョイス＝トンプソンとヘンリー＝トンプソンによって 1985 年に開発されたもので，**トンプソン＆トンプソンの意思決定のための 10 ステップモデル**などともよばれている。名前のとおり 10 のステップから構成されており，これらを大まかに整理すると次のようになる[1]。

ステップ 1（健康問題，必要な決定，倫理的構成要素およびキーパーソン

---

1) ジョイス E. トンプソンほか著，ケイコ・イマイ・キシほか訳：看護倫理のための意思決定 10 のステップ．p.110，日本看護協会出版会，2004.

○**表 8-1　4 ステップモデル**

ステップ 1：	全体状況の把握　事実関係を明確にする。症例や判断能力に関わる事実（O 事実）を列挙。対象の S 情報を整理。関係者の状況，思い，意見等を列挙。インフォームド・コンセントの有無と状況。関係する法，院内ルールを列挙。
ステップ 2：	対象のニーズと看護師の責任　身体面のニーズ，身体面以外のニーズ，それらのニーズに対する看護師の責任を列挙する。
ステップ 3：	行動の選択肢の列挙　対象者のニーズに対する看護者の責任の観点から，行動案を列挙し，それぞれの行動案の波及効果，利点，欠点を列挙する。
ステップ 4：	とるべき行動の最終判断　ステップ 3 の選択肢のうち，とるべき行動を決定し，その理由を述べるとともに，その行動の実施に必要な調整，誰がどのように行うかを決める。

（小西恵美子編：看護倫理——よい看護・よい看護師への道しるべ（看護学テキスト NiCE），改訂第 3 版．南江堂，pp.136-139, 2021 をもとに作成）

を決定するために，状況を再検討する）・ステップ 2（状況を明らかにするために，補足的情報を収集する）では，その事例に含まれる事実関係や，決定すべき事項などを見きわめるために状況の整理や情報の収集を行う。ステップ 3（その状況での倫理的問題を識別する）・ステップ 4（個人的価値観と専門的価値観を明確にする）・ステップ 5（関係するキーパーソンの価値観を識別する）・ステップ 6（価値の対立が少しでもあれば，明確にする）で，倫理的問題とそれに関連する価値観，それらの対立などについて明確にしていく。ステップ 7（誰が意思決定すべきかを決める）・ステップ 8（行動範囲と予測される結果を関連づける）・ステップ 9（行動方針を決定し，それを実行する）で，具体的な意思決定や行動の方針を決めたのち，最後のステップ 10（意思決定・行為の結果を評価・再検討する）でふり返りの評価や再検討を行う。

　10 ステップモデルは，これらのステップにそって進めることにより，推論のプロセスをたどることができるツールである。

2　4 ステップモデル

　4 ステップモデル❶は，4 つのステップから構成されている（○表 8-1）。10 ステップモデルに比べると，「対象のニーズと看護師の責任」のように，看護職に特化した項目が設けられている点が特徴である。まず，ステップ 1（全体状況の把握）で，その事例の事実関係を明確にする。次に，ステップ 2（対象のニーズと看護師の責任）で，身体面とそれ以外のニーズを検討し，それらに対する看護師の責任を列挙する。ステップ 3（行動の選択肢の列挙）では，具体的な行動案を列挙して比較する。最後のステップ 4（とるべき行動の最終判断）で，とるべき行動，その理由，実施に必要な調整などを決める。

□**NOTE**
❶看護倫理学者の小西恵美子が開発したものである。

2　多職種間で倫理的課題を検討するためのツール

　次に，看護職だけでなく，多職種間で検討を行う際に利用できるツールとして，**4 分割法**，臨床倫理ネットワーク日本の**臨床倫理検討シート**の 2 つを概説する。これらは，看護職だけでの検討にも使えるものもあるが，基本的には，さまざまな職種の医療従事者が情報を出し合ったり，意見を述べ合っ

たりする際に用いることを想定してつくられている。

1　4分割法

　4分割法は，アメリカのジョンセン A. Jonsen，シーグラー M. Siegier，ウィンスレイド J. Winslade によって開発された。いくつかのバリエーションがあるが，ここでは，筆者がわが国の医療現場向けに作成したものを取り上げる（●表 8-2）。

　4分割法は，医学的適応，患者の意向，生活の質（QOL），周囲の状況の4つの枠組み（4分割表）から構成される。医学的な情報を詳述する項目があるために，医師からの情報提供が不可欠であるが，患者についての情報や，QOL についての情報など，看護職が提供できる項目も多い。**医学的適応**では，診断，予後，治療・処置の目標といった医学的な事実関係を記入する。**患者の意向**では，患者の判断能力，意向，判断能力がない場合の代理人など

●表 8-2　4分割法

【使用方法】
- 診療記録や担当者などに確認して，項目ごとに情報を記入する。
- 不明確な点があれば，それについて確認できる人や情報源から情報を収集して記入する。
- 倫理検討会などでの話し合いの資料として用いる。

医学的適応	患者の意向
1. 患者の医学的状況について 　1)病歴は？ 　2)診断は？ 　3)予後は？ 2. 問題となっている治療・処置の目標は何か？ 3. その治療・処置を第一選択とする根拠は十分か？ 4. その治療・処置以外の選択肢はあるか？ 　（それを第一選択としない理由はあるか？） 5. 医療チーム外へのコンサルテーションは必要か？ 　（他科，他部門，他院，セカンドオピニオンなど） 6. 要約すると，この患者が医学的および看護的ケアからどのくらい利益を得られるか？　また，どのように害を避けることができるか？	1. 患者には判断能力があるか？　その根拠は？ 2. 〔判断能力がある場合〕 　1)患者はどんな意向をもっているか？ 　2)その意向は，十分な説明を受け，十分に理解したうえでのものか？ 3. 〔判断能力がない場合〕 　1)適切な代理人は誰か？ 　2)その人は患者の最善利益を代弁しているか？ 　3)患者は以前に意向を示したことがあるか？ 　4)それを示す文書，メモ，証言はあるか？ 4. 要約すると，患者の選択権は倫理・法律上，最大限に尊重されているか？
生活の質（QOL）	**周囲の状況**
1. 苦痛について 　1)問題となっている治療・処置によって，患者の苦痛は増大もしくは緩和されるか？ 　2)その苦痛に対する緩和ケアは必要か？　可能か？ 2. 問題となっている治療・処置が，患者の QOL に与える影響について 　1)患者の精神状態への影響は？ 　2)患者の生活面（家庭，職場，学校，地域社会などでの生活）への影響は？ 　3)それらの影響は，上にあげた医学的な目標と比較して十分に小さいといえるか？ 　4)それらの影響が大きなものである場合，回避する手段はあるか？ 3. 要約すると，この患者が受ける医学的側面以外の影響が十分に考慮されているか？	1. 問題となっている治療・処置について，家族はどう考えているか？ 2. それについて家族間で十分な合意があるか？ 3. 問題となっている治療・処置について，医療者側には十分な実施能力があるか？ 4. 問題となっている治療・処置について，法律やガイドラインは遵守されているか？　法律の専門家へのコンサルテーションは必要か？ 5. そのほか，特に考慮すべき要因について 　1)経済的な問題（患者側，医療者側）はあるか？ 　2)臨床研究，利益相反，学生教育にかかわる問題はあるか？ 　3)宗教・文化慣習などの問題はあるか？ 6. 要約すると，この患者と医療チームがおかれている環境の各種の側面が十分に検討されているか？

（宮坂道夫：医療倫理学の方法——原則・ナラティヴ・手順，第 3 版．p.63，医学書院，2016）

を検討する。**生活の質**では，苦痛，緩和ケアの適用可能性，患者の QOL への影響などを，**周囲の状況**では，家族や医療従事者の状況，法律やガイドラインなどを確認して記入する。10 ステップモデルや 4 ステップモデルにあった，最終的な意思決定を行うという段階が含まれないのが特徴である。作成した 4 分割表は，倫理検討会などでの話し合いの資料として用いられる。

2 臨床倫理検討シート

臨床倫理検討シートは，清水らを中心とする臨床倫理ネットワーク日本によって開発されたものである。何度か更新されており，現行版は 3 つの検討シートで構成されている（●図 8-3）。**事例提示シート**は，事例の経緯を時間の流れにそって記述し，事例についての基本的な情報を共有するためのものである。**カンファレンス用ワークシート**は，事例検討に参加する人たちが，その事例のなにが問題かを理解するためのものであり，医学的な観点と，患者本人や家族の思いの観点から検討を行い，社会的視点，合意を妨げている点等についても検討する。**益と害のアセスメントシート**は，その事例での選択肢を比較して，最善のものを見いだすためのものである。

3 かかわり合う人たちの価値観や意見の不一致を分析するためのツール

倫理的課題が生じる事例では，患者，家族，医療従事者などの価値観や意見の不一致が，根本的な原因になっている場合がある。そのような場合には，かかわり合う人たちの価値観や意見の不一致を分析するためのツールを用いるとよい。ここでは，**ジレンマ法**，**ナラティブ検討シート**の 2 つについて概説する。これらのツールは，看護職内の不一致であれば看護職だけで使うことができるし，他職種や患者，家族などとの間での不一致であれば，多職種間で使うこともできる。価値観や意見の不一致に焦点をあて，それを解消するための対話を促進するようにつくられているのが特徴である。

1 ジレンマ法

ジレンマ法は，オランダのフラステ，ヴィダーショーフェン G. Widdershoven，モレヴァイク Molewijk らが開発したものである。10 のステップ（●表 8-3）から構成されており，その最大の特徴は，事例を提示する人自身が直面しているジレンマ（● 140 ページ）が中心にすえられている点にある。たとえば，倫理的課題があることに気づいた看護師が，事例提示者となって，事例について説明し（ステップ 2），自身の直面しているジレンマを明らかにする。ジレンマを明らかにする際には，「A すべきか，B すべきか？」と，具体的な行動として表現する（ステップ 3）。これを受けて，話し合いの参加者たちは事例提示者の立場になって考え（ステップ 4），さらには，事例に関係するほかの当事者（ほかの医療スタッフや，患者，家族など）の価値観などを明らかにするように話し合う（ステップ 5）。そのうえで，ジレンマを解決

①事例提示シート
　＊検討内容：前向きの検討：方針の決定／医療・介護中に起きた問題の対応
　　　　　　　振り返る検討：すでに起こったことを見直し，今後につなげる
　　　　　　　記録者 [　　　　] 日付 [　　年　　月～　　年　　月]

> [1] 本人プロフィール
>
> [2] 経過
>
> 【本人の人生に関する情報】
>
> [3] 分岐点

②カンファレンス用ワークシート

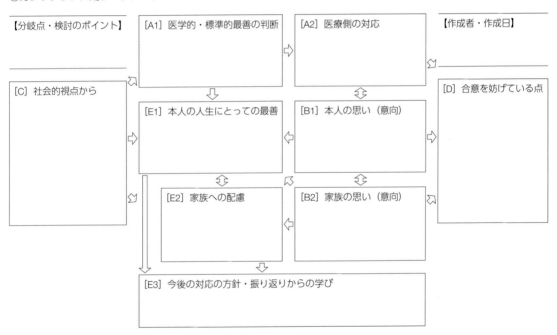

③益と害のアセスメントシート

	選　択　肢	この選択肢を選ぶ理由／ 見込まれる益	この選択肢を避ける理由／ 益のなさ・害・リスク

● 図 8-3　臨床倫理ネットワーク日本の臨床倫理検討シート

（臨床倫理ネットワーク日本：臨床倫理検討シート．臨床倫理ネットワーク日本．2023 < http://clinicalethics.ne.jp/cleth-prj/
worksheet/ ＞＜参照日 2023-11-27 ＞）

◎表8-3　ジレンマ法

ステップ1　導入
参加者の自己紹介。今回MCD*を行うことになったいきさつ。目指すことと期待されることの確認。レポートは作成されるのか(作成した場合誰に配布されるのか)や，守秘義務について。

ステップ2　ケース紹介
a.　参加者のなかのひとりから，事実，行動，感情に焦点をあてながらケースを提示してもらう。(まるで映画をみるかのように，参加者がケースをとらえられるように。)
b.　道徳的問題がもっとも切迫していたのは時間軸上いつだったか？

ステップ3　ジレンマと，その根底にある道徳的問題を明らかにする
ケース提示者はジレンマの双方の角を具体的な行動のかたちで明確に表す(AすべきかBすべきか？)
a.　AならびにBのそれぞれがなされなかったときにもたらされる不都合な点を明確にする。
b.　参加者は自分自身の直観的判断を書きとめる。

ステップ4　ケースの解き明かしによって提示者の立場に身をおく
参加者はケースの状況を明瞭に理解し，ケース提示者の立場になって考えられるよう，内容にかんして具体的に踏み込んだ質問を出しあう。

ステップ5　ものの見方・価値観・規範を明らかにする
ジレンマにかんしてケースの当事者たちの価値観(根本的な倫理上の諸動機，関心)と規範(価値観に伴う行動の指針)はどのようなものか？　共同で明確にしていく。

ステップ6　代替案を探す
ブレインストーミング。ジレンマを解消するためにとりうる現実的非現実的の別を問わずあらゆる選択肢をともに模索する。

ステップ7　個々人が判断し，自分の考えを明確にする
参加者はめいめい次の質問に答える。
a.　A，B，あるいはそれ以外のどの行動をとることが論理的に正しいか
b.　なぜそういえるかというと……。(自分自身の価値観や規範について述べる)
c.　そうなんだけど……。(自分が選んだ選択肢がどんな不都合をもたらすか)
d.　(c)で挙げた不都合はどのようにしたら小さくすることが可能か？
e.　(a)で自分が選んだ行動を実行に移すには何が必要か？(個人・チーム・組織のレベルで)

ステップ8　同意と差異にかんする対話
各人の見方の異同を共同で見定めて検討する。
a.　どの点で意見が一致し，どこで食い違うのか？
b.　それらの食い違いから学べることは何か？　新たにどんな問いを立てたらよいか？

ステップ9　結論と行動
具体的なかたちで意見の一致がみられた事柄に基づいて共同で結論を明確にする。
a.　どうやってジレンマを解くか，どう行動したらよいかにかんしてもっともよい答えは？　それはどんな価値観や規範に基づいているか？
b.　議論の革新は何か？　私たちは何を見据えなければならないか？
c.　実際にどんな調整をだれが，いつ，どこで行うか？

ステップ10　しめくくりと評価
a.　もっとも大切な成果は何だと思うか？　その成果をもとにして何をすることができるか(解決できないことは何か)？
b.　今回のMCDについてどう思うか？　ファシリテーターのはたらきはどうだったか？
c.　よかった点，学べたことは何か？　次に行うときMCDのやり方について改善できる点は？

＊著者注　MCD：moral case deliberationの略。倫理的課題の検討において，参加者どうしの対話により相互理解を深める事例検討法。

(服部健司：臨床倫理委員会や倫理コンサルタントとは別の仕方で——moral case deliberationの可能性．生命倫理，27(1)：17-25，2017.)

するための案を考え，参加者間の意見の一致と不一致を明確にしたうえで，結論に導くための対話を行っていく(ステップ7～9)。

2　ナラティブ検討シート

　ナラティブ検討シートは，筆者が開発したものである。ナラティブとは，患者・家族・医療従事者のそれぞれがいだいている思いや価値観が語られたもののことである。ジレンマ法は事例提示者がかかえるジレンマに焦点をあ

○**表8-4　ナラティブ検討シート**

1. 患者，家族（キーパーソン），医療従事者のうち，検討対象とすべき当事者を選択する。
2. 以下の各点についてのナラティブを記述する。（本人ではない立場で表現することの限界をふまえながら，当事者との対話や注意深い観察に基づいて記述する。記入する順序は問わない。）
　　　1）現状の問題をどうとらえているか。2）望んでいること。その実現方法があれば，具体的に記入する。3）受け入れがたいこと。その回避方法があれば，具体的に記入する。4）背景にある事情や価値観を記入する。
3. それぞれのナラティブを比較して，不調和（不一致や対立）がどこにあるかを見きわめる。
4. 全体を見渡して，ナラティブの不調和を解消する方法，対話の計画を記入する。（1. 参加者，2. 話し合いの目標設定〔①意見聴取，②論点整理〔見解の不一致の要点の明確化〕，③見解の不一致の軽減，④具体的な意思決定，など〕，3. 進行形式，留意点など）

	1）現状の問題をどうとらえているか	2）望んでいること，その実現方法	3）受け入れがたいこと，その回避方法	4）背景にある事情や価値観
患者				
家族1				
家族2				
主治医				
スタッフ1				
スタッフ2				
ナラティヴの不調和を解消する方法，対話の計画				

てているのに対し，**ナラティブ検討シート**は医療従事者，患者，家族のナラティブを横並びに比較して，その不調和を解消しようとする点に特色がある（○表8-4）。ナラティブがぶつかり合っている人たちを検討対象として選択し，それぞれのナラティブを，①現状をどうとらえているか，②望んでいることとその実現方法，③受け入れがたいこととその回避方法の3つに分けて記述する。そのうえで，当事者間のナラティブが対立したり，矛盾し合ったりしているナラティブの不調和を見きわめて，これを解消する対話の計画を立案する。

C　ツールの活用

1　ツールの選択

　ここまでに学んだツールは，それぞれに異なる特色があり，また適用できる事例についても制約がある。それを用いれば，看護現場での倫理的課題を

○**表8-5 ツール検討のための視点と検討ツールの候補**

視点	課題の概要	検討ツールの候補
視点1	看護職の内部で検討すべき課題	10ステップモデル，4ステップモデル，ジレンマ法，ナラティブ検討シート
	他職種とともに検討すべき課題	4分割法，臨床倫理検討シート，ジレンマ法，ナラティブ検討シート
視点2	看護実践の方針にかかわる課題	10ステップモデル，4ステップモデル
	治療方針にかかわる課題	4分割法，臨床倫理検討シート
視点3	価値観や意見の不一致による課題	ジレンマ法，ナラティブ検討シート

すべて解決できるというようなツールは存在しないため，事例によってどのツールを用いるべきかを検討する必要がある。検討にあたっては，その事例で何が課題となっているのかを，次の3つの視点で見きわめるとよい（○表8-5）。

- 視点1：看護職の内部で検討すべき課題か，他職種とともに検討すべき課題か
- 視点2：治療・ケアの是非や選択についての課題か
- 視点3：関わり合う人たちの間の価値観や意見の不一致による課題か

　ただし，注意しなければならないのは，これらの分類は固定されたものではなく，事例に含まれる倫理的課題によって，個別に考える必要があるという点である。たとえば，看護実践の方針にかかわる倫理的課題であっても，他職種の意見を聞いたり，他職種の課題としても検討したりしたいのであれば，それに適したツールを用いたほうがよいかもしれない。あるいは逆に，医療チーム全体の課題であっても，看護職としての方針を考えたいのであれば，看護職向けのツールを使うことができるだろう。

▌視点1　看護職の内部で検討すべき課題か，他職種とともに検討すべき課題か

　視点1では，その事例への対処を，看護職どうしあるいは病院の看護部のような看護職の組織内で検討すればよいのか，それとも，医師や薬剤師などほかの職種とともに検討を行う必要があるのかを考える。

▌視点2　治療・ケアの是非や選択についての課題か

　視点2では，その事例で，治療・ケアなどの是非（治療やケアを行うべきか否か）や選択（複数の治療・ケアのなかからいずれを選ぶべきか）が課題となっているかを確認する。このような課題は，治療やケアという医療従事者の職務の根幹にかかわるものであり，最新の専門的知見や，患者の状態の的確な把握やアセスメントに基づいて検討する必要がある。そのため，課題解決のために用いるツールは，看護や医療の観点からの事実関係の検討を詳細に行えるものが適している。

　視点1とあわせて考えると，そのような検討を看護職の内部で行うべきなのか，あるいは医師を含めた多職種間で行うのかによって，使いやすいツールが異なる。看護実践の方針にかかわる課題であれば，看護職の内部で検討

すればよいが，治療方針にかかわる課題は，多職種間で検討する必要がある。

視点3　かかわり合う人たちの間の価値観や意見の不一致による課題か

　視点3では，生じている倫理的課題の核心部分に，かかわり合う人たちの間の価値観や意見の対立があるかに着目する。ものごとのよしあしについての信念は，人にとってきわめて重要なものであり，その信念を異にする人との間に，しばしば感情的な対立を生む。このような側面に着目し，かかわり合う人たちの間にある価値観や意見の不一致を客観的に把握して，その解決や緩和を試みるツールとみなせるのが，ジレンマ法とナラティブ検討シートの2つである。ジレンマ法は，事例提示者が直面するジレンマに焦点をあてている。たとえば，倫理的課題に気づいた看護職が事例提示者となった場合は，その事例に関係する患者，家族，ほかのスタッフなど，ほかの立場の人たちの考え方についても検討するが，あくまで事例提示者がかかえているジレンマを明確にして解決することに主眼がおかれる。これに対して，ナラティブ検討シートでは，特定の人を中心におかず，検討すべき人たちの考え方や背景をならべて検討し，そこにある不調和を解消する対話の計画を考える。

② 事例で学ぶ検討ツールの選び方

　3つの視点を参考にしながら，事例によって検討ツールをどのように用いるかを考えてみよう。

1 看護職の間で生じる倫理的課題

　最初に取り上げるのが，看護職の間で生じる倫理的課題である。前述の事例（◐ 139ページ）では，新人看護師と先輩看護師との間で生じた倫理的課題が含まれていた。これについて，ツールを使って分析するならば，どれが適していると言えるか，3つの視点から考えてみよう。

> **事例**
> 　新人の看護師Aさんは，患者Bさんが不快そうにしている様子を見て，清拭を行おうと考えた。それは，あらかじめ計画されていたものではなかったが，ほかの業務に追われているわけでもなかったし，患者のニードにこたえられるなら，そのほうがよいと考えたのだった。ところが，Aさんの様子に気づいた先輩看護師Cさんから，「計画にないことをしないほうがいいですよ」と言われた。

視点1　看護職の内部で検討すべき課題か，他職種とともに検討すべき課題か

　AさんとCさんの対話で解決することができる，あるいは，もう少し範囲を広げて，この病棟の看護組織全体で検討すれば解決できる課題ならば，

看護職の内部で検討すべき課題と考えられる。一方で，施設全体で治療ケアの基本方針を再考したい，ということになれば，看護職の範囲をこえて，他職種とともに検討すべき課題になる。

▎視点2　治療・ケアの是非や選択についての課題か

ここでは，清拭(せいしき)という看護実践の方針が問題となっている。

▎視点3　かかわり合う人たちの間の価値観や意見の不一致による課題か

　Aさんは新人で，Cさんが先輩であり，この場面を，CさんがAさんを指導しているのだと見ることもできる。しかし，Aさんは，心のなかで，チームで働くためには皆に合わせなければならないという考え方と，それでは患者のニードにこたえられないという考え方とでジレンマをかかえている。さらに，Aさんが「患者のニードに応じること」を大切にしている一方で，Cさんは「看護師によってケアの内容が異なるのは，よいことではない」という価値観をいだいている。こうした価値観の不一致が深刻で，両者の関係がギクシャクしたり，働きにくい環境になってしまったりすることを防ぐためには，価値観や意見の不一致による倫理的課題とみなして，ジレンマ法やナラティブ検討シートを用いて分析することを考えてよいのかもしれない。

▎検討ツールの選択

　以上の3つの視点から考えると，用いるべき検討ツールとして，まずは10ステップモデルや4ステップモデルが適していると考えられる。AさんとCさんの価値観の不一致を分析するためには，さらにジレンマ法やナラティブ検討シートを用いてもよいだろう。

2 看護職と患者・家族との間で生じる倫理的課題

　次に，看護職と患者・家族との間で生じる倫理的課題を含む事例を見てみよう。これには非常に多様な種類があるのだが，ここでは，看護職と患者の家族との間に生じたハラスメントの事例を取り上げる。

> **事例**
> 　Dさんは在宅療養中の高齢女性である。息子のEさんと一緒に入浴介助を行ったところ，訪問看護師のFさんが手袋を着用しているのを見たEさんは，「俺の親をよごれものみたいに扱うなよ！」とどなった。

　この事例では，看護師は患者の家族にどなられ，危害をこうむる立場におかれている。倫理的問題への気づきのきっかけには，疑問や感情の揺らぎがある。この事例において，F看護師は驚きや恐怖心をいだいただろうと想像され，それらはきわめて不快なものである。この事例では，看護師が患者家族から威圧や言葉の暴力を受けていることから，ハラスメント（ペイシェント−ハラスメント，カスタマー−ハラスメント）がおこっている場面ととらえることができる（● plus）。このような場合，どういったツールが活用できるだろうか。

▌視点 1　看護職の内部で検討すべき課題か，他職種とともに検討すべき課題か

暴力やハラスメントが深刻なものであれば，看護職だけではなく，他職種とともに検討し，警察に通報するなど，強力な対処を講じることが望ましい。しかし，「母をきたないものみたいに扱わないでほしいです」などと，もっと冷静でていねいな態度で家族に言われた場合には，これを深刻な暴言やハラスメントととらえることはむずかしい。

▌視点 2　治療・ケアの是非や選択についての倫理的課題か

この事例で問題となった「入浴介助の際の手袋着用」は「看護実践の方針にかかわる倫理的課題」とみなすことができることから，10 ステップモデルや 4 ステップモデルが活用できる。

▌視点 3　かかわり合う人たちの間の価値観や意見の不一致による課題か

家族である E さんが，ケアを行っている訪問看護師 F さんに対して敵意をいだくようなものになりかねないのであれば，これを価値観や意見の不一致による課題と考えることもできる。その場合には，ジレンマ法を用いて F さんのジレンマを分析したり，ナラティブ検討シートを用いて，手袋をつけることに対する E さんと F さんの思いとその背景を分析したりすることも有用となる。

▌検討ツールの選択

以上の 3 つの視点から考えれば，本事例の分析に用いるべき検討ツールとしては，10 ステップモデルまたは 4 ステップモデルが適している。さらに，ジレンマ法やナラティブ検討シートを用いて患者家族 E さんと看護師 F さんの間の価値観の不一致を分析することもできると考えられる。

3　看護職と医師との間で生じる倫理的課題

看護職と医師との間でも，しばしば倫理的課題が生じる。医師は，治療についての方針を決定し，看護職に診療の補助を指示する立場にある職種であ

---

plus	ハラスメントや院内暴力への対応

ハラスメントや，暴言（言葉の暴力），あるいは暴力という不適切な行為は倫理的課題としてとらえる以前に，被害が生じた際にどう行動すべきかやこれらの被害をどうやって未然に防ぐかという視点から論じられてきた。たとえば，東京都病院協会では，院内で生じる暴力（暴言やハラスメントを含む）を深刻度によってレベル分けして，その対応の例を公表しているほか，日本看護協会は，指針「保健医療福祉施設における暴力対策指針−看護者のために−」で暴力に関する基本的知識やリスクマネジメント，対応策をまとめている[1]。

*1 日本看護協会：医療現場での暴力対策. (https://www.nurse.or.jp/nursing/shuroanzen/safety/violence/index.html)（参照 2023-05-23）

る。一方，看護職は医師に従属するのではなく独自の機能を果たし，患者の権利を擁護するアドボカシー（● 109ページ）の支援を担う役割が求められている。そのため，医師と看護職の価値観や意見の不一致が生じることがある。

> **事例**
> 　14歳の脳腫瘍患者Iさんの治療について，医師Jさんは，両親と相談して，本人には病名の告知はせずに治療を進めることにした。Jさんは，Iさんに会うたびに，「必ずよくなると信じてがんばろう」と励ましているが，看護師Kさんには「かなり進行しているので，あと1年はもたないだろう」と言う。Kさんは，「Iさんからたびたび，『僕は治るんですよね』と聞かれます。本当のことを伝えるべきではないですか」とたずねた。するとJさんはいらだった様子で，「希望を奪ったってどうしようもないでしょう」と発言した。

▌視点1　看護職の内部で検討すべき課題か，他職種とともに検討すべき課題か

　医師との間で生じる事例の倫理的課題の見きわめには，視点1が非常に重要である。看護職のみで検討すべき課題としてとらえる場合は，医師の方針や考え方は検討の対象にならず，それを前提として看護職としてどう対応すべきかを考えることになりがちである。これに対して，医師を含めた他職種とともに検討すべき課題としてとらえるならば，医師の方針や考え方を検討対象にすることが，よりたやすくなる。この事例では，主治医の方針である，患者本人に告知をしないことの是非を問題にするために，他職種とともに検討する必要があり，それに適した検討ツールを使うことが望ましい。

▌視点2　治療・ケアの是非や選択についての倫理的課題か

　ここで問題になっているのは，告知についての方針である。これは，看護実践の方針にかかわる倫理的課題だろうか。あるいは，治療方針にかかわる倫理的課題だろうか。告知をどう位置づけるかでかわってくるが，実際の医療現場で，告知を行うのは医師であるため，看護実践よりは，医師の治療方針の一環として位置づけるほうが考えやすいかもしれない。しかし，インフォームドコンセントなどと同様に，告知は患者の権利である「情報を得る権利」（● 38ページ）を尊重するための実践であり，医学的介入（手術，化学療法，放射線治療など）としての治療とは区別する方が適切である。そう考えれば，治療方針にかかわる倫理的課題を扱うための検討ツールは，あまり適してないといえるだろう。

▌視点3　かかわり合う人たちの間の価値観や意見の不一致による課題か

　この事例で，医師と看護師の間で告知についての方針について，意見の不一致が生じていることは明らかである。

▌検討ツールの選択

　視点1・視点2より，他職種とともに検討すべき課題でありながら，治療方針にかかわる課題ではないために，4分割法や臨床倫理検討シートは使い

にくいといえる。本章で取り上げたツールのなかで，この事例の分析に最も適しているのは，ジレンマ法またはナラティブ検討シートである，ということになる。

4 看護職・患者・家族・他職種の間で生じる倫理的課題

最後に，看護職・患者・家族・他職種という，より多様な人たちの間で生じる，もっと複雑な事例として，治療ケアの是非や選択についての倫理的課題が生じている事例を考える。

事例

患者は慢性腎不全の78歳の女性。7年前に当病院で慢性腎不全との診断を受けたが，当時は軽症だったため，定期的に通院して経過を観察した。それ以降，検査の数値はしだいに悪化していったが，本人の苦痛はあまりないらしく，元気に家事などをしていた。しかし，今年のはじめに血清クレアチニン検査値や尿素窒素が急速に悪化し，本人も足のむくみが強くなったと訴えた。

本人は，知人が透析を受けたときの様子を覚えていて，「何度も何度も手術を受けて難儀そうだった」と話した。そのわるいイメージに加えて，「家族のことを考えると，とても透析なんて受けられない」と，何度も医師や看護師たちに訴えた。現在は夫と2人暮しで，30kmほど離れた隣町にひとり息子が暮らしていた。夫は肝疾患があるとのことで体調がわるく，2年ほど前に自動車免許を返納しており，息子が1時間ほどの道のりを運転して，患者をこの病院まで連れてきていた。

患者が透析を受けたくないと言っていることについて，家族はなんと言っているのかを患者に聞いてみた。すると，夫は「本人がそう望むならば」と，一応は了承しているが，息子は「透析を受ける場合に，俺が毎度おふくろを病院に連れてくるのはむずかしい。それでも透析しないなんて話はない。おふくろはまだ生きられる」と話しているという。患者が住んでいる地区は農村で，病院まで通えるバスなどもなく，近隣に患者が透析を受けられる施設もない。

医療チームのスタッフたちは思い悩んだ。主治医は「透析を受けてもらえば，この先何年も生きられるはずなのに，それをみすみす死なせるようなことをしてよいのだろうか」という意見だった。別のスタッフは「本人が望むのであれば，透析をしない選択も考えてよいのではないか」と述べた。医療チームは，今後どう行動していくべきか。

▌視点1　看護職の内部で検討すべき課題か，他職種とともに検討すべき課題か

最初から医師と看護師が患者からの訴えを受けて，どうすればよいかを一緒に考えており，最初から他職種とともに検討すべき課題となっている。

▌視点2　治療ケアの是非や選択についての倫理的課題か

透析療法という標準的な治療方針を，患者が拒否しており，まさしく治療方針にかかわる課題とみなすことができる。

視点3 かかわり合う人たちの間の価値観や意見の不一致による課題か

医療従事者としては,透析を実施したいが,患者がそれを拒否している構図になっており,価値観や意見の不一致による課題にもなっている。

検討ツールの選択

以上の3つの視点から考えると,他職種とともに検討すべき課題かつ治療方針にかかわる課題であり,さらに価値観や意見の不一致による課題という側面ももつ。このため,4分割法,臨床倫理検討シート,ジレンマ法,ナラティブ検討シートの4つが,すべて適しているといえる。

複雑な要素がからみ合っている事例などでは,活用できるツールを1つに絞れない場合がある。そうした事例では,状況に応じて3つの視点を参考にしながらツールを選択したり,複数のものを組み合わせて用いたりすることで,より立体的な分析が可能となる。

この事例のように,治療方針にかかわる課題である場合には,医師の考える治療方針について,医師以外の職種が合意して,医療ケアチーム全体で一致した考え方をもてるようにすることが望ましい。そのため,医師から,他職種に対して,治療方針の根拠や他の治療方法などについて,詳しく説明してもらう必要がある。そのような課程を含むツールは,4分割法や臨床倫理検討シートであり,まずはこれらを利用することが適しているように思われる。そのうえで,医療チームが一致して透析をすすめたいと考え,患者がそれを拒否するという状況になれば,医療チーム側と患者との価値観や意見の不一致を,ジレンマ法やナラティブ検討シートを用いて分析することができる。また,医師と看護職や他職種の間で,治療方針についての意見のくい違いがある場合でも,これらのツールを用いて分析することができる。

✐ work 復習と課題

❶ 本章に掲載されている事例を参考にしながら,実際に実習で経験した倫理的課題のあるできごとについて記述してみよう。

❷ ❶で記述したできごとについて,なんらかのアプローチを用いて分析しよう。

参考文献
1. 金井壽宏・楠見孝：実践知——エキスパートの知性. p.4, 有斐閣, 2012.

第 **9** 章

看護研究の倫理

A 看護職と研究倫理

1 医療と研究

　医療の発展には，研究が不可欠である。新しい治療法や医薬品を開発し，医療ケアの質を高めるには，科学的な方法で実証的な研究を行うしかない。

　人間の生老病死を扱う医療は，古くから宗教や文化的慣習と密接に結びついていた。医療の長い歴史のなかで，自然科学と同様の実証的な研究が重視されるようになったのは，おもに18〜19世紀からである。その当時も，科学的とはいえない考え方（たとえば生気や霊魂などを信じる考え方）が根強く残ってはいたが，顕微鏡などの開発により，感染症を引きおこす微生物がつぎつぎと発見されるとともに，人間を含む生物の組織や臓器の詳細な構造が明らかになっていった。そうしたなかで，1865年に『実験医学序説』をあらわしたベルナール C. Bernard（1813〜1878）が主張したように，物理学や化学と同様に，科学的な実証研究により裏づけられた知識こそが医学の基盤となるべきだという考え方が広がっていった。

2 看護と研究

　近代看護の創始者であるナイチンゲールも，ベルナールと同様に科学的な実証研究を重視した。1854年，クリミア戦争のさなかに陸軍病院に赴任したナイチンゲールは，劣悪な環境にあった患者のデータを収集・分析し，院内の衛生環境の改善により死亡率が減らせると予測した。さまざまな取り組みを行った結果，実際に死亡率を大きく減らすことに成功した。この成果は，看護においても科学的な研究が不可欠であることを示すものであったが，看護界で研究の重要性が理解されるにはさらに数十年の年月を要した。

　その後，19世紀末ころからしだいに看護研究が行われるようになり，1900年には看護分野で最も古い学術誌の1つであるアメリカ看護雑誌 American Journal of Nursing が刊行された。アメリカでは，1909年にミネソタ大学ではじめての大学教育が始まり[1]，1933年に最初の博士課程教育がコロンビア大学で始まった[2]。わが国でも，1952年に高知女子大学（現在の高知

1）Donahue, M. P. : *Nursing, The Finest Art : An Illustrated History*, 3rd ed. p.346, Mosby, 2010.
2）Ketean, S. et al. : Nursing doctoral education in the Americas. *Online Journal of Issuesin Nursing*, 5（2）: 8, 2001.

県立大学)で4年制大学教育が, 1988年には聖路加看護大学で博士課程教育が始まった。わが国では, 1990年代から看護を教える4年制大学の数が急増し, 1989年度にはわずか11校だったのが, 2023年度の時点では283校が設置され, 博士課程をもつ大学院の数も115校に及んでいる[1]。

　現在では, 看護分野での研究の重要性は広く認められ, 大学の増加に伴い研究活動が活発になっているだけでなく, 臨床現場においても看護職が研究活動を行う機会が増えている。

3　看護職と研究倫理

　医学研究では, 身体にメスや針を入れて生体試料を採取したり, 薬物を与えたりすることがしばしば行われる。このように, 研究対象者(被験者あるいは研究参加者ともよばれる)に対して, 一定のダメージを与えることを**侵襲**という。看護研究では, 看護の実践方法や管理, あるいは看護を取り巻く環境や看護教育などの改善を目的とした研究が多く, 医学研究と比べると, 被験者に侵襲を与える程度が低いものがほとんどである。

　ただし今日では, 看護の研究活動が活発になると同時に, 医療の高度化に伴い, 第5章で学んだ先端医療技術の研究にも看護の視点が取り入れられている。今後は, 看護職が医師などと共同で, これまでの看護研究では扱われてこなかったテーマの研究にかかわる機会が増えることも考えられる。さらには, 医師などが患者を対象として行っている研究の倫理的妥当性について, 看護職が倫理委員会などの場で意見を求められることも増えている。

　そのため, 看護職は, 看護研究を行うために研究の倫理について知っておく必要があるのはもちろんのこと, 医学やほかの領域で行われる研究で考えられてきた倫理的課題についての理解を深めることが必要になってきている。看護研究ではほとんど行われないような, 大きな侵襲を伴う研究や動物を用いる研究などについても, 倫理的課題の概要を知っておく必要がある。

B　研究における倫理的課題

　医療分野の研究を規制する法律や指針の制定の背景には, 大きな侵襲を伴う研究によって倫理的課題が浮きぼりにされてきた歴史がある。1930～40年代のナチス-ドイツで行われた非人道的な人体実験に対する反省から, 「ニュルンベルク綱領」(1947年)や「ヘルシンキ宣言」(1964年)がつくられ, 被験者の自己決定権が確立された(● 26ページ)。これらの実験は悲惨なものであったが, 歴史をふり返ると, 貴重な知見をもたらした研究として知られるもののなかにも, 倫理的課題を含んでいるものがある。

　次に示すのは, 「胃液のはたらきの発見」と「肝炎ワクチンの開発」とい

---

1) 日本看護系大学協議会：2023年度JANPU会員校数と設置主体別内訳. 2023(https://www.janpu.or.jp/file/member_soukatsu. pdf)(参照 2023-10-03)

う，医学史において重要な発見をなしとげた研究例であるが，どちらも「いまの時代ならば許されない研究だ」と感じる人が多いはずである。ここでは，これらの研究の「方法」（目標の設定，被験者の選定，データの収集方法や分析方法など）に注目して，「どこに問題があるのか」「どんな点を改善すれば，行ってもよい研究になるのか」を考えてみよう。

ボーモントの研究

　1822 年に，セントマーチンという男性が，銃の暴発事故で腹部に銃創を負った。治療にあたった医師ボーモントは，患者の胃壁に人間の拳^{こぶし}ほどの穴が空いたままになっていて，簡単にふさがらないことを利用して，そこにさまざまな食物を挿入して観察する実験を行った。セントマーチンは，研究に協力したいと話し，ボーモントは治療と研究を続けるために彼を使用人として雇った。実験の結果として，胃液が食物を化学的に消化することが証明された。

クルーグマンらの研究

　1955 年に，クルーグマンらは，知的障害児のための学校の児童を被験者として，肝炎のワクチン開発を目的に研究を始めた。28 人の児童を対象とした実験では，約半数の児童（実験群）には予防効果が期待される血清グロブリンを接種し，残りの児童（対照群）には接種せずにおき，28 人全員に B 型肝炎ウイルスを含む血清を与えた。これによって，血清グロブリンの効果を確かめることに成功した[1]。その学校の衛生環境は非常にわるく，児童の多くが入学から 1 年以内に自然に肝炎ウイルスに感染していたため，クルーグマンは人為的に感染させても問題はないと考えた。クルーグマンらは，この研究について，児童には説明をせず，親に説明をして同意を得た。これらの実験を積み重ねて，彼らは肝炎ワクチンの開発に成功した。

　これらの研究にみられる，侵襲・リスクとインフォームドコンセントの問題は，いずれも研究倫理を考えるうえで最も基本的な視点といえる。ただし，21 世紀の医療分野の研究は，第 5 章で学んだような新しい課題に取り組みつつあり，それに伴って倫理的課題も複雑になっている。複雑な倫理的課題にどのように対応すべきかについては，C 節で見ていくことにしよう。

1　侵襲・リスクの有無

　前述の研究例に倫理的課題があると感じる理由の 1 つは，胃の穴に食物を挿入したり，子どもたちに肝炎ウイルスを人為的に感染させたりしている点，つまり侵襲を与えている点にあるだろう。**侵襲**（あるいは**リスク**）は，研究倫理を考える際の最も重要な視点の 1 つである。侵襲の程度を低くするほど，倫理的課題は小さくなる可能性がある。

　ボーモントの研究では，「胃液のはたらきを調べる」という目的を達成す

---

1) Krugman, S. et al. : Viral hepatitis, type B(MS-2 strain): prevention with specic hepatitisB immune serum globulin. *The Journal of the American Medical Association*, 218(11): 1665-1670, 1971.

るために，「患者の胃の穴から胃液を採取して，容器の中で食物を分解させてみる」という，より安全な方法をとれたかもしれない❶。クルーグマンの研究では，「ワクチンの効果を確かめる」という目的を達成するためであれば，「同時期に入所した児童を 2 群に分けて，一方にはワクチンを与え，他方には与えずにおき，一定期間ののちに両群の感染率や発病率を比較する」という方法でもよかったかもしれない。

2 インフォームドコンセントの有無

　これらの研究例に倫理的課題があると感じるもう 1 つの大きな理由は，今日でいう**インフォームドコンセント**を適切に得ていない点にある。

　ボーモントの研究では，被験者はみずから協力を申し出ており，同意のもとで研究が行われたとみなせる。しかし，被験者にとって，研究者ボーモントは自分の命を救い，治療をしてくれている医師でもあり，さらには自分を雇ってくれている。不満を感じても，研究の被験者となることを断るのはむずかしかっただろう。

　クルーグマンらの研究では，そもそも被験者から同意を得ていない。知的障害児なのだから，説明しても理解できないだろうというのがその理由であり，研究者らは，親からの承諾(代諾)を得たとしている。しかし，このようにリスクの高い研究を，代諾によって行ってもよいのだろうか。親のなかには，子どもに愛情を感じておらず，その利益を考えもせずに代諾をする人がいた可能性はないだろうか。

C 研究における倫理的配慮

1 法律・指針，倫理審査

　研究において必要とされる倫理的配慮はさまざまな法律やガイドラインにより定められている。また，研究を行うには，倫理審査を受ける必要がある。

◆ 法律・指針

　現在のわが国には，医療分野の研究を包括的に規制する法律はないが，「再生医療等安全確保法」や「個人情報保護法」など，特定の問題を規制する法律がある。

　また，指針として「**人を対象とする生命科学・医学系研究に関する倫理指針**」(文部科学省・厚生労働省・経済産業省，2021 年)と，これを補うものとしての「**人を対象とする医学系研究に関する倫理指針ガイダンス**」(2015 年)，および「**研究活動における不正行為への対応等に関するガイドライン**」(文部科学省，2014 年)などがあり，これらは看護研究でも遵守しなければならないものと位置づけられている。

◆ 倫理審査

　現在，人を対象とする医療分野での研究（看護研究を含む）は，計画の段階で**倫理審査**を受けて承認されていなければ実施できない。「人を対象とする生命科学・医学系研究に関する倫理指針」には，倫理審査委員会の設置要件や役割・責務などが規定されている。看護研究の多くがこの指針の対象となるが，文献研究などは対象とならないため，倫理的配慮を別に考える必要がある。

2 倫理的配慮の要点

　実際に研究に着手する際には，「人を対象とする医学系研究に関する倫理指針」などを熟読して，倫理的配慮を考えなければならない。その内容は多岐にわたるため，ここでは指針などを参照しつつ，多様な研究に適用できるような倫理的配慮の要点を7つに分けて整理する。

1 侵襲・リスクへの配慮

◆ 侵襲・負担・リスクの程度

　「人を対象とする医学系研究に関する倫理指針」では，**侵襲**は「研究目的で行われる，穿刺，切開，薬物投与，放射線照射，心的外傷に触れる質問等によって，研究対象者の身体又は精神に傷害又は負担が生じること」としている。また，侵襲と呼べないとしても，研究によって研究対象者が疲れを感じたり，一部の人にアレルギー症状があらわれたりするなど，好ましくない事象が生じる可能性がある。「人を対象とする医学系研究に関する倫理指針ガイダンス」では，研究の実施に伴うこうした「好ましくない事象」を**負担**または**リスク**としている。**負担**は「確定的に生じる」ものであるのに対し，**リスク**は「実際に生じるか否かが不確定な危害の可能性」である。当然ながら，研究によって生じる侵襲・負担・リスクが小さいほどよい。多少なりとも侵襲・負担・リスクが予測されるのであれば，それが具体的にどのようなものか，それが十分に小さいといえるかどうか，もしも発生した場合にどのような処置を講じる予定であるか，といったことを研究計画書などのなかで明示しておく必要がある。

　先に見た2つの研究例では，侵襲性・負担・リスクは身体的なものであったが，研究によっては被験者の精神面や社会生活（家庭・職場・学校などでの生活）への影響が予測される場合もある。侵襲・負担・リスクは，健康の概念と同様に，身体的・精神的・社会的な側面があるとみなすことができるため，広い視野でとらえる必要がある。

◆ 利益と不利益のバランス

　研究によってもたらされる「**利益を受ける人**」と，侵襲・リスクが及ぶと

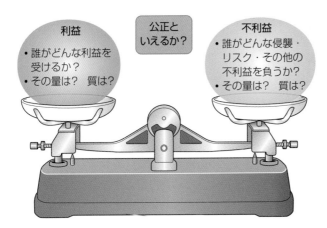

●図9-1　利益と不利益のバランス

いう意味で「**不利益をこうむる人**」との間に，不公正なアンバランスが生じないことが不可欠である（●図9-1）。

　ここで注意しなければならないのは，公正とは「利益と不利益がほぼ同じで，釣り合っている」ことではないという点である。「誰がどのような利益を受け，誰がどのような不利益をこうむるか」を見きわめて，その状態が「公正といえるか」を考える必要がある。

　たとえば，「被験者が大きなリスクを負い，ほかの人たちが大きな利益を得る」のは，きわめて不公正な状態である。ボーモントとクルーグマンの研究は，まさにそのようなものであり，被験者が大きなリスクを負ったのに対し，大きな利益を得たのは被験者以外の人，すなわち研究者や一般市民であった（胃液のはたらきを知り，肝炎ワクチンを利用できるようになった）。

　その一方で，医療分野の研究の大半では，「被験者がある程度の侵襲やリスクを負い，ほかの人たちが大きな利益を受ける」という図式にならざるをえない。そのため，被験者が負う侵襲やリスクをとくに注意深く評価して，それが過大なものとならないような方法を考えることが非常に重要である。

2 インフォームドコンセントの徹底

　被験者が自由意思に基づいて研究協力に同意していることが，研究の基本的な要件である。しかもその同意は，臨床現場で医療ケアを行う際のインフォームドコンセント以上に徹底したものでなければならない。なぜなら，治療は「患者本人が利益を受ける」のに対して，研究の場合には，上述のとおり「被験者がある程度の侵襲やリスクを負い，別の人たちが大きな利益を受ける」という図式になることが多いためである。そのために，研究の説明は被験者が理解できるような平易なものでなければならず，いったん同意していても，途中でその同意を撤回できる機会を与えなければならない。

◆ 書面によるインフォームドコンセント

　研究におけるインフォームドコンセントは，原則として**書面**で得るべきである。説明をする際には説明書を用意し，同意を得る際には同意書に署名し

てもらうことが望ましい。これは，事故や有害事象の発生時，あるいは被験者からの苦情などを受けた場合などに，研究者から具体的にどのような説明がなされたのか，また，本人や代諾者が確かに同意していたのかを証明する重要な根拠資料になるためである。そのために，説明書と同意書は2通ずつ作成し，研究者と被験者がそれぞれ保管しておくことが望ましい。

◆ 患者を被験者とする場合

　医療分野の研究では，研究者が医師や看護師などの医療従事者で，被験者がその受け持ち患者であることも少なくない。そのような場合には，患者は治療や看護をしてもらっている人からの研究協力の依頼を断りにくいと考えるべきである。そのため，研究参加を断っても，医療ケアを受けるうえで不利益が生じないことを保障する必要がある。しかも単にこれまでどおりの治療やケアを提供するというだけの意味ではなく，医師や看護師との関係性をそこなわないような配慮を講じる必要がある。そのためには，研究を実施する人と，医療ケアを実施する人とを分けることが望ましい。それが不可能ならば，関係性をそこなわないための配慮を研究者のほうから積極的に講じるべきである。

◆ 代諾とインフォームドアセント

　小児・知的障害者・精神障害者・認知症患者など，判断能力が低い人たちを被験者とする場合には，代理人から代諾を得ること，および，本人から**インフォームドアセント**を得ることの2つを計画すべきである。

　代諾者は，被験者との関係性に問題がなく，被験者の**最善利益**を代弁できる人でなければならない。たとえば，小児の場合に母親であれば無条件に代諾者として適任だとみなせるわけではなく，その児の最善利益にかなった選択をしてもらえる人でなければならない。プライバシーに立ち入って調べることは困難かもしれないが，可能な範囲で被験者と代理人の関係性に問題がないことを確認する必要がある。

　これに加えて，可能な限り被験者本人にていねいで平易な説明をして，研究の実施を受け入れてもらうことが望ましい。そのように，平易な説明によって研究に参加することを本人が受け入れることを**インフォームドアセント**とよぶ。これが得られたかどうかを見きわめる方法は，被験者の状態によって異なるが，少なくとも，明らかに拒絶している被験者を無理に研究に参加させるようなことをすべきではない。

◆ オプトアウト

　侵襲やリスクがごく小さく，また個人情報を取得しないような研究では，個々の被験者から書面によるインフォームドコンセントを得なくてもよい場合がある。無記名のアンケート調査などがその例である。そのような場合にしばしば用いられるのが，**オプトアウト方式**での同意である。これは，研究についての情報を通知・公開しておいて，研究に協力したくない場合には

「**オプトアウト**（除外される機会）」を与えるというものである。

　アンケート調査の場合には，研究についての情報を記載した用紙を配布して，研究に協力したくない場合には白紙の状態でアンケートを提出すればよいことをそこに明記しておく，などの方法が考えられる。

3 情報の保護と開示

◆ 個人情報の保護

　人間にはプライバシーを保護される権利，自分に関する情報について他人に知られずにいる権利がある。被験者についての情報が，被験者自身のあずかり知らないところで流布されることがあってはならない。これについては，「**個人情報の保護に関する法律**」（**個人情報保護法**）などが定められており，医療機関や研究機関でも，個人情報を本人の許可なしに目的外に使用してはならないという考え方が確立されている。

　「個人情報保護法」第2条では，個人情報を「生存する個人に関する情報であって，当該情報に含まれる氏名，生年月日そのほかの記述等により特定の個人を識別することができるもの」と定義し，「他の情報と照合することができ，それにより特定の個人を識別することができるものを含む」としている。そのため，個々の被験者が特定されないように配慮をして研究結果を公表する必要がある。

◆ 事例研究と個人情報

　看護研究で行われる事例研究（個別事例を詳細に記述する質的研究など）では，氏名などの個人情報を削除して報告されるのが通例である。その場合，さまざまな可能性を考えて個人が特定されるリスクがないような配慮を講じる必要がある。たとえば，希少疾患や，外見的に特徴が判別しやすい疾患の場合には，研究者の所属機関名や都道府県・市区町村名などと照合することで，患者個人が特定される可能性もある。また，個々の被験者が語ったライフヒストリーや家庭事情などを具体的なエピソードとして論文に記載する場合なども，個人が特定されるリスクが高まる。そのような場合には，記載部分を本人に確認してもらい，論文掲載について了解を得ることが望ましい。

　数は少ないが，個人情報が削除されずに報告される研究もある。たとえば，実名を公表している薬害の被害者についての研究を行うなどの場合である。このような場合には，公表されている実名を含めて，出身地や勤務先といった個人を特定しうる情報や，その人以外の個人情報（家族や知人，製薬企業関係者の氏名など）を公表してよいかどうかについて，本人や関係者に了解を得る必要がある。

◆ 情報の開示

　研究者には，社会の利益のために研究成果などの情報を積極的に開示する義務もある。わが国の研究の多くに科学研究費などのかたちで税金が投入さ

れており，その意味でも研究成果を広く公共に知らしめる義務がある。研究のためにデータを得たならば，原則としてそれを論文や研究発表などのかたちで広く公開する必要があり，「お蔵入り」のような状態にしておいてはならない。

4　社会的弱者への配慮

　一般に，社会的弱者とは，子ども・女性・高齢者・身体障害者・精神障害者・囚人・人種的マイノリティ・性的マイノリティなどをさすと考えられている。こうした人たちは，ほかの人たちに比べて，社会環境の未成熟などによって，十分な自律性を保障されていない。たとえば，子どもは大人に比べて，女性は男性に比べて，障害者は健常者に比べて，自律的な意思決定や選択の機会が与えられているとはいえないだろう。そのため，こうした人たちを対象とする研究では，とくに注意深い配慮が要求される。

◆　社会的弱者が一方的に不利益を負う研究

　歴史をふり返ると，「社会的弱者が大きなリスクを負って，ほかの人たちが大きな利益を得る」という不公正な図式の研究が多数行われてきた。ナチス－ドイツで行われた非人道的研究は，精神障害者や強制収容所の捕虜など，まさしく社会的弱者が被験者となり，最後には命を落とすような研究に参加させられた。クルーグマンの研究では，知的障害児という社会的弱者が被験者とされ，肝炎ウイルスに感染させられた。こうした研究は，今日ではとうてい認められないものである。

◆　社会的弱者が利益を受ける研究

　社会的弱者を対象とした研究には，社会的弱者が一方的に不利益を負う研究だけでなく，社会的弱者が利益を受けるものもある。たとえば「精神障害者が施設から地域社会での生活に移行するためには，どのような障壁があるかを知るために，精神障害者を被験者としてインタビュー調査を行う」という研究を考えてみよう。この場合は，精神障害者にごく小さな侵襲性やリスク（インタビューに応じる負担や，不快な経験を語ってもらうリスクなどが考えられる）を負ってもらう一方で，研究の成果は精神障害者自身の地位向上や環境改善につながるなど，被験者やその母集団が利益を受ける図式になっている。

　このように，社会的弱者自身が利益を受ける研究であれば，倫理的にはむしろ積極的に行われるべき研究であるといえるだろう。いずれにせよ，社会的弱者を被験者にする研究では，侵襲・リスクのバランスをよく考えて，その研究がなぜ必要なのかを説明できなければならない。

5　利益相反への配慮

　医療分野の研究は，大きな利潤を生み出す可能性をもっている。新薬の発見は，患者に恩恵をもたらす一方で，それを開発した研究者に大きな経済的

利潤をもたらす場合がある。医薬品産業の市場規模は，世界全体で70兆円をこえる巨大なものになっており，利潤の追求によって研究の科学的中立性がそこなわれたり，被験者に大きな不利益をもたらしたりする可能性が懸念されるようになった。

　すなわち，1人の研究者が，一方には「被験者の利益のために行動する」という動機をもちながら，他方には「みずからの利益のために行動する」という別の動機をもっている状況が生じているのである。この2つの利益はときとしてぶつかり合うため，この2つの利益の板挟みになった状態のことを**利益相反** conflict of interest（COI）とよんでいる。

◆ 利益相反と薬害・公害

　利益相反は，患者や一般市民に被害をもたらすような事態を生み出すことがある。とりわけ，薬害や公害のような大規模な問題の発生や，その原因究明がとどこおるリスクなどがあることを理解しておく必要がある。わが国では，薬害や公害の原因として疑われた医薬品や化学物質と，その被害との因果関係を立証する役割を，多くの場合に研究者が果たしてきた。そういった場合に，その研究者が加害責任を疑われる企業から研究費を受け取っていれば，公正な評価を下しにくいことになる。

◆ 利益相反の管理

　利益相反の倫理的課題は，1人の研究者が「患者や被験者の利益」と「みずからの利益」という2つの利益の板挟みになった状態で，前者をあとまわしにしてしまう可能性がある点にある。これについて世界医師会の「ヘルシンキ宣言」（ ● 223ページ）で「個々の研究被験者の福祉が他のすべての利益よりも優先されなければならない」とうたわれているように，「患者の利益」を優先すべきであることはいうまでもない。

　しかし，むずかしいのは，「患者の利益」と「みずからの利益」の適切なバランスである。医療分野の研究は，最終的には研究成果が医薬品などのかたちで広く利用できるものとなってはじめて，患者や一般市民が利益を受けるものとなる。そのため，そもそも研究が利潤を生み出すこと自体は否定できない。研究者が企業などから報酬や寄付金，研究資金などを得ることについても，それ自体が倫理的に間違っているとはいえない。

　したがって患者の利益とみずからの利益とのバランスが公正なものといえるかを，個々の研究についてケースバイケースで見きわめるしかない。そのため，利益相反を適切に管理し，情報公開を通じて公正性や透明性を高めることが求められている。

6 研究不正の防止

　近年，データの改ざんが疑われる事件などが相ついで発生したことを受け，文部科学省の「**研究活動における不正行為への対応等に関するガイドライン**」（2014年），厚生労働省の「**厚生労働分野の研究活動における不正行為へ**

の対応等に関するガイドライン」（2015年）などがつくられた。

◆ 研究不正の定義

　文部科学省のガイドラインでは，**研究不正**を「研究者倫理に背馳し，その本質を歪め，科学コミュニティの正常な科学的コミュニケーションを妨げる行為」と定義し，具体的には以下の3つをさすとしている。

- ● **捏造**　存在しないデータ・研究結果などを作成すること。
- ● **改ざん**　研究資料・機器・過程を変更する操作を行い，データや研究活動によって得られた結果などを真正でないものに加工すること。
- ● **盗用**　ほかの研究者のアイデア，分析・解析方法，データ，研究結果，論文または用語を当該研究者の了解または適切な表示なく流用すること。

　これに加えて，医療分野の研究では，以下の2つの行為も，研究者の倫理にもとる不正であることに留意する必要がある。

- ● **二重投稿**　ほかの学術誌等に既発表または投稿中の論文と本質的に同じ論文を投稿すること。業績評価の公正さという観点から，これは不正行為とみなされる。
- ● **不適切なオーサーシップ**　論文著作者が適正に公表されないこと。複数の研究者が関与している場合には，その研究への実質的な貢献を行った者のみが論文の共著者に名を連ねることができる。実質的な貢献とは，研究の着想・計画，データの収集と分析，論文の起草と改訂などに重要な関与をしていることであるとされ，データ入力を手伝ったとか，論文の表現についての助言を行った程度では実質的な貢献とはいえない❶。

7 動物を用いる場合の配慮

◆ 医療と動物実験

　医療分野では長年にわたり動物実験が行われてきた。新しい薬剤や治療法などの安全性や副作用などを確かめる動物実験は，医療の発展に欠かせないものである。しかし，こうした研究では，動物はなんらの利益を受けずに一方的に不利益をこうむるのみであり，最後には命を奪われることも多いため，利益と不利益のバランスという視点からは，非常に不公正だと考える人もいる。近年では，動物の権利についての認識が広がり，人間の場合とは異なるとしても，動物に権利を認め，苦痛を与えたり，尊厳をそこなう扱いをしたりすることのないように配慮すべきだと考えられるようになっている。

◆ 3つのR

　動物にも権利を認めるべきだという考え方に基づいて「3つのR」という考え方が提案され，幅広く支持されている[2]。これは，研究方法を動物に

NOTE

❶これについては，国際医学雑誌編集者協会International Committee of Medical JournalEditorsがオーサーシップについての考え方をまとめている[1]。

1）日本医学会：医学雑誌編集ガイドライン 2022. p.12, 2022（https://jams.med.or.jp/guideline/jamje_2022.pdf）（参照 2023-12-22）
2）Russell, W. M. S. and Burch, R. L. : *The Principles of Humane Experimental Technique.* Methuen, 1959.

とってより苦痛の少ないものに改良するリファイン refine，代替できる場合には代替するリプレイス replace，数をできる限り減らすリデュース reduce というものである。わが国で整備されている法律や専門的ガイドラインの多くが，この考え方を踏襲している。動物の虐待防止や適正な取り扱い方などを定めた法律に「動物の愛護及び管理に関する法律」（動物愛護管理法，1973〔昭和 48〕年）がある。動物実験については，「研究機関等における動物実験等の実施に関する基本指針について」（文部科学省告示第 71 号，2006〔平成 18〕年）などがある。

D　看護研究に必要な倫理的配慮

　一般に，看護研究では，侵襲やリスクの大きな研究や，利益相反を伴う研究は少ない。しかし，倫理的配慮を考えるうえでは，これまでに見てきた 7 つの要点について考える必要がある。必要となる倫理的配慮は研究計画の内容によって大きく異なるので，文献研究・インタビュー調査・アンケート調査・介入研究の 4 種類について，以下の簡単な実例を用いて要点を考えよう。

①文献研究
- 例：看護におけるがんの表記についての文献研究
- 目的：がん看護についての論文を集め，「がん」「ガン」「癌」など，病気の表記のされ方を時代区分によって分析する。
- 対象：1920 年以降のがん看護領域の学術論文。
- 方法：文献データベースを用いて，日本語で書かれたがん看護領域の論文を収集する。分析にはテキスト分析ソフトウェアを用いて，がんについての表記がどのようになっているかの傾向を，年代別に分析する。

②インタビュー調査
- 例：女性糖尿病患者の妊娠・出産への思いについてのインタビュー調査
- 目的：インタビュー調査によって，女性糖尿病患者がみずからの人生全体のなかで，妊娠・出産をどのように位置づけているのかについての仮説を構築する。
- 対象：妊娠・出産を体験した女性糖尿病患者 5〜10 名程度。
- 方法：県内の複数の病院の透析センターに患者を紹介してもらい，研究者がインタビューを行う。

③アンケート調査
- 例：慢性疾患患者に対する看護師の対応についてのアンケート調査
- 目的：総合病院に勤務する看護師を対象に無記名・自記式のアンケート調査を行い，慢性疾患患者への対応でどのような困難を経験しているのかを明らかにする。
- 対象：総合病院内科病棟に勤務する看護師 200 人程度。
- 方法：県内の複数の病院の内科病棟の看護師長から，看護師にアンケート

を配布し，回収してもらう。

④介入研究
- 例：若年性アルツハイマー病患者に対する回想法の効果
- 目的：若年性アルツハイマー病患者に回想法を行い，認知能力と QOL の向上がみられるか否かについて明らかにする。
- 対象：若年性アルツハイマー病患者 20 人程度。
- 方法：県内の複数の介護保険施設の看護師から患者を紹介してもらい，施設内で回想法を実施する。

1　参照すべき指針

　看護研究を行う者がまず参照すべき指針に「**人を対象とする生命科学・医学系研究に関する倫理指針**」がある。①〜④の研究のうち，文献研究以外はすべて人を対象としており，内容的にも疾病や看護ケアに関するものであり，医学系研究に含まれることは間違いない。

　それでは，文献研究はどうだろうか。本指針では，人間から試料・情報を得る研究も人を対象とする医学系研究に含まれるとしているが，①のような文献研究で収集する学術論文は，これに含まれないと考えてよいだろう。学術論文は研究者がみずから刊行した文献であり，研究者が対象者から得た資料ではないからである。ただし，患者の手記や手紙などを対象とする研究であれば，研究者が対象者から得た資料になるので，指針の適用対象となることに注意する必要がある。

2　倫理的配慮の要点

　看護研究にどのような倫理的配慮を講じるべきかについて，前に整理した7つの要点のうち，動物を用いる場合の配慮を除く6つの要点にそって考えてみよう。

1　侵襲・リスクへの配慮

◆ 介入研究の侵襲・リスク

　①〜④の研究のうち，侵襲やリスクが最も大きいのは，回想法を実際に試みる④の介入研究だろう。看護職が医師の具体的な指示を受けずに実施できる行為は，回想法やマッサージなどのように，侵襲やリスクが高くないものに限定される。研究でそうした行為を行う場合には，医療や介護福祉の現場で看護職が実践していて，とくに事故などの有害事象が報告されていないのであれば，そのことを研究計画書などに明記して，侵襲やリスクが低いことがわかるようにすべきである。また，可能性は低いとしてもなんらかのトラブルの可能性が考えられる場合は，その対応策を明記しておくべきだろう。

◆ 心的外傷にふれる質問

　インタビュー調査とアンケート調査では，質問の仕方によっては侵襲やリスクが生じうる。「人を対象とする医学系研究に関する倫理指針」では，侵襲を「研究対象者の身体又は精神に傷害又は負担が生じること」と定義し，それをもたらす方法の 1 つとして，「心的外傷に触れる質問」をあげている。指針の解釈や具体的な手続きの留意点を解説した「人を対象とする医学系研究に関する倫理指針ガイダンス」では，「心的外傷に触れる質問」とは，「その人にとって思いおこしたくないつらい体験（たとえば災害，事故，虐待，過去の重病や重症など）に関する質問をさす」としており，「研究目的で意図的に緊張，不安等を与える等，精神の恒常性を乱す行為によって，研究対象者の精神に負担が生じること」も侵襲に含まれるとしている[1]。

　糖尿病患者に妊娠・出産の記憶を語ってもらうことや，看護師に慢性疾患患者への対応で困難を感じた経験をアンケートに記入してもらうなかで，こうした事態が生じる可能性は低いものの，ありえないとはいえない。つまり，すべての研究対象者に必ず生じる「侵襲」とまではいえないが，一部の人に生じる可能性のある「リスク」としてとらえる必要がある。精神状態の混乱などがみられた場合に講じる対策をあらかじめ具体的に考え，研究計画書などに明記しておくべきだろう。

2　インフォームドコンセントの徹底

◆ 患者を被験者とする場合

　インタビュー調査と介入研究では，徹底したインフォームドコンセントを得る必要があり，②のように医療機関から患者を紹介してもらう場合には注意が必要である。医療ケアを担当している医師や看護師などから研究協力の依頼がなされた場合に，患者はその申し出を断りにくい。そのため，医療機関の医師や看護師には，条件にかなう被験候補者の選定のみを依頼し，研究者自身が医療機関へ出向いて被験候補者に直接説明する方法が，より望ましい。

◆ 判断能力の低い被験者

　④の例で挙げた介入研究では，若年性アルツハイマー病患者を対象にしているため，本人からのインフォームドコンセントが得られるかどうかが問題となる。研究者としては，できる限り本人からインフォームドコンセントを得ることを目ざすべきであり，それが困難な場合には，(1)代理人から代諾を得る，(2)本人からインフォームドアセントを得る，という 2 つを並行して計画することが望ましい。

---

1) 文部科学省・厚生労働省：人を対象とする医学系研究に関する倫理指針ガイダンス．p.6，2017.

◆ アンケート調査でのオプトアウト

③の無記名式のアンケート調査では，オプトアウト方式の同意を得ればよいだろう。研究についての情報を記載した用紙を配布して，研究に協力したくない場合には白紙の状態でアンケートを提出すればよいことをそこに明記しておく，などの方法が考えられる。

ただし，看護師長から看護師にアンケートを配布・回収してもらうという方法には，やや注意が必要である。上司である看護師長からの依頼は断りにくいだろうし，アンケートの回答内容を見られてしまうと，その看護師に対する評価などに影響があるかもしれない。他人の目を気にせずにアンケートに答える（あるいは答えない）ことができ，他人から盗み見られることのない回収方法（回収箱を使うなど）を検討する必要があるかもしれない。

◆ 文献使用の許諾

通常のインフォームドコンセントとは異なるが，文献研究では，著作者（著作権者）の同意を得る必要があるかどうかを考える必要がある。これについては「**著作権法**」という法律に従わなければならない。文献に掲載されている画像（写真・図・表・グラフなど）を掲載する場合には，原則としてその画像を作成した著作者の許諾を得なければならない。

文章では，数行の文章をそのまま引用する場合には，出典情報を明記すれば著作者の許諾を得る必要はない。しかし，多くの文章を1つの出典から引用し，結果として引用部分が相当の割合を占めるような場合は，引用ではなく転載とみなしうる。転載の場合には，著作者の許諾を得なければならない。

3 情報の保護と開示

◆ 個人情報の収集

インタビュー調査と介入研究の多くでは，個人情報を収集しないわけにはいかない。データ収集の段階では，個々の被験者との連絡をとるために，電話番号やメールアドレスなどの個人情報が必要となる。さらに，インタビュー調査では，ライフヒストリーやエピソードなど，ほかの情報と照合することで，個人が特定される可能性のある情報を扱うことが多い。アンケート調査でも，診療情報と照合した分析を行うなどで個人を特定できる可能性がある場合には，個人情報を収集していることになる。

◆ 研究者が個人情報を収集する場合

研究者が被験者から直接個人情報を収集する場合には，その使用目的を明確に示したうえで，インフォームドコンセントを得る必要がある。たとえば，個人情報の収集目的を説明した文書を用意し，そこに「連絡のため」「回想法の効果と症状との関連性の分析のため」など目的を明記したうえで氏名や電話番号の記入を依頼するというように，具体的に明示しておき，同意も書

面で得ておくことが望ましい。

◆ 保健医療機関が管理している個人情報を使用する場合

　研究者が病院などの保健医療機関から個人情報を得る場合もある。ただし，病院などが管理している個人情報は，その施設で個人情報を収集する際に，患者などに説明された目的にかなった利用のみが認められる。医療ケアを目的として収集された情報であれば，研究目的の利用は「目的外利用」になる。これに対して，大学病院など研究機能をもった医療機関では，個人情報が研究に使われる可能性が説明されていて，その説明の範囲内にある研究であれば，あらためて同意を得なくても個人情報を利用できる。

　②のインタビュー調査と④の介入研究では，研究者が所属していない医療機関でもデータ収集を行おうとしている。個人情報は施設内で保管すべきものであり，外部の研究者に提供するには，被験者からあらためて同意を得る必要がある。そのために，研究者が被験者から直接個人情報を得ることが望ましい。

◆ 個人情報の取り扱い

　個人情報を含むデータの取り扱いには，とくに細心の注意をはらう必要がある。研究者の手もとには，被験者のリスト，診療情報のリスト（病歴や病状を抜き書きしたものなど），および，音声データや逐語録（インタビュー調査の場合）などがある。

　このうち，たとえば被験者のリストや逐語録などからは，氏名を A, B, C などの記号でおきかえることで，個人情報を削除することができる。それでも，記号と個人を照合できる対応表があれば，個人が特定できてしまう。そのため，「個人情報を含むデータ」「匿名化処理を施したデータ」「対応表」の3つを注意深く管理する必要がある。個人情報を含むデータを鍵のかかる場所などに厳重に保管するのは当然だが，匿名化処理を施したデータとその対応表を合わせれば個人が特定できてしまうため，それぞれを別の場所に保管することも不可欠である。

4 　社会的弱者への配慮

　①～④の例で挙げた実験の被験者のなかで，とくに社会的弱者とみなすことができるのは，④の若年性アルツハイマー病患者である。回想法は侵襲やリスクが高いわけではなく，またなんらかの好ましい効果をもたらすという結果が得られれば，その利益は被験者を含めた若年性アルツハイマー病患者が得ることにつながり，倫理的には積極的に行われるべき研究であるといえる。

5 　利益相反への配慮

　本書であげた研究例では，利益相反の問題はおこりにくいと思われる。ただし，研究を行うにあたって，企業などの事業者から多少なりとも利益供

与❶を受けているのであれば，それを開示できるようにしておき，被験者に不利益がもたらされる可能性がないことを説明できるようにしておくことが不可欠である。

NOTE
❶利益供与の例としては，講演料，顧問料，寄付金，奨学金，特許権使用料，贈答品などがあげられる。

6 研究不正の防止

◆ データの捏造・改ざん

　アンケート調査・介入研究では，データ分析に統計的手法が用いられ，結果は数値として示されることが多い。これに対して，文献研究・インタビュー調査では，データは「言葉（語り，引用）」であり，研究者がその解釈を行うプロセスが含まれているのが通例である。いずれの場合でも，自分の仮説を証明しようとしたり，論文の完成を急いだりするなどの動機から，データの捏造や改ざんが行われる可能性があると考えるべきである。そのために必要な倫理的配慮は，データの収集と分析の方法を論文などに明記するとともに，求められれば自分が行った分析の方法を詳細に開示できるようにしておくことである。

◆ 二重投稿や不適切なオーサーシップ

　二重投稿や不適切なオーサーシップを防ぐためには，研究指導者の役割が非常に重要である。共著者の末尾に名を連ねることが通例となっている研究指導者❶には，研究への実質的な貢献を適切に評価して，共著者を選定する責務がある。実質的な貢献をしているにもかかわらず共著者に入れない，あるいは，単に業績を与えるために共著者に加える❷などの不正が行われないように注意しなければならない。

NOTE
❶問い合わせに応じる責任をもつという意味で，コレスポンディング-オーサー corresponding author とよばれる。
❷贈答に相当するという意味で，ギフト-オーサーシップ gift authorship とよばれる。

> **演習** **グループワーク⑨　研究倫理についてのディスカッション**
>
> 　研究に必要な倫理的配慮は，研究の内容によって大きく異なる。国などの指針を参照しつつ，本章で見てきた要点に基づいて，実際の研究計画（学生の卒業研究や，学術雑誌に掲載されている論文など）を題材にして，どのような倫理的配慮が必要か，お互いの意見を述べ合ってみよう。

work 復習と課題

❶ 利益相反の例をあげてみよう。
❷ 看護研究に必要な倫理的配慮の要点をまとめてみよう。

参考文献
1）　グレゴリー・E・ベンス著，宮坂道夫・長岡成夫訳：医療倫理2──よりよい決定のための事例分析．みすず書房，2001．
2）　マイヤー・シュタイネック，ズートホフ，小川鼎三監訳：図説医学史．朝倉書店，1982．
3）　Jones, J. H.: *Bad blood : The Tuskegee Syphilis Experiment.* Free Press, 1993.

第 3 部

事例分析

Introduction

　第3部では，事例に基づいて看護倫理の問題をみていく。

　領域別看護（小児看護，精神看護，母性看護，老年看護）および終末期における看護について，領域別にどのような倫理的課題があるかを学び，また，それぞれの事例をナラティブ検討シートもしくは4分割表を用いて分析することで，実際にはどのような問題があるのか，どうすれば倫理的看護実践ができるのかを考える。

生命倫理・医療倫理の基本	看護倫理の基本	事例を用いた実践
第1部	第2部	第3部
生命倫理	看護倫理	事例分析

第1章 倫理学の 基本的な考え方	第5章 先端医療と制度を めぐる生命倫理
第2章 生命倫理	
第3章 生殖の生命倫理	
第4章 死の生命倫理	

第6章 看護倫理とはなにか
第7章 専門職の倫理
第8章 倫理的課題へのアプローチ
第9章 看護研究の倫理

第10章 領域別看護における倫理 的課題とケーススタディ

第 **10** 章

領域別看護における
倫理的課題とケーススタディ

<table>
<tr><td>**本章の目標**</td><td>□ 看護の場面で生じやすい倫理的課題を領域別に学ぶ。
□ 第 8 章で学んだ「倫理的課題へのアプローチ」の手法を事例に適用し、倫理的課題の分析ができるようになる。</td></tr>
</table>

A 小児看護における事例分析

1 小児看護における倫理的看護実践

　小児看護の現場では看護対象である子どもたちが幅広い発達段階にあるために、その特徴からさまざまな倫理的課題が生じ、それらの課題に対応した看護実践が必要となる。たとえば子どもが薬の内服を拒否している場面に遭遇した際、4 歳の幼児が泣きながら苦い薬をいやがっている場合と、15 歳の中学生が副作用による容姿の変化を気にして拒んでいる場合では、看護師が行うべき対応は異なるだろう。

　小児看護における倫理的課題に対応する際のおもな指標を ▶表 10-1 にまとめた。子どもに関する権利を全般的に網羅した国際的規範である「児童の権利に関する条約」(通称：子どもの権利条約)をはじめ、国内では日本国憲法、児童福祉法、児童憲章、母子保健法、こども基本法などの法律、小児医療に関連した学会が作成したガイドラインなどがある。本項ではこれらの指標をふまえて、小児看護における倫理的看護実践を解説する。

1 小児看護においておびやかされやすい子どもの権利

▌成長発達する権利・学ぶ権利

　子どもが健やかな成長発達をとげるためには、遊びや学習、他者とのかかわりなどの適切な環境が必要となる。子どもが成長発達する権利について、「児童の権利に関する条約」では、生きる権利・育つ権利(第 6 条)、教育を受ける権利(第 28 条)、休み、遊ぶ権利(第 31 条)が定められており、日本国憲法ではひとしく教育を受ける権利(第 26 条)が記述されている。

　しかしなんらかの健康課題に直面した子どもたちは、その病状や入院による環境変化などの影響によって、成長発達に必要な環境が阻害されやすい。たとえば転倒・転落予防のためにサークルベッド❶内での生活をしいられた乳幼児は、自由に身体を動かす遊びを制限されてしまう。また学校に通うことができない小学生は、入院が長期化するほど学習進度が遅れ、さらに友だちをはじめとする家族以外の他者とのかかわりから社会性をはぐくむ機会を失ってしまう可能性がある。

　成長発達を促すための適切な環境には家族の存在も含まれており、子どもの権利条約(第 9 条)や病院のこども憲章では、子どもが親と引き離されない

NOTE
❶ベッドの四方が幼児の身長以上の高さの柵で囲まれたベッドをいう。子どもがベッドから転落するリスクを抑える反面、子どもはベッドから降りることができず、ベッド上での生活をしいられる。

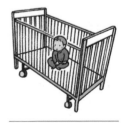

●表10-1　小児看護における倫理的判断に用いるおもな指標

種別	名称（作成団体）	制定年など
子どもの権利に関する指標	児童の権利に関する条約（国連総会）	採択1989年, 日本批准1994年
	障害者の権利に関する条約（国連総会）	採択2006年, 日本批准2014年
	日本国憲法	1946年
	児童福祉法	1947年
	母子保健法	1965年
	児童虐待の防止等に関する法律	2000年
	医療的ケア児及びその家族に対する支援に関する法律	2021年
	こども基本法	2023年
小児医療や看護場面に関する指標	病院のこども憲章（病院のこどもヨーロッパ協会 European Association for Children in Hospital〔EACH〕）	1988年合意
	ヘルスケアに対する子どもの権利に関する WMA オタワ宣言（世界医師会）	1998年採択
	重篤な疾患を持つ子どもの医療をめぐる話し合いのガイドライン（日本小児科学会）	2012年
	子どもを対象とする看護研究に関する倫理指針（日本小児看護学会）	2015年
	子どものエンド オブ ライフケア指針（日本小児看護学会）	2019年
	改訂版 小児看護の日常的な臨床場面での倫理的課題に関する指針（日本小児看護学会）	2022年

権利が定められている。しかし感染症の伝播予防や防犯上の理由から，家族の面会や付き添い入院❶を制限している病院も存在する。面会や付き添い入院が制限される場合，入院中の子どもは家族とかかわる時間が限られてしまい，子どもの成長発達に影響を与える可能性がある。

知る権利・自己決定する権利

　子どもの言語能力や認知能力は発展途上にあり，年齢だけでなくその子の個性に合わせた対応が必要となる。たとえば同じ5歳の幼児であっても，入院生活によるストレスを啼泣などの拒否反応で表現する子もいれば，いままで自立していた排泄が入院をきっかけにできなくなるといった行動で表現する子もいる。

　患者の自己決定に関する指針は自律尊重原則で言及されており（◗28ページ），日本国憲法第13条では国民の幸福追求権が定められている。子どもの権利条約（第12条，第17条）においても，子どもの知る権利や子どもが自分の意見を表明する権利が定められている。しかしながら治療対象が未成年の子どもであり，急性期症状に対する迅速な処置や治療を実施する場面の多い小児看護の現場においては，病状や処置，治療に関する説明が親にのみ行われ，子ども自身の権利が十分にまもられていない事例が散見される。また言

🗒 **NOTE**

❶子どもとともに親が病室で宿泊する入院形態をいう。子どもの成長発達や入院中のストレス軽減などに効果がある一方で，近年は付き添いする親の身体的負担などが課題にあがっている。

語能力が未熟な乳幼児は，急になにも食べなくなったり，医療者に甘えるような仕草をしたりなど，非言語的なコミュニケーションによって間接的に意思を表出することも多く，その子が示している意思を医療者が見逃してしまう場合もある。

　一方で子どもの法的責任は親権者である親が担うため，実際に治療やケアを受けるのは子どもであっても，意思決定の責任を担うのは親となる。これにより子どもと親で意思決定の内容がくい違ったり，子どもの将来を担う決定に親が極度の重圧を背負ったりという課題が生じることがある。

2　子どもの最善の利益をまもるための看護師の役割

　子どもの最善の利益の追求は，子どもの権利条約の基本原則として第3条に定められている。これは子どもの病状や時期，子ども自身や家族の意思などによって総合的に見出されるものであり，画一的なものではない。看護師は子どもや家族の状況をこまやかに観察しながら，子どもにとっての最善の利益が何かを考え，その利益をまもるための看護実践を検討する必要がある。

子どもの擁護者としての看護師

　自己決定する権利がおびやかされやすい子どもの意思を尊重するために，看護師には子どもが発する意思を逃すことなくとらえる役割が求められる。また乳幼児や重い障害のある子どもたちは自分の意思を表出すること自体がむずかしい場合もあるため，看護師はつねに子どもの視点にたち，子どもに行われている治療や処置，子どもがおかれている環境が適切なものなのかを検討し，課題がある場合は子どもにかわって問題提起しなくてはならない。

　看護師は子どもたちの意思を適切に捉えるために，日ごろのかかわりから子どもの言動に関心をもち，信頼関係を築いておく必要がある。また医師や親からの説明では治療や処置に関する理解が不足していると判断した場合は，子どもの発達段階に適した方法で説明を補い，子どもの理解をたすけることもある。看護師は子どもに関する治療や処置などの意思決定場面において，適宜プレパレーション❶やインフォームドアセント❷（◯ 36ページ）を行いながら，子ども自身が決断する機会を最大限に支援する。

子ども・家族・多職種間での連携・調整

　看護師には子どもの擁護者という役割があるが，倫理的課題が生じる場面において，子どもの権利を主張するだけでは解決にいたらない事例は少なくない。大人と比べて脆弱性の高い子どもの最善の利益を追求するからこそ，子どもとかかわる職種の間で優先する子どもの利益が異なったり，看護師間であっても異なる視点で子どもの利益を主張したりすることがある。また子どもと親の間で意思や決断に差異が生じる場合もある。

　このような状況のなかで，看護師は子どもの意思を本人にかわって多職種に伝えたり，チームとして多職種間の方針を調整したりする役割が求められ

1）American Academy of Pediatrics, Committee on Bioethics：Informed consent, parental permission, and assent in pediatric practice. *Pediatrics*, 95：314-317, 1995.

> **NOTE**
>
> ❶プレパレーション
> 　病気，入院，検査，処置などによる子どもの不安や恐怖を最小限にし，子どもの対処能力を引き出すために，その子どもに適した方法で心の準備やケアを行い，環境を整えるプロセスをいう。
>
> ❷わが国において小児医療場面におけるインフォームドコンセントとインフォームドアセントの対象年齢は明確に定められていない。なおアメリカ小児科学会のガイドライン[1]では，15歳以上の子どもにはインフォームドコンセント，7〜14歳の子どもにはインフォームドアセントの形式で同意を得ることが推奨されている。ただし7歳未満の子どもであっても，子どもが理解できる範囲で治療や処置について説明することが望ましい。

る。またとくに学童期以降の子どもにおいては，自分自身のできごとについて意思決定する機会自体が認知能力の発達を促し理解力をつちかっていくことにつながる。看護師は，意思決定の機会が子どもの成長発達のプロセスの一部であるという視点をもちながら，ときに子どもと親の間にたって互いの意思を共有したり，互いに意思を表出しやすい環境を整えたりする支援を行う必要がある。

2 事例

■1 患者プロフィール

● **年齢・性別**：Aくん（2歳6か月，男児）
● **診断名**：感染性胃腸炎
● **家族関係**：両親と生後6ヵ月の弟の4人家族。

■2 入院までの経緯

　Aくんは2日前から嘔吐と下痢がおさまらず，しだいに脱水症による活動性低下が見られたため，母親に連れられて病院を受診した。感染性胃腸炎の診断を受け，絶飲食と点滴静脈内注射による治療のために小児病棟へ入院した。母親は弟の世話のためAくんに付き添いをすることができず，父親も仕事のため面会時間内（15：00〜20：00）に病棟に来ることが難しかった。

■3 入院時の状態

　入院時，脱水症によってぐったりしていたAくんは，母親の問いかけにはうなずいたり首を振ったりして答えるものの，母親以外の人物には視線を合わせず不きげんな様子であった。左手背にある点滴刺入部は，手首の動きによって抜けやすいためシーネとテープで厳重に固定した。またAくんは点滴ルートを気にして引っぱろうとする様子があったため，自己抜去予防策として右手にミトンを装着した（◐図10-1）。看護師はシーネ固定とミトン装着によってAくんの両手の動きが制限されてしまうことを母親へ説明を行い「わかりました。Aのためにいろいろと検討してくださってありがたいです」と同意を得た。Aくんにはミトン装着について「早くおうちに帰るために，これ（点滴ルート）が大事だから，手袋つけてがんばろうね」と説明したものの，「いやだー」と泣き続けたため，Aくんの意思に反してミトンを装着することになった。

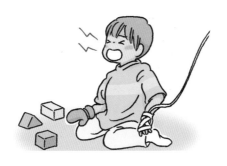

◐図10-1　自己抜去予防策

入院翌日，治療により脱水症の程度がやわらいだため活動性が出てきた
Ａくんだったが，シーネ固定とミトン装着によって両手がふさがっており，
ベッド上の玩具(がんぐ)をつかむことがむずかしかった。医師の指示のもと少量の水
分摂取を開始したがすぐに嘔吐(おうと)してしまい，禁飲食と点滴静脈内注射による
治療は継続となった。

◢ 看護における倫理的課題

　Ａくんの受け持ちをしているＢ看護師は，シーネ固定とミトン装着に
よって玩具で自由に遊べない状況にあるＡくんの様子が気になっていたが，
ほかの子どもたちの対応もあり，1 時間ごとにＡくんのベッドサイドを見
回るのがやっとであった。Ｂ看護師は先輩看護師に「お母さんが付き添えな
いのだから，しかたがないわよ。脱水状態にあるＡくんにとって，今は点
滴が抜けることなく過ごすことが大切よ」と声をかけられたものの，現在の
入院環境がＡくんにとって最善なものなのか疑問に思った。

3 4 分割法による分析

◆ 4 分割表への情報の記述ならびに問題点の検討

　Ｂ看護師はＡくんの入院環境に対していだいた疑問を解消するために，
ジョンセンらの 4 分割表(● 149 ページ)を用いて分析を行うことにした。

　Ｂ看護師は 4 分割表にＡくんに関する情報を記述し(●表 10-2)，それぞ
れの側面における問題点を検討した。また分析の際の視点として，生命倫理
の 4 原則(● 28 ページ)を用いた。

▌医学的適応

　嘔吐(おうと)や下痢によって脱水症の症状を呈しているＡくんにとって，点滴静
脈内注射は生命にかかわる大切な治療であり，入院翌日には治療効果が出は
じめている。また仮に点滴自己抜去によって末梢静脈点滴が継続できなく
なった場合，少量の飲水でも嘔吐してしまうＡくんの脱水症が悪化する可
能性がある。そのため現在行っている治療および自己抜去予防策は，医療者
にとって善行・無害原則にのっとった行動と考えられる。

▌患者の意向

　2 歳 6 か月であるＡくんの認知能力や言語能力は発展途上にあり，治療
や自己抜去予防策の必要性を十分に理解するには限界がある。またＡくん
にとって適切な意思決定代理者である両親は入院中のＡくんのそばにおら
ず，Ａくん自身は感染性胃腸炎や脱水症の苦痛によってぐったりして不き
げんな状態にあることから，入院中のＡくんの意向を正確にくみとり尊重
することはむずかしく，自律尊重原則がまもられにくい状況にある。

▌生活の質(QOL)

　Ａくんの現在の入院環境は，シーネ固定やミトン装着によってベッド上
で玩具(がんぐ)をつかむことができず，手指運動をはじめとするさまざまな活動が制

● 表10-2　4分割法による事例分析

医学的適応	患者の意向
・Aくんは感染性胃腸炎に罹患したことで嘔吐と下痢が2日間続き，次第に体内の水分‐電解質バランスが崩れ，脱水症の症状である活動性低下を呈するようになった。 ・感染性胃腸炎および脱水症の治療として，絶飲食と点滴静脈内注射を実施している。 ・入院翌日には脱水症が少しずつ改善し活動性が出てきたが，水分摂取を開始するとすぐに嘔吐してしまい，絶飲食と点滴静脈内注射の治療は継続となった。 ・点滴刺入部は手首の動きで抜けやすい状態のため，シーネとテープで厳重に固定した。 ・点滴ルートを気にして引っぱろうとするため，自己抜去予防策として右手にミトンを装着した。	・2歳6か月（認知能力や言語能力は発展途上にある） ・入院時，脱水症によってぐったりしていたAくんは，母親の問いかけにはうなずいたり首を振ったりして答えるものの，母親以外の人物には視線を合わせず不きげんであった。 ・入院時，Aくんは点滴ルートを気にして引っぱろうとした。 ・シーネ固定とミトン装着についてAくんに「早くおうちに帰るために，これ（点滴ルート）が大事だから，手袋つけてがんばろうね」と説明したものの，「いやだー」と泣き続けたため，Aくんの意志に反して装着することになった。 ・入院翌日，治療によって活動性が出てきたAくんだったが，シーネ固定とミトン装着によって両手がふさがっており，ベッド上の玩具をじょうずにつかむことがむずかしい。

生活の質（QOL）	周囲の状況
・治療によって活動性が出てきたAくんだったが，シーネ固定とミトン装着によって両手がふさがっており，ベッド上の玩具をじょうずにつかむことがむずかしい。 ・母親は弟の世話のためAくんに付き添いすることができず，父親も仕事のため面会時間内に病棟に来ることがむずかしい。 ・入院翌日，医師の指示のもと水分摂取を開始したがすぐに嘔吐してしまい，絶飲食と点滴静脈内注射は継続となった。	・母親は弟の世話のためAくんに付き添いすることができず，父親も仕事のため面会時間内に病棟に来ることがむずかしい。 ・シーネ固定とミトンの装着による活動制限について，母親は「わかりました。Aのためにいろいろと検討してくださってありがたいです」と同意している。 ・看護師は玩具で自由に遊べないAくんの様子が気になっているが，ほかの子どもたちの対応もあり，1時間/回の頻度で見回ることがやっとである。

限されている。この状況が続くことで，Aくんが最小限のストレスで入院生活を送ることや，適切な環境で成長発達することを阻害してしまう可能性がある。これはAくんの「成長発達する権利」をおびやかしているととらえることができる。

▌周囲の状況

　現状に対して仮にB看護師がつねにAくんの傍で自己抜去を起こさないようにかかわった場合，Aくんのミトンを外すことはできる可能性があるものの，同じ病棟に入院しているほかの子どもたちへの対応がおろそかになり，医療職として正義原則に反する可能性がある。

◆ 対立する価値観についての検討

　B看護師は先の分析をふまえ，現在のAくんの状況についてどのような価値観の対立があるのか検討した。
　B看護師は今回のAくんの入院環境に関する大きな構図として，Aくんへの適切な治療と自己抜去のおきない安全な入院環境を重視することによってまもることができる医療者にとっての善行・無害原則と，Aくんに実施されている自己抜去予防策によっておびやかされているAくんにとっての自律尊重原則と成長発達の権利の対立を見いだした。
　またこの対立に加えて，看護師はAくん以外の子どもたちに対しても正

確な治療や安全を確保する役割があり，ほかの子どもたちに対して正義原則も考慮する立場におかれていることが理解できた。

◆ 分析をもとにおこした行動

　B看護師は上記の分析により，AくんやほかのＡ子どもたちの病態が悪化することを防ぐための善行・無害原則と正義原則を重視しながら，幼児期にあるＡくんにとって大切となる自律尊重原則と成長発達の権利を可能な限りまもるかかわりが，価値観の対立を最小限に抑え，Ａくんの最善の利益につながると考えた。この分析結果から，B看護師のおこした行動は以下の2点であった。

▌現在のＡくんの状況と自己抜去予防策の再評価

　Ａくんは入院当日に比べて，ベッド上の玩具を気にするそぶりを見せる程度に脱水症の症状が改善しつつあった。そこでB看護師は現在のＡくんにどの程度の点滴自己抜去の危険性があるのかをあらためて情報収集し，現行の自己抜去予防策を再検討した。

　B看護師はＡくんのベッドサイドで自己抜去に注意をはらいながら，ミトンを外した状態のＡくんの言動を観察した。ミトンを外したＡくんは点滴刺入部や点滴ルートを気にするそぶりはあるものの，テープをはがしたりルートを引っぱったりする動きはなかった。またベッドサイドには入院時に持参した幼児期の子どもに人気なキャラクターの人形があり，Ａくんはその人形で遊びながら「この子（人形），大好き！」と大切そうに扱っていた。

　これらの情報を踏まえて，B看護師はＡくんが好きなキャラクターのシールを点滴刺入部の近くにはり「ここ（点滴刺入部）にＡくんの大好きな子がいるから，一緒に大事にしようね」と説明した。Ａくんは嬉しそうにうなずきながらシールをながめると，点滴刺入部やルートを気にするそぶりが少なくなった。

▌受け持ち看護師と両親以外に活用可能な社会資源の獲得

　B看護師は小児病棟に配属されている保育士に，Ａくんのベッドサイドでまとまった時間を遊んでもらえないか，そして遊ぶ際には自己抜去に注意をはらいつつＡくんのミトンを外してもらえないか交渉し，協力を得た。また病棟師長にＡくんの両親が面会することができない事情を説明し，30分程度の時間外面会許可を得た。

◆ Ａくんのその後

　B看護師と保育士がほかの子どもたちへの対応も重視しながら連携することで，Ａくんの遊び相手をする時間を増やすことができた。右手のミトンを外したＡくんは左手がシーネで固定されているものの，保育士に手伝ってもらいながらお絵描きや積み木で遊ぶことができた。

　またB看護師が両親に時間外面会について説明すると，母親は本来面会時間ではない午前中に弟を親族に預けて面会することができたり，父親が仕事の帰りに面会できたりと，Ａくんが両親にかかわる機会を増やすことに

つながった。これによってAくんはミトンを外して生活する時間が増えただけでなく，看護師に見せないような安心しきった表情で両親にかかわる様子が観察された。

　B看護師はその後もAくんの症状やベッド上で過ごす様子を観察しながら，保育士や両親などの大人がそばにいなくともAくんがミトンを外して生活することができないか，検討を続けた。

B　精神看護における事例分析

1　精神看護における倫理的看護実践

　昨今，精神科病院での身体拘束に関する死亡事故が報道で大きく取り上げられている。2016年には，精神科病院に入院していた40歳の男性患者が6日間の身体拘束の解除後に肺血栓塞栓症を発症し亡くなった。その後両親が提訴した裁判では，身体拘束は違法と判断した判決が最高裁で確定した。2017年には，精神科病院に入院していた27歳の外国人男性が，10日間の身体拘束中に心肺停止状態になり，救急搬送された病院で亡くなった。

　身体拘束には，「基本的人権の人身の自由を制限する行為である」「深部静脈血栓症，肺血栓塞栓症，筋力低下などの身体的な影響がある」「行動制限によるトラウマなどの心理的な影響がある」という問題がある。精神科医療の倫理的問題は，患者の治療を優先するか人権擁護を優先するかのはざまで表面化することが多い。なかでも身体拘束は，その倫理的ジレンマが先鋭化しやすいテーマである。

1　治療に伴う人権の制限と擁護

▍法による人権の制限

　「精神保健及び精神障害者福祉に関する法律」（精神保健福祉法）には，おもに**任意入院，医療保護入院，措置入院**の3つの入院形態が定められている。患者本人の同意を必要としない医療保護入院と措置入院は，**非自発的入院**あるいは**強制入院**と呼ばれている。

　また，精神科医療では，精神保健福祉法に基づいて患者の行動を制限することができる。**行動制限**には，「小づかいや私物の管理，買い物を病院側が行う代理行為」「面会，通信，外泊，外出の制限」「隔離」「身体拘束」がある。このほか，精神科病棟には，外から鍵がかけられ，内側からは開けることのできない**保護室（隔離室）**がある。隔離が行われる保護室は，患者の自殺や自傷を防ぐためにできるだけ物を置かない構造になっており，患者は，食事，排泄，睡眠などの日常生活をこの空間で営む。また，**身体拘束**では，器具を用いた拘束が行われる。隔離や身体拘束は，①切迫性（患者またはほかの患者の生命・身体に危機が迫っている），②非代替性（他に回避する手段がな

い），③一時性（必要最小限の範囲でつねに解除の可能性を検討する）という3要件に照らして慎重に判断されることになっている。

このような非自発的入院や行動制限の判断は，一定の経験と研修などを経た精神保健指定医のみが行える。精神保健指定医でない者がこれらを行えば逮捕監禁罪に問われるところを，国家資格を与えることによって違法性を阻却している。看護師は精神保健指定医の診療の補助として，その指示のもとに行動制限の実施にかかわる。

▌法による人権の擁護

「精神保健福祉法」には，入院患者の人権を擁護するための公的機関として，精神医療審査会の設置が定められている。精神医療審査会の業務は，大きく分けて2つある。1つめは，非自発的入院患者の入院届・定期病状報告の書面審査である。2つめは，患者らからの処遇改善請求や退院請求の審査である。このような業務を担っている精神医療審査会であるが，権利擁護機関として十分に機能していないという批判が設置当初から根強くある。

2 全制的施設としての精神科病院の特徴

社会学者ゴッフマン Goffman, E. は，精神科病院には，高齢者や障害者の施設，刑務所，強制収容所などと類似している点があるとし，これらの施設を**全制的施設** total institution と名付けた。全制的施設には，「生活のすべてが同じ空間で一元管理されている」「一元管理の下でプライバシーが存在しないか極端に軽視されている」「毎日の全行動がスケジュール通りにとり行われている」といった特徴があるという[1]。全制的施設の支援者は，個々人のニーズに対応する余裕はなく，施設側の決まりやルール，やり方にしたがってもらうことになる。このような特徴を持つ精神科病院では，看護職員の暴行によって患者が死亡した宇都宮病院事件（1984年）を筆頭に虐待や権利侵害が繰り返しおきてきた。2023年にも，患者への暴行の疑いで看護師が逮捕されるなど患者への虐待・権利侵害が問題となる事件がおきた。その実態は，内部告発により明らかになり，報道され話題となった。

3 アドボケイターとしての看護師の役割

日本精神科看護協会の「**精神科看護職の倫理綱領**」[2]は，前文と12の倫理指針（とその解説）で構成されている。その前文には「治療・看護のあらゆる局面においてアドボケイターとしての役割を担わなければならないという強い自覚が必要」とあるとおり，看護師のアドボケイター（患者の権利の代弁者・擁護者）としての役割が強調されている。前文に続く倫理指針の冒頭は「1. 人権尊重」で，「1-1 人としての尊重と権利の擁護」「1-2 専門職としての相互の責務」「1-3 倫理的な組織文化の構築」という3項目の解説がついている。その中でも注目すべきは，「1-3 倫理的な組織文化の構築」である

1）竹端寛：権利擁護が支援を変える──セルフアドボカシーから虐待防止まで．現代書館，pp.23-24，2013.
2）日本精神科看護協会：精神科看護職の倫理綱領．（https://jpna.jp/ethics）（参照2023-03-29）

○ **表10-3　精神科看護職の倫理綱領の倫理指針「1. 人権尊重」（抜粋）**

1-3　倫理的な組織文化の構築
　組織は，対象となる人々の尊厳と権利をまもるための組織文化の醸成に尽力する。組織に所属する個々人の倫理的指針の軸は，所属する組織やチームの文化に傾くことが懸念されるため，組織文化的な感覚麻痺を引き起こさないよう，外部の人の見解を確認する。また，自らの文化を他の組織の文化と比較する機会をもつよう努める。
　組織は，非倫理的行為の告発に対しては，それを倫理的な行為として褒賞するとともに，真摯に受け止めて対応する姿勢をもち，決して告発者を罰するようなことがあってはならない。

（日本精神科看護協会：精神科看護職の倫理綱領. ＜https://jpna.jp/ethics＞＜参照 2023-03-29＞）

（○表 10-3）。看護師がアドボケイターとしての役割を遂行するためには，組織文化の影響に注意をはらいつつ，組織外につねに開かれている必要があることが明示されている。組織文化とは，慣行，固定観念，暗黙のルール，役割期待のような組織メンバーの判断を方向づけ，行動を規制するものである。たとえば，「患者の安全をまもるためには身体拘束が必要」などは固定観念のひとつといえよう。アドボケイターの役割を担う看護師には，容易なことではないが，言いにくいことであっても勇気をもって発言し，患者の権利の侵害，尊厳の軽視を見逃さずに議論の俎上にのせられる組織文化をつちかうことが期待されている[1]。

2 事例

■ 患者プロフィール

● **年齢・性別**：C さん（27 歳，男性）
● **診断名**：統合失調症
● **家族構成**：父母と同居。兄弟姉妹はいない。

② 入院までの経緯

　S 県の小中学校を卒業後，私立高校へ入学した。高校では，休み時間は机に顔を伏せて過ごすなど，クラスメートとの交流をほとんどもたなかった。高校卒業後，金属工具をつくる工場に就職したが，飲酒時に同僚に暴言を吐いてしまったことがきっかけで居づらくなり，2 年足らずで退職した。その後，建築会社に再就職するが，その 1 年後に社員寮でボヤをおこしてしまい実家に戻った。それ以来，会社にも居づらくなり，半年後に退職願を提出した。無職となった息子を見かねた父親が，電気工事士の資格を取得できる専門学校のパンフレットを見せたところ，C さんは関心を示し入学した。それから 2 年間まじめに通いつづけ，電気工事士の資格をとった。その後，父の知り合いの電気工務店を手伝うようになった。

　ある日，C さんは上司から勤務態度を注意されると「まわりが暴力団とつながっている」「俺がみんなをまもっているんだ」とおこり出すことがあった。それから数か月後，自宅の周囲に防犯カメラを設置するようになり，カメラに通行人が映ると「犯人がいた」と騒ぎたてることがあった。心配に

1）吉浜文洋：アドボケイト——精神科看護の立場から——従属的立場の援助職の倫理. 精神医療 2：p.58, 2021.

なった母親がCさんを説得して，精神科クリニックに連れて行った。Cさんは，「暴力団の圧力がかかっている」「実家に戻ってからずっと監視されている」と診察で語った。医師から内服治療をすすめられたがこばみ，結局2回受診したきりで通院をやめた。

　それから2年後，盗聴器をさがしにいくという目的で近隣の銀行の社員寮に侵入し騒いでいるところを110番通報された。精神保健指定医2名の診察の結果，「自傷他害のおそれがあるので入院が必要」との診断で，S県内の総合病院の精神科救急病棟に措置入院となった。

3 入院時の状態

　警察署の保護房での興奮が激しかったという事前情報があったことから，入院直後から隔離・胴四肢拘束（5点拘束，▷図10-2）開始となったが，服薬にはすなおに応じていた。入院3日目には，興奮することなく落ち着いていたため，下肢拘束終了となり，胴上肢のみの拘束となった。入院7日目には，隔離は終日継続のまま，夜間（21時〜9時）のみ胴上肢の拘束となった。入院時にD主治医から母親に電話で行動制限を行う旨連絡したところ，母親からは「病気のことは分からないので先生にお任せします」という返事があった。

4 看護における倫理的課題

　Cさんの受け持ち看護師であるE看護師は，看護学校を卒業して2年目の看護師である。入職して最初の配属先が精神科救急病棟であった。次の4つの場面は，Cさんや同僚とのやりとりを通して，E看護師が違和感をいだいた場面である。

●《場面①》夜間拘束に関するやりとり後の罪悪感：入院14日目の朝の検温時，CさんはE看護師に「どうしてこれやらないといけないんですか。もうだいじょうぶだと思うんですよね。ここから出してください」と拘束帯を指差しながら訴えた。E看護師は，心のなかでは「いまの状態なら，Cさんの言うとおり，拘束をする必要ないな」と思いつつ，「拘束する・しないの判断は主治医しかできないので，主治医のD先生に直接それを伝えてください」と言った。するとCさんは「Eさんもほかの看護師さんと同じようなこと言うんですね」と言って，目をつぶってしまった。そ

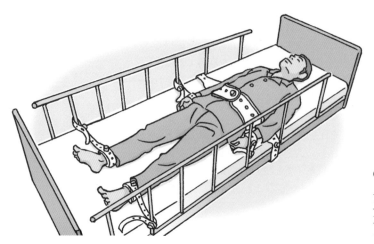

▷図10-2　胴四肢拘束（5点拘束）
上肢を左右の手首で，下肢を左右の足首で固定し，これに腹部の固定を加えた拘束を胴四肢拘束（5点拘束）とよぶ。

の様子を見た E 看護師は，C さんの無力感に耳を傾けられず業務的に接してしまったことに罪悪感をいだいたが，なにも言えなかった。翌日 C さんは，精神医療審査会の窓口になっている精神保健福祉センターに退院請求のための電話をかけた。しかし，精神保健福祉センターの担当者から「審査に 1〜2 ヶ月かかる」と言われ，C さんは退院請求を断念した。

- **《場面②》カンファレンスでの無力感**：入院 16 日目，行動制限中の患者について話し合う看護師間のカンファレンスが行われた。E 看護師は，「C さんは落ち着いてやりとりもできるし，もう隔離のみで十分ではないでしょうか。拘束が治療的でなくストレスになっているように思う」と，恐る恐る自分の考えを投げかけた。精神科救急病棟での経験が 10 年になる F 副師長は「夜間の睡眠をとるためにまだ拘束は必要。それにここで C さんの要求通りに拘束を終了にしたら，今後 C さんが『外に出たい』『退院したい』と要求を拡大してくる可能性がある。妥協して仕方なく拘束を終了してはだめ。しっかりルールをまもってもらう。ルールがまもれたら拘束を終了する」と述べた。

　C さんは，ゆるめに装着している拘束帯を夜間にすり抜けることがあった。F 副師長はそれをルール違反とみなしていた。F 副師長の発言に対して E 看護師は「F 副師長はほかの患者への対応についても同様の発言をしていたな」とふり返るとともに「ルールをまもらせるという発想自体が理解できない。病院は治療の場で刑務所じゃない。ルールをまもれないから罰としての拘束なんて論外。それに，C さんには夜間の休息をしっかりとってもらうために拘束をしていると言うけれど，拘束していたら余計眠れないからすり抜けているのではないのか」という疑問をいだいた。しかし，「F 副師長は反対意見にはまったく耳を貸さないから，これ以上発言するのはやめておこう」となにも言わなかった。そのやりとりを聞いていた師長は黙ったままだった。師長は，20 年に及ぶ看護師のキャリアはあるがはじめて精神科に配属され 3 か月しか経っておらず，しかも師長に昇格したばかりだった。カンファレンスに参加していたほかの先輩看護師たちも，終始無言だった。

- **《場面③》主治医と認定看護師への疑問**：カンファレンスの翌日（入院 17 日目），E 看護師は，D 主治医に「C さんへの拘束はまだ必要なんでしょうか」とたずねた。D 主治医は，「24 時間患者をみているのは看護師だから，看護師の意見をできるだけ尊重したい。F 副師長がまだ拘束が必要だと言っている。先月，隣の精神科急性期病棟で看護師が，保護室の患者から腕を引っかかれたというできごとがあった。看護師の安全を第一に考えている」と渋い表情をにじませながら口早に答えた。

　また別の日に，精神科認定看護師の資格をもつ G 認定看護師に「C さんの拘束はもう必要ないと思うんですけど，G さんはどう思いますか」と E 看護師はたずねた。G 認定看護師は「私もそう思うんだけどね。ただ F 副師長は一度言ったらほかの意見を受けつけないから」と言って，すぐに話題をかえてしまった。E 看護師は，「G さんはこの病院で 15 年以上も勤務していて今後も続けるつもりだろうから，波風たてたくないのかもしれない。G さんは患者さんと日ごろからしっかり向き合っていて尊敬していたのにこういった返答は残念だ」と落胆した。

- **《場面④》看護チームに対するいらだち**

　入院 20 日目の朝，C さんは，保護室の掃除のために一時的に拘束を解除された隙に，保護室から出て行ってしまった。E 看護師は，ホールの椅子に座っていた C さんに保護室に戻るように声をかけたが，C さんは「ここに

座っていますからだいじょうぶです」と冷静な口調で返答し，その後は拘束への不満を淡々と訴えた。その様子を見たF副師長は「皆で再拘束しましょう。D先生には，日中も拘束する方針で指示をもらいましょう。上肢拘束だけだとすり抜けて暴れると思うから，下肢も追加する必要があるかもしれない」と言った。E看護師の目には，F副師長が急にいきいきしはじめたようにみえた。

F副師長の訴えに対し，D主治医は「とりあえず再拘束。下肢はいらない」と胴上肢拘束の指示を出した。Cさんは，G認定看護師を含む4名の看護スタッフに取り囲まれて保護室に誘導され，再び身体拘束された。E看護師には，G認定看護師が再拘束の輪に従順に加わっているようにみえ，情けない気持ちになった。E看護師の頭のなかには「Cさんの言い分をじっくり聞くところから始めないといけないのではないか。まともに話も聞かずに，大人数で寄ってたかっての身体拘束は，Cさんのことを見下しすぎている。GさんもF副師長に従うばかりでなにやっているの？認定看護師なんでしょう。それに，20日間も部屋に閉じ込められて拘束されていたら，外に出たいと思うのは当然でしょ。暴れているわけでもないし，しばらくホールで様子をみておくのではだめなの」という思いがかけ巡っていた。そのとき，E看護師はF副師長から「あなたも手伝いなさいよ」と言いたげなまな差しを感じたが，少し離れたところから様子を見まもることしかできなかった。

3 ナラティブ検討シートによる分析

ナラティブ検討シート（● 152ページ，表8-4）を用いて，Cさんの隔離・身体拘束をめぐるできごとをそれぞれの当事者がどのようにうけとめ意味づけているかを整理する（●表10-4）。

◆ 倫理的課題の分析

ナラティブ検討シート（●表10-4）の検討結果をふまえて，フライとジョンストンによって提唱されている4つの看護実践上の倫理的概念（● 104ページ）を用いて，倫理的になにが問題になっているかを明らかにし，E看護師になにができるかを考察する。

■ アドボカシー advocacy

看護師は，患者の権利がなんらかのかたちでそこなわれたとき，**アドボケイター**（権利擁護者，代弁者）としてその責任を果たさなくてはならないとされる。看護師はそれぞれの場面で，患者の権利を妨げているものがないかを見きわめる必要がある。

ここで《場面②》をふり返ってみたい。E看護師は，「Cさんは，落ち着いてやりとりもできるし，もう隔離のみで十分ではないでしょうか」とカンファレンスで発言した。身体拘束の解除の提案は，人身の自由という患者の権利を回復するための行為としてとらえられる。しかし，D看護師の提案は，F副師長によって否定された。

精神科では，患者の病状や予後が一定しておらず，客観的な判断指標とな

●表10-4　ナラティブ検討シート（《》内の数字は場面番号）

	1）現状の問題をどうとらえているか	2）望んでいること，その実現方法	3）受け入れがたいこと，その回避方法	4）背景にある事情や価値観
Cさん	自身に身体拘束は不要だと考えている。《①》	保護室から出たい。《①・④》	隔離・身体拘束がいつまでも続くこと。	行動制限が続き，疲弊している。また，身体拘束の意味を見出せず，医療者への苛立ちと不信感がある。
E看護師	・Cさんは落ち着いてやりとりができる。隔離のみでよい（身体拘束は不要）のではないか。《②》 ・F副師長は反対意見には耳を貸さない。《②》	Cさんの言い分をじっくり聞くべきである。《④》	ルールをまもらせるという発想自体が理解できない。《②》	・患者とできる限り対等な援助関係を築きたい。 ・看護チームのカンファレンスを自由で率直なやりとりができる場にしたい。
F副師長	・夜間の睡眠をとるためにまだ拘束は必要。《②》 ・妥協して仕方なく拘束を終了してはならない。《②》	（医療者側が決めたルールがまもれるまで）引き続き身体拘束を行いたい。《②》	Cさんの要求通りに拘束を終了にしたら，今後Cさんの要求が拡大する可能性がある。《②》	看護師の安全をまもりながら，急性期の精神疾患患者をケアするためには，身体拘束は必要な手段である。
師長	不明。カンファレンスでは黙ったままであった。《②》	不明。	不明。	不明。精神科での臨床や師長業務が初めてであるため，発言できずにいるのか？
D主治医（精神保健指定医）	F副師長がまだ拘束が必要だと言っているため，拘束を続けたほうがよいのではないか。《③》	24時間患者をみているのは看護師だから，看護師の意見をできるだけ尊重したい。《③》	看護師の安全が脅かされること。	不明。
G認定看護師	・拘束は必要ないと考えている。《③》 ・F副師長はほかの意見を受けつけない人であると考えている。《③》	不明。	不明。今後も働き続けるにあたって波風を立てたくないのかもしれない。《③》	不明。F副師長を刺激して，看護チームの雰囲気を悪くしたくないのかもしれない。
先輩看護師たち	不明。カンファレンスでは黙ったままであった。《②》	不明。	不明。	不明。
母親	D主治医からの電話に「先生にお任せします」と同意している。	不明。	不明。	病気のことはよくわからないので，D主治医にまかせるしかない。
ナラティブの不調和を解消する方法	Cさんは隔離や身体拘束といった行動制限が続くことに疲弊している。一方，F副師長は看護師の安全をまもりながら，急性期の精神疾患患者をケアするためには，身体拘束は必要な手段だと考えている。両者の様子を見たE看護師は，看護チームのカンファレンスを自由で率直なやりとりができる場にしたいと考え，行動に移したものの，周囲の協力がえられず，違和感をいだいている。 これらのナラティブの不調和を解消するには，看護チームのメンバーどうしが意見を言い合いやすい環境をつくることが必要である。たとえば，看護チームが外部の組織や人に開かれる機会を作ることができれば別の選択肢を知ることができ，Eさん以外の看護師がみずからの意見としてCさんの身体拘束の是非を検討・発言できるようになるかもしれない。 また，行動制限が続き疲弊しているCさんに対し，先の見通しを持てるような情報提供ができれば，Cさんの不信感が軽減され，ナラティブの不調和も解消に近づくことが予想される。

るデータが明確でない。そのため，行動制限の要否の判断がむずかしく，行動制限の解除は看護師に不安をいだかせがちである。

　不安の背景にはさまざまな要因がある。第1に，マンパワー不足である。看護職員の比較的多い日中は隔離せずに常時観察に近い対応が行えても，人

手の少ない夜間はなにかあった場合に対応がむずかしいことから，不安を感じやすい。第 2 に，患者要因である。患者が男性であるか女性であるか，若年か高齢かによって，隔離拘束が必要とされたり，そうでなかったりする。女性患者や高齢者であれば看護職員は隔離拘束に頼らずとも不安を感じずにいられるが，C さんのように若く大柄な男性だと，夜間は隔離拘束がなければ手に負えないと考えがちである。そのような不安があると自我の防衛機制による問題のすりかえがおきる。F 副師長は，カンファレンスで「C さんの要求どおりに拘束を終了にしたら，今後 C さんが『外に出たい』『退院したい』と要求拡大してくる可能性がある。妥協してしかたなく拘束を終了してはだめ。しっかりルールをまもってもらう。ルールがまもれたら拘束を終了する」と発言した。このように，患者の治療を目的とした行動制限が，医療者が設定したルールをまもれるか否かという問題にすりかわってしまうことは少なくない。

　カンファレンスの場での決定に不満の残った E 看護師は，D 主治医に疑義を述べた（《場面③》）。精神保健指定医が短時間の診察だけで，隔離拘束の判断やその解除を決めることは困難であり，診察時間以外の患者についての情報も頼りにして行動制限の決定を下す。別の言い方をすると，看護師は精神保健指定医の隔離拘束の判断に影響を与える立場にいる。さらに，E 看護師は，精神科看護に関する知識と経験の豊富な G 認定看護師にも疑問をぶつけた。このように，E 看護師は，カンファレンスで C さんの代弁を試みただけでなく，D 医師や G 認定看護師に対して疑義を伝えていた。これらは，E 看護師が C さんのアドボケイトとしての役割を果たそうとした行為ととらえられるだろう。

▌責務と責任

　看護師は，みずからの**責任** responsibility を果たすために看護行為をし，その行為の理由や説明を与える**責務** accountability を負っている。看護師は，たとえ幻覚妄想状態や不穏などの症状で，行動制限の開始時に理解が得られそうにないと思える場面においても，隔離や身体拘束をせざるを得ない理由を説明する責務がある。さらにその後も，看護師は患者の回復の段階に合わせて繰り返していねいな説明を行うことによって，患者が「安心できる」「まもられている」という実感をもってもらう必要がある。

　ここでは，《場面①》をふり返ってみたい。C さんの「どうしてこれやらないといけないのですか」という質問に対して，E 看護師は，心の中では「拘束をする必要ないな」と思いつつ，「拘束する・しないの判断は主治医しかできないので，主治医に直接それを伝えてください」と答えた。隔離拘束は，法的には精神保健指定医が判断し，看護師はその判断に基づいて実施する。E 看護師の返答は法的責任を果たすための行為とみなしてよいだろう。

　ところが，精神保健指定医の判断と看護師がつねに同じ考えであるかというとそうではない。たとえばこの事例において E 看護師は夜間拘束の必要はないと考えているが，夜間拘束を実施しなければならない立場にある。ここで倫理的な苦悩が発生する。E 看護師が C さんに主治医と交渉するよう

にと業務的に答えたのは，E看護師自身もまた納得のいっていない気持ちをやり過ごすしかなかったとみることができる。結局夜間拘束に関するE看護師の返答は，Cさんを納得させられず，その翌日Cさんは精神医療審査会へ退院請求を試みた。

　E看護師は，Cさんの「どうしてこれやらないといけないのですか」という質問に対してどのような応答をすることができたであろうか。まず考えられる対応に，Cさんの視点にたった情報提供があっただろう。たとえば，夜間の身体拘束はどういう状態になると解除されるのかという病棟のルールを伝えることである。Cさんなりに身体拘束がいつまで続くのかを見通せれば，身体拘束がすぐに解除されなくても，現実に対する統制感を感じることができ，いくばくかの安心感を得られたかもしれない。

▐ 協力

　協力 cooperation とは，患者に質のよいケアを提供するという共通の目的に向けて，チームのメンバーや同僚がともに取り組んでいくことである。医療の現場では，それぞれの立場や価値観の違いによる葛藤が生じるが，その葛藤の解決は協力によってもたらされる。

　ここでは《場面②》をふり返りたい。カンファレンスの場で，E看護師はCさんの夜間の身体拘束の解除を提案した。カンファレンスは，メンバーの自由で率直な自己表現が前提[1]であるが，本事例の精神科救急病棟のカンファレンスには自由で率直な自己表現が許される組織文化はなさそうである。

　ここで，F副師長のリーダーシップのスタイルについて考えてみたい。リーダーシップのスタイルにはビジョン型・コーチ型・関係重視型・民主型・ペースセッター型・強制型の6種があり（◉表10-5），状況の変化に応じてリーダーシップのスタイルを変えるのがよいとされている。ビジョン型・コーチ型・関係重視型・民主型は安全なリーダーシップであるが，ペースセッター型と強制型はマイナスの影響がある危険なリーダーシップである[2]。F副師長は，患者に対する看護チームの不安や恐怖をしずめるために明確な方向性を示していたと考えると，強制型のリーダーシップを発揮していたといえるだろう。

　このような状況は，Cさんの利益よりもチームのメンバーや同僚との関係が優先されている状態で，患者のために質のよいケアを提供するために協力している状態ではない。

　この場面において，E看護師ができることはなんであろうか。精神科看護職の倫理綱領の倫理指針（◉191ページ，表10-3）の「1-3 倫理的な組織文化の構築」にある「組織文化的な感覚麻痺を引き起こさないよう，外部の人の見解を確認する」ことが指針になりそうである。たとえば，病棟外の事例検討会に参加するなどして仲間をつくり，他組織では同様のケースにどのよう

1）宮本真巳：事例検討という方法．日本精神科看護技術協会監修：看護実践／看護倫理（精神科看護テキスト第1巻），改訂版．p.133，日本精神科看護技術協会，2011.
2）ダニエル・ゴールマンほか著，土屋京子訳：EQリーダーシップ——成功する人の「こころの知能指数」の活かし方．日本経済新聞出版社，pp.78-79，2002.

●**表10-5　リーダシップのスタイル**

スタイル	メンバーへのはたらきかけ方	組織への影響
ビジョン型	共通の夢に向かって人を動かす	最も前向き
コーチ型	個々人の希望を組織の目標に結びつける	非常に前向き
関係重視型	人々を結びつけてハーモニーをつくる	前向き
民主型	提案を歓迎し，参加を通じてコミットメントを得る	前向き
ペースセッター型	難度が高くやりがいのある目標の達成を目ざす	非常にマイナス
強制型	緊急時に明確な方向性を示すことによって恐怖をしずめる	非常にマイナス

に対応しているのか，カンファレンスの運営やリーダーシップがどのようになっているのかを自身の病棟と比較する。このような機会をもつことが「組織文化的な感覚麻痺を引き起こさない」ことにつながる可能性がある。

■ ケアリング

　ケアリング caring は，目の前の患者がどのような体験をしているのかに関心をいだくことから始まる。つまり医療者は，患者と相対する際に，医療的枠組みをあてはめてわかったことにするのでなく，患者には世界がどのようにみえているかを患者に寄り添う視点から理解しようとする姿勢が求められる。ケアリングとは，一方的なものではなく，双方が相互に影響を与え合いながら人間関係を構築するもので，看護師 - 患者の援助関係を築く基本となる。

　ここでは，《場面④》をふり返ってみよう。E看護師は「20日間も部屋に閉じ込められて拘束されていたら，外に出たいと思うのは当然でしょ。暴れているわけでもないし，しばらくホールで様子をみておくのではだめなの」という思いをいだいていた。これは，Cさんの言動を目の前の状況に対する当然の反応としてとらえる見方である。ここでの目の前の状況とは，Cさんにとって納得のできる説明がなく20日間隔離拘束を受けていたことである。つまりあるできごとを，患者の病状や人格だけで理解しようとするのでなく，医療者と患者の相互関係の結果としてみる見方である。そのような見方ができれば，Cさんの言動の奥にある屈辱感，孤独感，身体的苦痛に関心を寄せることができる。他方で，F副師長を中心とした看護チームはCさんの言い分を聞くのではなく，清掃中に保護室から出たことを病棟ルールに反した問題行動と判断し，身体拘束の強化をD主治医に提案した。これは，患者がどのような体験をしているのかに関心をいだくことから始まるケアリングとは異なる態度である。

　この状況下でE看護師ができることはなにか。たとえば勉強会を企画し，患者の言動は目の前の状況に対する患者なりの対処であると捉える見方を看護チームで共有する働きかけはできそうである。また，看護チーム1人ひとりが患者の不本意な体験に思いをはせるためのきっかけをつくるために，身体拘束を受けた患者の体験談をまとめた書籍をナースステーションに置いておくといったことも考えられる。

◆ 地域包括ケア時代の看護師に必要なこと

　ここまで，E看護師が違和感をいだいた4つの場面を中心にふり返ってきた。本事例の分析から，看護師がアドボケイターとしての役割を果たすためには，「看護師自身の不安や偏見」「医療者間の関係を優先した組織文化」「医療者の相互関係的な見方の欠如」にまで視野を広げて見直す必要があることが浮きぼりになった。

　厚生労働省の「精神障害にも対応した地域包括システムの構築」では，精神障害の有無や程度にかかわらず，誰もが安心して暮らすことができる地域づくりを目ざしている[1]。「精神科看護職の倫理綱領」の「11. 社会貢献・正義」の倫理指針では，看護師は，精神障害に関する正しい知識の普及や啓発などを通して，精神障害者への差別・偏見を是正するために寄与することが期待されている。

　障害の社会モデルの発想によれば，障害者の生きづらさの原因は，障害者の側ではなく社会の側（社会的障壁）にあるとされている。社会的障壁には，①道路や建物，住宅，駅などにおいて物理的に生じる障壁，②教育や就労などにおいて制度上の制約により生じる障壁，③音声情報や文字情報などの必要不可欠な情報が提供されないことで生じる障壁，④障害者に対する差別，偏見，無理解により生じる心理的障壁がある。なかでも，④の心理的障壁を取り除くのが最もむずかしいといわれる。当事者が経験する障害を，その人の問題とみなすか（医学モデル）それとも社会の問題とみなすか（社会モデル）によって，支援者のふるまいもまったく異なったものとなるだろう[2]。

　地域包括ケア時代の看護師は，違和感を覚えた場面をふり返る際に，問題の要因を当事者本人に求める見方だけでなく，相互関係的な視点や社会モデルの発想を念頭において倫理的課題の分析を行う知見が求められる。さらにいうと，地域社会における精神障害者への差別・偏見を是正する役割を担うためには，まずは看護師自身がみずからのなかにある障害者に対する差別や偏見に自覚的であることが前提となるだろう。

C 母性看護における事例分析

1 母性看護における倫理的看護実践

1 母性看護領域で生じやすい倫理的課題

　母性看護領域では，人の命が生まれること，生きること，死んでいくとい

1）厚生労働省：精神障害にも対応した地域包括システムの構築について．（https://www.mhlw.go.jp/stf/seisakunitsuite/bunya/chiikihoukatsu.html）（参照 2023-12-20）
2）三井さよ：はじめてのケア論．p198，有斐閣，2018.

うことのすべてがおこるため，多くの倫理的課題が生じる。とくに，母性看護領域で倫理的課題が生じやすいものとして，生殖補助医療❶や出生前診断，人工妊娠中絶などがあげられる。

　生殖補助医療の技術は日々進化し広く普及しており，これまで不妊に悩んでいたカップルにとっては子どもをもつという願いをかなえてくれるものである。一方で，どこまでの生殖医療が許されるのか，非配偶者間体外授精や代理出産などの生殖補助医療で生まれた子どもの自身の遺伝上の親を知る権利(出自を知る権利)をどうまもるのか，凍結された受精卵の人権をどう考えてどう扱うのか，生殖補助医療で生じた余剰胚の破棄や，多胎の減数手術についてどう考えるかといった多くの倫理的課題が生じている。

出生前診断

　出生前診断では，胎児診断により胎児期治療や状況に応じた分娩方法の決定，出生後ケアの準備などが可能となるが，検査結果によっては治療や予防策を講じることがむずかしい場合もある。さらに，胎児と女性，パートナーそれぞれの権利の対立により，結果として選択的人工妊娠中絶の選択につながることもある。このように，出生前診断にはプロライフ pro-life(胎児の生命をまもる原則論)とプロチョイス pro-choice(生殖にかかわる女性の自己決定権をまもる原則論)の倫理的課題を含んでいる[1]。加えて，その遺伝診断情報を知る権利や知らないでいる権利，情報管理の重要性における問題も生じる。

母体と胎児の生命の選択

　対象者の特徴という点においては，妊婦のおなかに胎児が宿っていることから，母体の生命や健康をまもることと胎児の生命をまもることの対立がおこりやすい。たとえば，胎児の救命のために実施される胎児治療は母体を介して実施することにより母体への侵襲やリスクが伴うこと，母体の急変時に母体の生命と胎児の生命の選択を迫られる場合などがある。

2　倫理的課題に対する看護職の役割

　周産期医療に携わる看護職は，倫理的課題の生じる場面に遭遇しジレンマをいだいている。一方で，当事者である女性や新生児，その家族にとってもそれは危機的な状況であり，限られた期間での意思決定を迫られていることが多い。

　そのような対象者に対して，看護職は対象者にとっての最善を考え，つねに対象者の権利や尊厳がまもられるようかかわっていく姿勢が重要である。

　また，看護職は対象者の意思決定を支えるうえで，意思決定に必要な情報提供やサポートを行う。対象者の意思決定をけっして誘導することなく，つねに寄り添い，対象者がどんな決定をしても尊重する態度が看護職に求められる。通常，意思決定支援は多職種のチームとしてかかわることが多いが，看護職は医療者のなかで対象者に最も近い存在として，チーム内の調整役の

NOTE
❶**生殖補助医療**
　近年進歩している不妊治療法で，不妊治療の中でもおもに精子や卵子，受精卵を体外で取り扱う高度な治療法を生殖補助医療 assisted reproductive technology (ART)という。生殖補助医療には，体外受精・胚移植(IVF-ET)，顕微授精(卵細胞質内精子注入法，ICSI)，凍結胚・融解移植などがある。

1) 仁志田博司：出生と死をめぐる生命倫理. 医学書院, 2015.

役割を担うことも期待されている。そのためには，対象者との信頼関係の構築も重要な要素となる。

2 事例

■1 患者プロフィール

- **年齢・性別**：Hさん（40歳，女性）
- **職業**：会社員
- **診断名および既往歴**：5年間の不妊治療の末妊娠し，その間に2回の自然流産を経験しているが，それ以外の既往歴はとくにない。
- **家族関係**：夫（43歳，7年前に結婚）と2人暮らし。夫はHさんと同じ会社で違う支店に勤務している。Hさん夫婦の両親は健在だが遠方に住んでおり，キーパーソンは夫である。

■2 産科紹介までの経緯

妊娠11週まで不妊専門のクリニックで経過をみていたが，経過も順調であったため妊婦健診や分娩に向けて産科のある病院に紹介となった。

■3 来院時の状態

紹介された産科の初診時，Hさんは妊娠12週になっていた。妊婦健診に順調な経過であることが医師から説明されると，「これまで妊娠しても妊娠8週と10週で流産してしまったので，こんなにおなかの中で成長してくれたのははじめてです。順調だとわかって今日は本当に安心しました」と嬉しそうな表情が見られた。

妊婦健診の最後に，Hさんは医師に「新型出生前検査❶はこの病院でも受けることができるのですか？」と質問した。医師は，希望があれば検査を受けられること，母体からの採血で検査ができる非侵襲的な検査であり染色体異常の検出の精度が高いこと，検査を受ける場合は別途予約が必要で事前に説明を聞いたうえで決定することを伝えた。Hさんは出生前検査の詳細について記載されたチラシを受け取り「夫とも相談してみます」と答えた。

外来看護師のIさんは，医師の診察終了後に，別室でHさんに初診時に病院で行っている説明と必要事項の確認を行った。Hさんは夫も自分もひとりっ子であること，両親は遠方にいるため出産時に頼れるキーパーソンは夫であることなど，自身のことについて話した。外来看護師Iさんの「何かご心配なことやご不明なことなどはありますか？」という問いかけに対しては，「妊娠のこの時期に気をつけたほうがよいことがあれば教えてください。」と話した以外はとくに質問はなかった。

1週間後，Hさんから電話で新型出生前検査の予約申し込みがあった。Hさんは妊娠14週に1人で病院を訪れ，検査説明DVDを視聴後，医師の問診と説明（遺伝カウンセリング）を受け，検査をして帰宅した。検査結果は1週間後に説明することが医師より告げられた。

■4 検査結果（遺伝カウンセリング）

- **Hさんへの検査結果の告知**：検査から1週間後，妊娠15週にHさんは1人で来院した。Hさんの夫が仕事の都合により来院していないことから，医師は出生前検査の結果の説明についてHさんに確認をしたところ，H

NOTE
❶新型出生前検査

無侵襲的出生前遺伝学的検査 non-invasive prenatal genetic testing（NIPT）のことであり，出生前検査のなかでも母体血を用いた新しい出生前遺伝学的検査をいう。13トリソミー，18トリソミー，21トリソミーの3種の染色体の数的変化を調べることができる。非確定的検査であり，診断の確定には確定的検査を行うことが必要である。

さんは1人で説明を聞いて帰ることを希望した。

医師から，検査結果は陽性であり21トリソミーの可能性が高いこと，疑陽性もありうること，陽性的中率についてなどの説明がされた。また，確定検査には羊水検査が必要であることとそのリスクとして300分の1の確率で流産がおこること，羊水検査をしても染色体異常に起因する疾患の治療にはつながらないことついても説明がなされた。検査結果を告げられたとき，Hさんには少し驚いた様子がみられ，その後涙があふれ，肩を震わせ泣きながら医師の説明を聞いていた。医師より羊水検査を実施するかどうか，夫婦でよく話し合って決定してほしいことが説明され，夫にもあらためて説明する機会を設定することが提案された。

医師の診察室を出たHさんを，看護師Iさんは別室へ案内しHさんに話を聞いた。「検査してからどんどん不安になった，でも現実にそうなるなんて……。私が，わるいんです。ずっと仕事が楽しくて，なかなか子どもを産む決心がつかなくて先のばしにしていたら，いざ妊娠をと思ってもなかなか妊娠できなくて……，私の年齢が高くなってしまったからだ……。おなかにいる赤ちゃんをいとおしいと思うけど，でも，私，産んで育てられるのかな……イメージつかない，自信ないよ。夫もお互いの両親も皆楽しみにしてくれているのに，どう伝えればいいのかな……。帰って夫と相談してみます。」とHさんは看護師に話した。

●**Hさん夫妻への検査結果の告知**：翌日，Hさんは夫と一緒に来院した。医師よりHさん夫婦に，出生前検査の結果に関して，前日Hさんに説明したことと同様の内容が説明された。夫は感情を表に出さず，医師に「羊水検査による子どもへの影響を具体的に教えてください」「中絶はいつまでできますか」と2つの質問をした。羊水検査のリスクとして，穿刺による感染や出血，流産のほか，まれに胎児の損傷などのおそれがあること，中絶が可能な週数は妊娠22週までであることについて，医師の説明を静かに聞いていた。説明の間，Hさんはずっと泣いていた。今後のことについて考え，3日後にあらためて受診することとなった。

医師の診察室を出てもHさんがまだ動揺している様子だったため，看護師Iさんは2人を別室へ案内した。Hさんは部屋に入ると，夫に対して「なんで中絶なんて言ったの？　ひどい。あんなにたいへんな思いをして不妊治療だって続けてきたのに。2回も流産して，やっと私たちのところに来てくれた赤ちゃんなのに。どうしていいかわかんないよ……なんで検査したんだろう」とまた泣きはじめた。夫がHさんの肩をさすりはじめたので，看護師は席を外したほうがよいような気がしてそっと退室した。

しばらくしてHさんが退室したタイミングを見はからって，看護師は部屋にいた夫に「だいじょうぶですか」と声をかけた。夫は，「妻はちょっとトイレに行きました，いろいろとすみません。むずかしいですね……。妻にこれ以上負担をかけたくないんですよ。妻より自分のほうが子どもを欲しくて不妊治療をはじめたんです。好きな仕事を犠牲にしてたいへんな不妊治療を続けてくれて，今後の子育ても親にも頼れない状況で，これ以上妻に負担をかけたくないって思うんです。確かに妻の言うとおり自分の子どもの中絶を考えるなんてひどいですよね。ただ，生まれてくる子どもにとってはどうなんでしょうね……生まれてきても辛いことが多い人生ではないのかな。それに，自分の年齢のこと考えたら子どもをひとり残して僕たちが先に死んでしまうことになるよね……，あー，いろんなこと言っても，結局自分が夫と

しても親としても自信ないから中絶を考えてしまうのか……。どう考えたらいいのか正直わからないです。少し時間をください。またあらためて連絡します。」と話し，Hさんと一緒に帰宅した。

5 看護における倫理的課題

外来看護師のIさんは，Hさん夫婦がそれぞれの思いをかかえていることを知り，医師とも情報共有をして次回3日後に来院するまでに支援の方向性を検討したいと考えた。

3 4分割法とナラティブ検討シートを併用した分析

◆ 4分割表への情報の記述ならびに問題点の検討

ジョンセンらの4分割表を用いて，医学的適応，患者の意向，生活の質（QOL），周囲の状況の4側面について検討していく（●表10-6）。網羅的に状況を記述し，問題点をあげていく。

Hさんは医師より①胎児の確定診断のために羊水検査を受けるか否かについての意思決定を求められているが，同時に，それはHさん夫婦にとって②妊娠を継続するか否かを考えることを意味していると外来助産師のIさんはとらえた。そこで，この2点についてHさんの事実関係を整理し把握するために，カルテの情報やHさんが外来受診した時の言動や様子など担当した医師や看護師から得た情報をもとにジョンセンらの4分割表（改変版）の項目にそって事実関係を整理した。

◆ 対立する価値観についての検討

不足している情報を集め，問題状況を全体的に整理，どのような価値観が対立しているのかを検討する。

▍医学的適応

Hさんへの医学的な処置として，確定診断のための羊水検査を受検するかどうかという選択肢に問題はない。ただし，21トリソミーには根本的な治療はなく障害の程度はさまざまであることからも，生まれてくる子どもの障害の有無をどうとらえるかという問題がある。

羊水検査により確定診断を得るということには，検査よる胎児へのリスクを伴うこと，また，Hさん自身にも確定診断を知る権利と知らないでいる権利もあり，なんのために羊水検査をするか当事者としての目的も重要になってくる。

▍患者の意向

外来看護師Iさんは，Hさんと夫との意向には価値観の対立があるように思えた。そこで，Hさんと夫との語りを整理し（●表10-7），それぞれの意向の背景に着目して2人のナラティブの視点から整理するために，ナラティブ

○**表 10-6　4 分割法による事例分析**

医学的適応	患者の意向
・40 歳，女性，不妊治療により妊娠，現在妊娠 15 週。既往歴は自然流産が 2 回。妊娠 14 週で受けた新型出生前検査（NIPT）の結果が陽性（21 トリソミーの可能性を指摘），確定診断として羊水検査受検の決断を迫られている。 ・人工妊娠中絶の期限（妊娠 22 週まで）をふまえると，意思決定には時間的制限がある。 ・確定診断により，胎児の状況をふまえた準備や今後の対応を現実的に考えられる。 ・時期（妊娠 15 週）やリスクの観点から羊水検査は確定診断の第一選択肢としては妥当。 ・確定診断を行わないという選択肢もある。 ・限られた期間内での意思決定が求められているために必要な情報提供や，希望があれば医師以外の遺伝の専門職によるカウンセリングを受けることで，H さんの意思決定を促し，それに伴う精神的負担を最小限にすることが期待できる。	・H さんのカルテの情報や外来での様子からも意思決定に必要な判断能力が備わっていると考えられる。 ・羊水検査の実施に関する意向は語られていない。 ・夫が口にした人工妊娠中絶の選択には否定的な様子がみられる。 ・これまでの出生前検査に関するチラシ，視聴した DVD，検査前後の医師による遺伝カウンセリングに対する H さんの理解度は把握できていない。 ・H さんは判断能力があり，羊水検査や妊娠継続に関する選択権が尊重されている。
生活の質（QOL）	**周囲の状況**
・羊水検査による身体的苦痛として穿刺時に疼痛を伴うが局所麻酔により緩和可能である。 ・人工妊娠中絶を選択した場合は，身体的なリスクと苦痛を伴うことが予測される。苦痛への緩和ケアは必要だが，軽減できるものとできないものがある。 ・羊水検査は日帰りで実施されることが多く，H さんの生活面には大きな影響はないと考えられる。ただし検査を実施した場合，検査に伴う胎児のリスクへの心配など出産まで精神的ストレスが続く可能性がある。 ・21 トリソミーの児を出産した場合，児の状態によっては，H さんの家庭や仕事関係など生活全般における影響は大きく，児の合併症や障害に関する心配など精神的ストレスが出産後も続く可能性がある。 ・人工妊娠中絶を選択した場合，胎児への罪悪感など長期にわたり精神的ストレスが生じると予測される。 ・選択肢はどれも H さんへの影響が大きく，身体的・精神的・社会的な影響を回避する手段のひとつとして継続的な遺伝カウンセリングがある。 ・現段階では医学的側面以外の影響について考慮したケアが行われているとは言いがたい。	・夫の意向は語られていないが，羊水検査による胎児への影響について質問している。 ・夫は人工妊娠中絶も視野に入れて考えている。 ・H さん夫婦の間で十分な合意は得られていない。 ・夫婦以外のお互いの両親との合意に関する情報はない。 ・通院施設は NIPT 連携施設[1] として認証を受けていることから，処置の実施能力はあり，日本医学会「医療における遺伝学的検査・診断に関するガイドライン[2]」を遵守している。 ・患者側の現在の経済状況に関する情報は不明である。 ・医療者側の経済状況に関する問題はない。 ・宗教・文化慣習などの問題があるかは不明である。 ・産婦人科専門医，小児医療の専門家，遺伝看護専門看護師が連携する体制はあるが，現段階ではまだ産婦人科専門医以外との連携はなされていない。

検討シート[1]を用いた（○表 10-8）。

　H さんと夫の語りを整理したところ，二人の語りに大きな不調和はないように考えられた。方向性を決定するうえで，H さんは胎児の命を大切に思い，夫は胎児の人生と妻の負担への思いがある。その背景には，これまでの妊娠にいたるプロセスへの H さんの自責の念と夫の妻に対する申しわけなさが関係しているように考えられる。また，H さんと夫に共通していることは，障害をもつ子どもを育てることへの漠然とした不安と自信のなさを

○表10-7　Hさんと夫の語りの整理

	Hさん	夫
妊娠について	・仕事が楽しくて妊娠を先のばしにしてしまった。	・妻より自分のほうが子どもを望んでいた。
検査について	・検査をしてから不安になった。 ・今回の結果は妊娠を先のばしにした自分のせいだ。 ・なぜ検査したのだろう。	・語られていない。
胎児について	・お腹の子どもを愛おしいと思う。 ・不妊治療や流産を経て「やっときてくれた赤ちゃん」と表現する。	・羊水検査による胎児への影響を心配している。 ・生まれてくる子どもとって辛いことが多い人生ではないのか。 ・自分の年齢からも，子どもを残して先に死んでしまうことになる。
パートナーについて	・頼れるキーパーソン。 ・夫が中絶を口にしたことに対してひどいと思う。	・妻は仕事を犠牲にして大変な不妊治療を続けてくれた。
家族について	・妊娠を喜ぶ両親に検査結果をどう伝えるかとまどっている。	・遠方におり子育ても頼れない。
羊水検査について	・語られていない。	・語られていない。
妊娠継続の意向	・障害をもつ子どもを産み育てることのイメージがもてず自信がない。 ・どうしていいかわからない。	・子育てを親にも頼れない状況で妻にこれ以上負担をかけたくない。 ・自分の夫や親としての自信のなさから中絶を考えてしまうのか……。どう考えたらいいか正直わからない。

○表10-8　ナラティブ検討シートによるHさん夫婦のナラティブ

	1）現状の問題をどうとらえているか	2）望んでいること，その実現方法	3）受け入れがたいこと，その回避方法	4）背景にある事情や価値観
Hさん	・検査結果は陽性で21トリソミーの可能性がある。 ・確定診断には羊水検査が必要で，実施について決断を迫られている。 ・どうしたらよいかわからない。	・明確な望みを示していないが妊娠継続を望んでいる？ ・21トリソミーの子どもを産み育てるイメージがもてず自信をもてない。	・人工妊娠中絶には否定的な様子がみられる。	・妊娠を先延ばしによる自分の高齢リスク原因だと自分を責めている。 ・検査をしたことを後悔している？
夫	・検査結果は陽性で21トリソミーの可能性がある。 ・確定診断には羊水検査が必要で，実施について決断を迫られている。 ・どう考えたらいいかわからない。	・人工妊娠中絶を視野に入れているが，それは夫や父親としての自信のなさによるものかと思い悩んでいる。	・出産することにより妻に負担をかけることが受け入れがたい。 ・障害をもって生まれてくる胎児にとっての人生を想像し案じている。 ・自分たちが先だったあとに残される子供を心配している。	・自分が子どもを望んだことで妻に負担をかけた申しわけなさを感じている。
ナラティブの不調和を解消する方法	現時点では2人の語りに大きな不調和はないものの，次の受診時に夫婦のナラティブの変化や不調和の有無が生じていないかを再度見きわめることが必要である。			

かかえており，2人の意向が固まらず揺れ動いている状態である。Hさん夫婦の意思決定に必要な情報提供や理解が十分ではないことが考えられる。今回，Hさんの夫が直接医師から検査結果と質問に対する説明を受けたことで，夫婦で同等な情報をもとに再度対話をもつことが可能となった。3日後の次回受診時は，夫婦のナラティブの変化や不調和の有無について再度見きわめていくことが重要である。今後，必要に応じてHさん夫婦に適切な専門職（産婦人科専門医・臨床遺伝専門医・小児科専門医・看護職・心理職・認定遺伝カウンセラーなど）を加えた対話の計画を提案することも視野に入れ検討していく。

▌生活の質（QOL）

21トリソミーの児を産み育てていくか否かによるHさんへのQOLへ与える影響はどちらも大きい。現時点でHさんは人工妊娠中絶に否定的な様子である。妊娠の継続を選択した場合，21トリソミーの障害の程度にもよるが，Hさんの精神面や生活面，経済面に影響を及ぼすことは明らかである。Hさんの夫が心配するように，「両親が遠方におり子育ても親に頼れない状況」のなかで，21トリソミーの子どものいる生活をイメージできていないこと，自分たちが得られる支援や社会資源について情報が得られていないことにより2人の不安につながっている可能性がある。

一方で，人工妊娠中絶を選択した場合は，中絶によるHさんの身体的影響に加え，胎児への罪悪感や後悔など長期にわたり精神的ストレスをいだきつづける可能性がある。

▌周囲の状況

Hさんのキーパーソンである夫との間で十分な合意があるとはいえず，まだ対話が十分に行えていないように見受けられる。また，対話に必要な情報の共有や理解の程度も把握できていない。

遠方にいるHさん夫婦それぞれの両親との関係性などの情報はないが，孫の誕生を楽しみにしている両親にとっても検査結果はある意味危機的な体験となることが予測され，Hさん夫婦の意思決定に影響を及ぼす可能性もある。

◆ 倫理的課題の分析

自律尊重の原則から考えると，リプロダクティブ－ヘルス／ライツの観点からは，Hさんが羊水検査の実施や自身の妊娠継続についても自己決定する権利があり，その決定は尊重されるべきである。一方，脆弱性原則の観点では，女性だけではなく胎児や障害児も脆弱性をもつ対象と考えると，どちらを保護すべきなのか，より複雑な問題となってくる。胎児の道徳的地位という点においてHさんは，現時点では障害をもつ可能性がある胎児を大切に思い保護すべき存在であると認識し，尊厳をもって考えている。

善行・無害の原則ではメリットとデメリットを注意深く検討する必要がある。少なからず胎児にリスクがある羊水検査を実施して確定診断を得る，もしくは，その情報をHさんが知らずにいる権利があることをHさんと共有

し，今後，Hさんが正しい情報を得て，選択，自己決定ができるような支援が重要である。

◆ 分析をもとにおこした行動

すべての項目を網羅し全体が見えたところで，なにを優先すべきか，なにが最も適切かについて判断を行う。今後具体的な対応ができるか検討する。

Hさんにとって優先すべき具体的な対応として，以下の2点を計画した。3日後に，Hさん夫婦の来院時に，希望に応じて，継続的に実施する。

● 情報提供

Hさん夫婦にとって，自己決定していくために必要な医学的情報と，21トリソミーの子どもを産み育てていく上で利用可能な社会支援制度，暮らしのイメージにつながるピアサポートグループの紹介などを行う。

● 専門職における遺伝カウンセリング

夫婦の対話において医療者の専門的な情報が必要な場合の遺伝カウンセリングや小児科専門医との面接などの設定を行う。

◆ Hさんのその後

Hさん夫婦は継続的な遺伝カウンセリングと小児科専門医との面接を受けた。またダウン症の関連団体やダウン症の子どもをもつ親から情報を得て，ピアサポートグループの交流会にも夫婦で参加した。夫婦での対話を重ね，羊水検査は受けずに出産することを選択した。Hさんははじめての育児に備え，妊娠中から2年間の育児休暇を取得するよう調整し，他にも活用できるサービスを調べた。

その後の妊娠経過において，胎児も大きな合併症もなく経過し，妊娠38週で無事に女児を出産した。児は21トリソミーであった。

D 高齢者看護における事例分析

1 高齢者看護における倫理的看護実践

高齢者看護における倫理的課題

高齢者看護では，加齢や老年症候群の発症などに伴う心身機能の低下により治療や援助を必要とする状況において，個人の尊厳や権利をめぐる倫理的課題が生じやすい。たとえば，「日常生活や療養生活をどこで送るのか」や「終末期にどのような最期を迎えたいと思うのか」，高齢者虐待や身体拘束の問題など，多岐にわたる倫理的課題への対応が求められる。このような問題には，身体的・精神的衰えがみられる高齢者に対する偏見（高齢者差別，エイジズム ageism）が影響していることも少なくない。

　エイジズムとは，特定の年齢層に対する偏見や差別をあらわす言葉である。高齢であるというだけで「脆弱な存在」とみなすとらえ方は，高齢者差別でありエイジズムの一種である。エイジズムという概念には，「高齢者は不健康，無気力である」などの否定的な見方（ステレオタイプ・固定観念）だけでなく，「高齢者は親切であり，思いやりがある」といった肯定的な見解も含まれるという考え方もある[1]。いずれにしても，高齢であることを理由とした画一的な見方は，無意識のうちに偏見や差別につながる危険性があるということを意識していくことが重要である。

　とくに，認知症高齢者では，人生におけるさまざまな機会で自律的な判断・対応が求められる場面や，なにげない日常生活場面において，高齢者のもつ能力のアセスメント不足や過小評価などにより，高齢者自身の意思や権利が尊重されにくい状況がおこりやすい。「本人（高齢者）の意思決定能力は本人の個別能力だけではなく，意思決定支援者の支援力によって変化することに注意すべきである」[2]といわれているように，認知症高齢者のもつ力や強みを引き出し，それらをいかしながら，高齢者の意向を日々の生活に可能な限り反映できるよう支援していく必要がある。

　高齢者看護では，「高齢者にとって最善の選択とはなにか」「高齢者の意思は尊重されているのか」という視点をもってさまざまな倫理的課題に気づける倫理的感受性を高めることが重要となる。そのためには，高齢者の健康状態だけでなく，いままで生きてきた歴史や生活背景にも関心を寄せ，その人の核となる価値観や信念などの理解に努めようとする姿勢が前提となる。長い歴史を生きてきた 1 人ひとりの高齢者を過去・現在・未来の時間軸でとらえ，どのような状態にあっても高齢者の意思や権利が尊重されることを目ざして，高齢者を支える家族や地域の人々，医療・福祉・介護従事者などの多職種と連携・協働しながら，倫理的課題にアプローチしていく必要がある。

◆ 高齢者の意思決定に関するガイドライン

▌人生の最終段階における医療・ケアの決定プロセスに関するガイドライン

　このガイドラインでは，人生の最終段階を迎えた本人・家族などへのケアのあり方や，本人・家族などを支えるために医師，看護師，ソーシャルワーカー，介護支援専門員などの医療・ケアチームで，最善の医療・ケアを作り上げるプロセスが示されている[3]。2007 年に「終末期医療の決定プロセスに関するガイドライン」として厚生労働省により策定され，現在の名称への変更を経て，2018 年の改訂では病院における延命治療への対応を想定した内容だけではなく，在宅医療・介護の現場でも活用できる内容への見直し，ACP の重要性の強調などが加味された。

1）Palmore, E. B. : *Ageism Negative and positive*. Springer, 1990.
2）厚生労働省：認知症の人の日常生活・社会生活における意思決定支援ガイドライン．p.4, 2018
3）厚生労働省：改訂　人生の最終段階における医療・ケアの決定プロセスに関するガイドライン．2018.

▎認知症の人の日常生活・社会生活における意思決定支援ガイドライン

　2018年に厚生労働省から公表されたこのガイドラインでは，日常生活や社会生活などにおいて認知症の人の意思が適切に反映されることを目ざして，認知症の人を支える周囲の人によって行われる意思決定支援の基本的考え方（理念）や姿勢，方法，配慮すべきことがらなどが記載されている[1]。

▎高齢者ケアの意思決定プロセスに関するガイドライン──人工的水分・栄養補給の導入を中心として

　高齢者が，なんらかの理由で飲食できなくなったときに，人工的水分・栄養補給法 artificial hydration and nutrition（AHN）の導入において適切な対応ができるように支援することを目的として，2012年に日本老年医学会により策定された。医療・介護における意思決定プロセス，AHN導入に関する意思決定プロセスにおける留意点などが示されている[2]。

2　事例

▌1 患者プロフィール

- ●**年齢・性別**：Jさん（80歳，女性）
- ●**職業**：主婦
- ●**家族関係**：夫（80代，1年前に死去），長男（50代），長女（50代）の4人家族。子どもたちが結婚して家を出てからは夫と2人で暮らしていた。長男は隣県に住んでおり，長女は車で10分程度の同市内に夫・2人の娘とともに住んでいる。Jさんの夫は1年前に胃がんで亡くなっており，「家で死にたい」という夫の希望をかなえるために，Jさんは長男・長女の2人の子どもに協力を得ながら夫を自宅で看取った。夫との死別後，長女が実家を訪れるたびにJさんは夫との生活を思い出して涙を見せていた。

▌2 入院までの経緯

　社交的な性格で近所の友人宅を行き来していたJさんであったが，最近は友人の誘いも断ることが多くなり，ほとんど外出もせずに家にいるため，ときどき友人が様子を見にたずねてくれていた。半年前頃より，長女との約束を忘れてしまうことや，同じ要件で何度も長女に電話をすることが多くなった。きれい好きでつねに整理整頓されていた室内も，物が出しっぱなしになっているなど散らかりはじめ，冷蔵庫には賞味期限切れの食品や同じ食品が複数入っている様子もあったことから，長女が定期的に買い物などをして，食事や家事を手伝うようになっていた。

　Jさんは自宅の玄関の段差につまずいて転倒し動けなくなっているところを長女に発見され，腰椎圧迫骨折の診断で入院となった。

▌3 入院時の状態

　入院当初は骨折による痛みがひどく，自力で起き上がることができずベッド上での生活であった。入院3日目の夜間にはせん妄を発症し，「お父さん

1）厚生労働省：前掲ガイドライン．p.4.
2）日本老年医学会：高齢者ケアの意思決定プロセスに関するガイドライン──人工的水分・栄養補給の導入を中心として．2012.

のご飯をつくらなければならないから」と点滴を引っぱりながらベッドから降りようとしたり，日中面会に来た長女に他人行儀に話しかけたりするなどの見当識障害がみられた。しかし，鎮痛剤の内服により疼痛が軽減し，コルセット着用でのリハビリテーションが開始され，活動と休息のバランスを踏まえた生活リズムが整ってきたことで，現在はせん妄症状は落ち着いている。

　Jさんは「いつまでも家を空けておくわけにはいかない」「お仏壇に手を合わせないと，お父さんがさびしがるから」と毎日のリハビリテーションに意欲的にのぞんでおり，自宅での生活を想定したリハビリテーションが行われている。看護師の見まもりのもとで病室内のトイレにも行けるようになった。受け持ち看護師や主治医は，今後もリハビリテーションを継続し，筋力も回復すれば，介護保険によるサービスなどを導入しながら入院前と同じように1人で生活することも可能ではないかと考えていた。

　Jさんの長女は，入院時「父が亡くなってから，母は認知症のような言動が出はじめていた。退院後，母親との同居も考えているが，本人（Jさん）は1人で生活したいと言っており，今後のことが心配」と受け持ち看護師に話しており，退院支援看護師と相談して介護保険の申請を進めていた。さらに，Jさんのせん妄の発症が，長女の不安を強めたようで，「認知症があると，自宅（長女宅）で介護することはむずかしいかもしれない。私の家族の生活のことも考えなければならず，家族に迷惑をかけるわけにはいかない」と，高齢者施設への入所も考えはじめていた。「また骨折したら今度は寝たきりになってしまうかもしれない。なにもしないで家でボーッとしていれば，認知症も進んでしまうかもしれない。母は昔から友だちも多かったし，施設で同じような年代の皆さんと生活した方が，母にとってよいのではないか」と退院支援看護師に相談していた。

　入院7日目，主治医とJさん，長女，受け持ち看護師，退院支援看護師で退院に向けた話し合いを行った。主治医は，「順調に回復していますが，高齢であるため今後もリハビリは継続した方がよいです。リハビリ専門病院に転院してもう少し筋力をつければ，ご自宅で生活できるようになると思います」と説明した。「今後のことはどのようにお考えですか？」と主治医が質問すると，うなずきながら話を聞いていたJさんは「私はよくわからないから，娘にまかせます」と答え，長女はややこわばった表情でしばらく黙っていたが，「本人や兄（長男）と相談してみます」と返答した。

　受け持ち看護師が，翌日面会に来た長女に今後のことについてたずねると，「兄（長男）は私にまかせると言っています。いくら筋力が回復しても，1人で生活すればまた転んだりすることもこわいし，今回の入院で私のこともわからなくなってしまったこともあったし，やはり自宅ではなく施設で暮らしたほうがよいのではないかと思っています。以前から母は『子どもたちには迷惑をかけたくないから，認知症になったら施設に入ってもいいよ』とときどき話していました。最近はそんな話もできるような状況ではなかったですが，さっき母に『施設に入ることもできるよ』と言ってみたら，『それでいい』って……」と，やや沈んだ表情で話した。その後，受け持ち看護師はJさんを訪室し，「娘さんと退院した後のことは相談しましたか？」とたずねると，「私はよくわからないからね。家にはお父さん（位牌）もいるから，家が1番いいけど。自分の家だからね。お隣さん（友人）もいるしね。でも，子どもには迷惑はかけられないから。娘のいいようにすればよいと思っています」と淡々と話した。

4 看護における倫理的課題

　　受け持ち看護師は，「Jさんは，本当は旦那さんと暮らした自分の家に帰りたいのではないか。また，長女も施設への入所を心から望んでいるわけではないのではないか」と，退院後の生活の場をめぐってJさんと長女の思いがすれ違っていると考えた。そこで，現在の状況を整理するために，Jさんと長女がJさんの退院後の生活をどのように受けとめているのか，各々の立場から分析することにした。

3　ナラティブ検討シートによる分析

　　受け持ち看護師は，Jさんの退院後の生活に関するJさんと長女の意向のすれ違いを解消する方法を検討していくために，ナラティブ検討シートを活用し，Jさんや長女のおかれている状況をふまえて，各々の当事者がどのように受けとめているのか，両者の言動を推察しながら，すれ違いが生じている状況の分析を行った（◉表10-9）。

◆ 分析をもとにおこした行動

　　受け持ち看護師は，Jさんがリハビリテーション病院へ転院する前に，Jさんと長女，長男，主治医，退院調整看護師，介護支援専門員による話し合いの場を設けた。

　　受け持ち看護師は話し合いの前に，長女と長男に自分が推察したJさんの意向をふまえて，今回のせん妄は一過性のものであること，医療者からみると軽度の認知機能の低下はみられるが適切なサポートがあれば今後も独居で生活することは可能ではないかという見解を伝えていた。また，介護支援専門員にも，ナラティブ検討シートによる分析をふまえて，Jさんと長女の意向にすれ違いが生じている状況を伝えていた。

　　話し合いの場では，Jさんが混乱しないようになるべくわかりやすい言葉や表現に留意しながら，まずはJさんの退院後の生活に関する不安なことや心配なことについて，Jさんや家族の立場から率直に話してもらった。それらの内容を共有したうえで，医療従事者側からJさんや家族が感じている不安を解消していくための具体的な方法を提案しながら，Jさんの意向である自宅での生活の継続を実現していくための話し合いを行った。

　　具体的には，退院後も通所介護サービスを利用してリハビリテーションの継続が可能であることや，訪問介護による生活支援，配食サービスなど，退院後に利用できるサービスについて，Jさんの自宅の近隣にある施設を紹介しながら，介護支援専門員より情報の提供が行われた。話し合いの最中，Jさんはほとんど発言しなかったが，真剣な表情でうなずきながら参加者の話を聞いていた。

表10-9　ナラティブ検討シートによる分析

	1)現状の問題をどうとらえているか	2)望んでいること，その実現方法	3)受け入れがたいこと，その回避方法	4)背景にある事情や価値観
Jさん	子どもたちに迷惑をかけたくないし，自分ではどうしようもできないから，娘にまかせるしかない。できることならば自宅で暮らしたい。	できることならば，自宅で誰にも迷惑をかけずに暮らしたい。	施設での生活はなるべく避けたい。	夫と長年の思い出がたくさん詰まっている家でこれからも暮らしていきたい。近所の友人がいるなじみの場所で生活したい。
長女	父親との死別や骨折による入院で，母親は認知症が進行しているのではないか。今後，独居を続ければ，骨折したり認知症が悪化したりする可能性が高いのではないか。しかし，自分の家族のことも考えなければならず，母親の認知症が進行すれば同居での介護は難しくなるだろう。	退院後は安全な環境で生活してほしい。施設で同じ年代の人々とともに暮らしたほうが，認知症も進行しないのではないか。まずは入院中に介護保険の申請を行いながら，退院後の生活を検討していく必要がある。	母親が再び骨折などで寝たきりになってしまったり，認知症が進行してしまったりすることは避けたい。しかし，母親の介護で自分の家族の生活に支障をきたすことも避けたい。	母親は「認知症になったら施設に入ってもよい」と言っていたが，その言葉の裏には子どもたちに迷惑をかけられないという親としての心情があるのだろう。母親の思いはわかるが，自分と家族の生活のこととも考えなければならないし，母親にも元気で暮らしてほしい。
長男	長女の判断にまかせている。	不明	不明	実家の近くに住んでいる長女がおもに母親のめんどうを見ているため，長女にまかせるしかない。
受け持ち看護師	Jさんは，本当は自分の家で暮らしたいが，親として子どもに迷惑をかけたくないという思いがあり，長女の意向にまかせようとしているのだろう。長女も，施設への入所を心から望んでいるわけではないと思う。しかし，Jさんの認知機能や生活能力に不安を感じており，さらには自分の家族への影響など，さまざまな懸念があるなかで悩んでいるのではないか。	今後の生活の場の検討において，Jさんの意思を可能な限り反映させたい。そのためには，まず長女のかかえている不安や懸念を軽減する必要がある。	Jさんが子どもたちの生活を優先して，自分の意向を表出することなく施設への入所を決めること。背景にある事情をふまえ，今後のJさんの生活の場について，関係者間で話し合っていく必要がある。	Jさんと長女はお互いに相手を思いやっているからこそ，今回のようなすれ違いが生じているのだろう。
主治医	順調に回復しているが，高齢であるためリハビリは継続する必要がある。リハビリテーション病院へ転院して筋力が回復すれば，介護保険によるサービスなどを受けながら，入院前と同様に自宅での生活が可能なのではないか。	リハビリの継続による筋力やADLの回復。	不明	不明
ナラティブの不調和を解消する方法，対話の計画	Jさんと長女の各々のおかれている状況を理解してみると，Jさんの退院後の生活の場をめぐる両者の意向がすれ違う根底には，お互いがお互いを思いやる状況があることが明確化した。両者の意向のすれ違いを解消するためには，Jさんの認知機能や，Jさんが自宅で生活していくことに関する長女の不安・懸念を軽減していくことが重要である。 Jさんはリハビリ病院を経て筋力やADLが回復すれば，介護保険サービスの利用や，近くに住む長女や友人などのサポートを受けながら自宅で生活することも可能であると考えられる。入院時より，介護支援専門員などの関係者と連携し，退院に向けた具体的な調整をはかりながら，Jさんと長女の両者が満足のいく解決策を見いだしていく必要がある。			

◆ J さんのその後

　介護支援専門員からの具体的な情報提供を受けて，長女と長男が話し合い，まずは J さんの意向を尊重して自宅での生活が継続できるように準備を進めることになった。J さんがリハビリテーション病院に入院している間に，長女と長男で自宅をかたづけ，介護保険を利用して手すりの設置や段差の解消などの改修工事を行い，リハビリテーションを継続しながら 1 人で生活するために必要なサービスを介護支援専門員と検討する予定である。近隣に住む J さんの友人も，「週に 1 回は顔を見にいくから」と言ってくれている。

　長女は「これからも心配なことはたくさんありますが，いままで自分より人のために尽くしてきた母の思いを大切にできるよう，無理はせず，ケアマネさんや兄，主人とも相談しながらなんとかやっていきたいと思っています。」と話した。J さんも「お父さんが心配しているだろうから早く帰らなくちゃね。そのためにはがんばらなきゃ」とリハビリテーション病院への転院の準備を進めている。

E 終末期看護における事例分析

1 終末期看護における倫理的看護実践

1 終末期看護において生じやすい倫理的課題

　終末期看護において生じやすい倫理的課題は，患者本人と家族らの意向が異なるときや，患者・家族側と医療者側の意向が異なるときに生じやすい。これらは，双方が認識している状況の違いや背景・価値観の違いによるものが大きい。たとえば，自宅か施設かといった療養の場をめぐる決定，抗がん剤など治癒を目ざす治療を継続するか否かをめぐる決定，患者の苦痛軽減のために持続的鎮静導入は益か害か，などがある。

　患者の自己決定に関する倫理的課題には，「こんな状態では生きていても意味がない，もう死なせてほしい」という安楽死や尊厳死に関連した問題や，「もうこれ以上なにもしないでほしい」という生命維持処置の差し控えに関連した問題，病状や予後の告知に関する問題などがある。また，患者の尊厳と安全に関する倫理的課題には，終末期せん妄による過活動と身体拘束，トイレでの排泄を希望してもリスク回避のために室内での排泄を指示される，感染症などに対する施設側の事情による面会制限に関連した問題などがある。

　いずれも，終末期にある患者に対する最善の医療・ケアを実践していくうえで，看護職が葛藤をかかえやすい問題であるといえる。

2 看護専門職としての視点と友愛的態度のバランス

　終末期看護において看護職は，患者との関係性が構築されるほど，「近親者」に近い存在となり，より共感的な視点をとることで感情を大きく揺さぶられる経験をする。その一方で，看護職は，看取りの経験を重ねるなかで「○○な状態の患者のケアは△△したほうがよい」という，より客観的な（あるいはパターン化した）視点をもつようになる。看護職はこれらのバランス感覚をもち，患者の意向を尊重した最善の医療・ケアを実践していくことが求められる。しかし，ときにその偏重は，終末期にある患者にとって最善の医療・ケアの判断に影響し，「あれでよかったのだろうか」という看護職の後悔やとまどいをもたらす経験につながることもある。終末期は，治癒を目標とする治療から，患者のQOLの維持を目標とした医療・ケアへとシフトしていく。なにが最善の医療・ケアであるかについて，より個別的となるため，当事者どうしの継続的かつ対話的コミュニケーションが重視される。ゆえに，患者が将来の医療・ケアの方向性や具体的内容について，医療・ケアチームと家族等が相談して方針を決めるアドバンス-ケア-プランニング（ACP）の考え方が求められている（⊙70ページ）。

3 継続的・対話的コミュニケーションを重視した倫理調整

　継続的・対話的コミュニケーションを促進し当事者の合意を目ざす意思決定モデルの1つに，清水らの「情報共有-合意モデル」がある[1]。これは，医療・ケアチームが，患者・家族等にとって最善と考える医療・ケアを，エビデンスに基づく一般的な判断によりエビデンスのある（生物学的＝biologicalな）説明を行う。それに加えて，医療・ケアチームが，患者の考えや気持ちを聴こうという姿勢を併せ持ちながら，患者の命の物語（＝biographical なもの）を中心に対話を繰り返し，患者にとって最善の医療・ケアの合意形成へと向かう，というモデルである（⊙図10-3）。この実践は，患者，家族ら，医療・ケアチームそれぞれの価値観を尊重した対話的コミュニケーションを前提とする。この対話やかかわりのプロセスが，医療ケアチームと本人・家族などのケア目標の共有につながり，いわゆるACPへと発展していくと考えられる。このように，終末期看護において看護職は，自身がよりどころとする理論モデルをもち，調整的役割を果たすことで，これまで述べてきたような倫理的課題を解決する糸口になることが期待される。

4 「わたしの死」の接近に伴う患者の苦悩と希望への関心

　終末期にある患者は，自身がこれまで経験したことのない，一人称の死の接近，いわゆる「わたしの死」の接近を経験し，全人的苦痛といわれる深い苦しみを抱えていることがある。そのような状況において，患者の意思決定，

1）清水哲郎（臨床倫理プロジェクト）：臨床倫理プロジェクト．〈http://clinicalethics.ne.jp/cleth-prj/cleth_online/part1-3/now.html〉（2023-11-29参照）

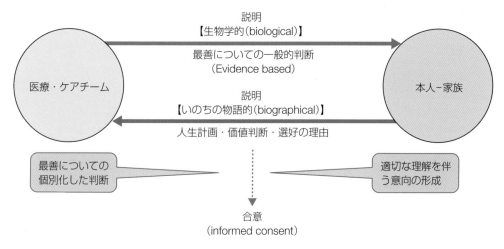

○図 10-3　情報共有─合意モデルを元にした ACP に必要なポイント
（清水哲郎〔臨床倫理プロジェクト〕：臨床倫理プロジェクト.〈http://clinicalethics.ne.jp/cleth-prj/cleth_online/part1-3/now.html〉〈2023-11-29 参照〉）

意思表明，意思形成を支える看護を実践するためには，痛みや症状，悲嘆などに対する十分な緩和ケアが必要である。また，次第に身のまわりのことができなくなっていくことは，患者の生きる意味の喪失や絶望へとつながることがある。そのため，緩和的リハビリテーションが，希望をつなぐ機会になったり，看護職がていねいに実施している日常生活ケアの 1 つ 1 つが，患者のスピリチュアリティ（生きる根源的エネルギー）に届き，気持ちがやわらいだりすることもある。

2 事例

◾ 患者プロフィール

- **年齢・性別**：K さん（80 歳，男性）
- **職業**：元警察官
- **家族関係**：妻（70 代）と長男（40 代）の 3 人家族
- **家族の病歴**：妻は脳梗塞の後遺症により要介護状態であり，2 年半前より K さんが妻の介護を行っていた。
- **既往歴**：2 年前に非小細胞肺がん（扁平上皮がん）と診断され，放射線治療を実施した。その後，肺がんの進行・再発はみとめられず，在宅で妻の介護を行いながら過ごしていた。
- **診断名**：肺気腫。半年前より肺気腫による慢性呼吸不全状態となり，在宅酸素療法を行うようになった。妻の介護度も少しずつ上がるなか，長男は仕事があるため，K さんが呼吸困難をかかえながらも妻の介護を行っていた。

◾ 入院までの経緯

　K さんは 1 か月に 1 回，外来を受診していたが，急な腫瘍マーカーの上昇をみとめ，肺がんの再発が K さんに伝えられた。同時期に妻は自宅での介護が困難となり，介護施設に入所となった。その後 K さんも，呼吸不全の悪化と細菌性肺炎の発症を機に，かかりつけのがん治療専門病院の呼吸器

内科に入院することになった。

3 入院時の状態

　Kさんは，病棟の看護師に「妻が施設に入ったばかりで心配だ。様子を見に行ってやりたいから，できるだけ早く退院したい。」と話した。Kさんは，労作時の息切れが強く，長く歩くこともできなくなっていたため，病棟の看護師は「自宅で生活することはむずかしい」と考えていた。Kさんの意向を知ったKさんの受け持ち看護師は，もう少しKさんの思いを理解したいと考え，Kさんの話を聴くことにした。するとKさんは，「私は，人をまもる仕事をしてきた。いまは妻をまもることが私の役割だ。施設にいる妻の様子を見に行きたい。できるだけ他人の世話になりたくないんです。できるなら，自分の好きなように過ごして，好きなものを食べて，できれば自分の家で死にたいんです」と語った。受け持ち看護師はKさんの気持ちを電子カルテに記録した。

　Kさんの日常生活動作は日を追うごとに低下し，また抑うつ的にもなっていた。Kさんはある日，「妻の世話もできなくなって，人生の目的がなくなりました。なにもかもいやになりました。このままよくならないんじゃないかと，わるいことばかり考えます。ずっとひとりで誰とも話さない生活です」と，受け持ち看護師に語った。

　受け持ち看護師は，主治医と病棟看護師らでKさんの今後のケアを検討するため，カンファレンスを行った。主治医は，肺炎治療を継続しつつ，院内の緩和ケアチームに依頼を行った。緩和ケアチームは，気持ちのつらさに対する治療やケアを行い，病棟の看護チームは，傾聴を継続した。2週間ほどで症状や気持ちのつらさは軽減したが，リハビリテーションを行っても日常生活動作は，思うように回復しなかった。Kさんは，かわらず「家に帰りたい」と話していた。主治医はKさんの予後を1〜2か月と予測した。主治医はKさんに対し，「肺炎は落ち着きましたが，今の状態で肺がんの治療を行うことはむずかしいです。リハビリは続けていただきながら，息苦しさや症状を緩和していきましょう」と説明した。病棟の看護チームは，「長男が日中仕事で不在であり，介護力が不足している。Kさんの自宅退院はむずかしい。緩和ケア病棟か療養病棟への転院がよいのではないか，長男と話してみたほうがよい」と話し合っていた。長男は仕事が忙しく，ときどき洗濯物を届けに来る程度であり，Kさんの状況や気持ちを十分に理解しているとはいえない状況であった。

　受け持ち看護師は，以前からKさんの「家に帰りたい」という気持ちを聴いていたため，「本当にそれでよいのか」と気持ちがもやもやし，今後の療養への思いをKさんにたずねた。Kさんは「自分の人生なので長男がどう言おうと，自分で決めます。ここで誰とも話さず，なにもできずにじっとしていると頭がおかしくなりそうです。家に帰って何も出来ないかもしれませんが，私が死んでも妻や息子が困らないように整理だけはしておきたいんです。妻にも会いたい。自由にしていたいんです。ほかの施設に移るなんて，とんでもないです。なんとかなりませんか」と，涙ながらに語った。

　受け持ち看護師は，Kさんの気持ちを知り，「このままだと医療者や息子さんの意向により転院になってしまうかもしれない。なんとかKさんの希望をかなえることはできないか」と考え，Kさんにとって何が最善の医療・ケアであるか，倫理カンファレンスを開催するために，情報を分析することにした。

3　４分割法とナラティブ検討シートを併用した分析

◆ ４分割表への情報の記述ならびに問題点の検討

　受け持ち看護師は，最初に，ジョンセンらの４分割表(改変版)を使用し，診療記録や担当者などから得た情報をもとに，事実を整理した。不明な点や確認すべき事項も記入した(▷表 10-10)。整理したジョンセンらの４分割表は，倫理カンファレンスで話し合うための資料として用いることにした[1]。

◆ ナラティブ検討シートによる分析

　受け持ち看護師は，４分割法で事実関係を整理したあと，ナラティブ検討シート[2]を使用して当事者間の関係を分析した(▷表 10-11)。まずは検討対象とする当事者を選択し，それぞれのナラティブ(意向やその背景にある価値観など)を整理した。その際，本人ではない立場で表現することの限界をふまえながら，当事者との対話や観察に基づき記述することに留意した。各項目は具体的に記入し，それぞれのナラティブを，関係図も活用しながら比較し，不調和(不一致や対立)がどこにあるかを検討した。そして，全体を見通して，ナラティブの不調和を解消する方法や対話の計画案を検討した。

◆ 倫理的課題の分析

　受け持ち看護師は，倫理カンファレンスにおいて事実関係を明確に説明するため，４分割法と当事者のナラティブによる検討結果を，生命倫理の４原則の視点から，K さんの緩和ケア病棟などへの転院について文章化した。

■ 善行原則・無害原則

　K さんは，予後 1〜2 か月であり終末期に入っている。今後，呼吸困難やそのほかの痛み・症状が徐々に強くなる。緩和ケア病棟などへの転院は，専門的緩和ケアを受けられ，K さんの身体的側面に対し益がある。また，急な病状変化や転倒などの危険を避けることもでき，K さんにとって身体的に害のない選択である。しかし，K さんの精神的・社会的・スピリチュアルな側面の検討は不足している。身体的苦痛は緩和されるが，自己コントロール感の低下，心残り，希望のなさなど精神的，スピリチュアルな側面における苦痛が増強し，K さんの QOL を毀損する可能性がある。社会的には，役割を果たす，妻に会う，生活のあとしまつをするなどの機会を奪うことにもなる。

■ 自律尊重原則

　K さんには，十分な判断能力がある。K さんは，入院当初より自宅療養，自宅看取りを希望しているが，医療者側の意向が優先され，K さんの意向

1) 宮坂道夫：前掲書．pp.62-63.
2) 宮坂道夫：前掲書．p.67.

○表 10-10　4 分割表を使用した K さんの状況

医学的状況	患者の意向
・非小細胞肺がんにより放射線治療を実施したが再発。呼吸不全, 細菌性肺炎を併発し, 現在肺炎は軽快しつつあるが積極的治療は行わず症状緩和とリハビリテーションを実施する。予後は 1〜2 か月の見込み。 ・緩和ケア病棟等に転院し苦痛のない療養生活を送るのが目標。 ・リハビリテーションによる日常生活動作の向上が見込めない。介護力が不足している。 ・在宅医療・介護サービスを利用し自宅療養を行うという選択肢もある。 ・緩和ケアチームによるコンサルテーションを受けている。 ・ソーシャルワーカーなどの退院支援部門のコンサルテーションは受けていない。 ・K さんは, 肺がんの終末期に入っている。今後, 呼吸困難や身体症状が徐々に強くなり緩和ケア病棟等への転院により, 専門的緩和ケアを受けることの利益はある。日常生活上の不自由や危険を避けることもでき, 急変に備えることもできる。	・K さんと主治医や受け持ち看護師などとの会話は成立している。抑うつによる影響や, せん妄, 認知機能低下による影響は考えにくい。 ・長男がどう言おうと, 自分で決める。 ・家に帰って何も出来ないかもしれないが, 私が死んでも妻や息子が困らないように整理したい。 ・妻に会いたい。 ・自由にしていたい。 ・他の施設に移るなんて, とんでもない。 ・肺がんの治療を行わずリハビリと症状緩和の方針について理解している。今後の状態変化, 療養の場の複数選択肢や活用可能な社会資源に関する情報提供はない。 ・判断能力が今後低下した場合, K さんの最善利益を代弁できる代理人は不明である。 ・以前から受け持ち看護師に意向を示していることが電子カルテに記録として残っている。K さんが自分で記録したものや, 家族などに伝えたことがあるかは不明である。 ・K さんの判断能力は十分あると考えられ, 入院当初より自宅療養, 自宅看取りを希望しているが, その意向は十分に尊重され, その実行可能性を検討しているとはいえない。
生活の質（QOL）	周囲の状況
・がんの終末期特有の痛みや症状を緩和する必要があり, 緩和ケア病棟などに転院し苦痛のない療養生活を送ることは, K さんの身体的苦痛緩和につながる。今後がん性疼痛の増強やせん妄への対応を考えると一般の療養病棟の場合, 苦痛が増大する可能性がある。 ・ただし, 身体的苦痛は緩和されるものの, 自己コントロール感の低下, 心残り, 希望のなさなど精神的な苦痛が増加する可能性がある。 ・緩和ケア施設へ転院する場合, 地域や友人, 妻との交流はできなくなる。しかし自宅療養の場合, 長男の生活に影響が出る。なにもできないこと, 転倒などのリスク, 長男の介護負担の増大などを考慮すると影響が小さいとはいえない。ソーシャルワーカーや介護支援専門員, 緩和ケアチームなどの支援, 社会資源を活用することでこれらの影響を回避できる可能性がある。 ・K さんの精神的・社会的・スピリチュアルな側面からの検討が十分ではなく, 自宅療養の実行可能性に対する検討が不十分である。転院は L さんの身体面以外の QOL を低下させる可能性がある。	・介護施設に入所している妻や長男の意向は不明。K さんと長男が療養先について相談・合意しているかも不明である。 ・緩和ケア病棟などへの転院支援は院内の地域連携部門との協力により可能。 ・K さんは終末期に入っていると考えられ, 「人生の最終段階における医療・ケアの決定プロセスに関するガイドライン」の適応である。本人の意向を尊重しつつ, 家族らや医療・ケアチームによる対話, ACP に根ざしたかかわりが望ましいが, 十分ではない。 ・患者側の経済的状況が不明であるため K さんに確認が必要。 ・入院継続が可能な期間を病棟看護師長に確認する必要。臨床研究, 利益相反, 教育・研修にかかわる問題はあるかは不明のため, 主治医に確認が必要。 宗教・文化慣習などの問題はあるかは不明のため, K さんに確認が必要。 ・K さんの意向を尊重した対話や意向の共有が継続的に行われていない。経済的状況が不明であることや, K さんの希望を実現するために必要な時間が確保されているのか不明である。

は十分に尊重されているといえない。医療者は, 緩和ケア病棟などへの転院のメリット, デメリットや, 自宅療養の実行可能性を検討するための情報提供を十分に行っていない。長男と K さんの対話の機会も十分ではなく, K さんの自己決定が尊重されているとはいえない。

▌正義原則

　K さんの意思決定は, 「人生の最終段階における医療・ケアの決定プロセスに関するガイドライン」(厚生労働省. 2018)に基づくべきである。K さん

○表10-11　ナラティブ検討シートによるKさんをめぐる当事者のナラティブ

	1)現状の問題をどうとらえているか	2)望んでいること，その実現方法	3)受け入れがたいこと，その回避方法	4)背景にある事情や価値観
Kさん	肺がんの治療は実施せず，緩和ケアを受けながら療養する。自分でできることが減っていく。死が近い（残された時間をKさんがどのように捉えているかは不明である）。	自分のペースで好きなものを食べて，自由に過ごしたい。身のまわりの整理をしておきたい。妻に会いたい。	受け持ち看護師に支援を訴える。転院し，妻にも会えず，誰とも話さず，なにもしないまま死を待つことは受け入れがたい。	自分のことは自分で決めたいという気持ちを受け持ち看護師に伝える。元警察官である。国民や妻など他者のために役割を果たすことを大切にしている。
妻	不明	不明	不明	不明
長男	不明	不明	不明	独身で日中仕事をしている。職種は不明である。母親の介護施設の対応に加え，Kさんの入院への対応が重なっている。
受け持ち看護師	医療者や長男の考えで今後の療養場所の決定が行われそうである。Kさんの意向が反映されず，これでよいのかもやもやする。	できるならKさんの希望をかなえたい。情報を整理し，Kさんの療養の場をめぐる倫理カンファレンスを開催する。	医療者主導で療養の場が決められ，Kさんの意向が無視されること。Kさんの希望を理解し代替案を関係者で話し合う。	Kさんの意向やこれからの過ごし方について直接話を聴いている。気持ちがもやもやしている。
主治医	Kさんの予後は1〜2か月であり，専門的緩和ケアが必要である。リハビリを進めても身体機能は低下していくだろう。	緩和ケアとリハビリで苦痛なく過ごしてほしい。肺炎の治療と抑うつへの対応を継続し，転院先を探す。	不明	呼吸器内科の専門医である。緩和ケアチームの介入に理解がある。Kさんはがん治療の適応状態にない。
病棟看護師	Kさんの身体状況や介護力を考慮すると自宅退院はむずかしい。	Kさんの気持ちも理解できるが，長男と相談したほうがよい。緩和ケア病棟への転院がKさんのためである。長男と相談して決めたほうがよい。	Kさんが自宅でなにもできずに苦しむこと。長男の介護負担が増大すること。	病棟でのKさんの様子から，自宅で過ごすKさんをイメージできない。看護チーム全員が同意見であるか不明である。
ナラティブの不調和を解消する方法，対話の計画	妻と長男のナラティブは不明である。主治医は病状と治療方針の説明を実施しているが，療養の場に対する見解を示してはいない。病棟看護師とKさんの意向は対立している。受け持ち看護師とKさん以外の対話は成立していない。医師，看護師以外の退院支援関係職種を交えたKさんの最善の医療・ケアの検討，Kさんと長男（長男と妻）の対話の調整が必要である。

と医療・ケアチーム，家族等の対話は，受け持ち看護師との間にとどまり，関係者との対話は十分行われていない。Kさんの経済的状況や，医療施設側の事情など不明な点も多い。Kさんの意思決定が公正な状況下で行われているとはいえない。

◆ 分析をもとにおこした行動

受け持ち看護師は，これまでの整理・分析をもとに，対話を重視した倫理カンファレンスや家族間の話し合いの必要性を感じ，対話の機会を意図的に

○**表10-12　Kさんと長男，医療・ケアチームの対話の計画**

計画	①医療・ケアチームの対話	②Kさん，長男の対話
形式	倫理カンファレンス	対話
メンバー	主治医，病棟看護師，受け持ち看護師，ソーシャルワーカー，理学療法士，緩和ケアチーム医師および看護師	Kさん，長男，主治医，受け持ち看護師
進行役割 司会，記録など	司会：緩和ケアチーム看護師 記録：受け持ち看護師	司会，記録：受け持ち看護師
資料 事例，問題の概要，4分割表など	Kさんの入院経過，4分割表	不要
話し合いの目標 (A)意見聴取 (B)論点整理〔見解の不一致ポイントの明確化〕 (C)見解の不一致の軽減 (D)具体的な意思決定	(C)見解の不一致の軽減	(A)意見聴取
全体の時間	30分	20分(Kさんの体調に応じて調整)
進行形式 発言時間，発言順，発言テーマなど	受け持ち看護師よりKさんの意向とこれからの過ごし方について問題提起を行う。その後，主治医，病棟看護師，理学療法士，緩和ケアチームの順に考えを話してもらい，最後にソーシャルワーカーより社会資源の話を含めて考えを話してもらう。その後，Kさんの意向を尊重したケア方針について方向性を共有する。	受け持ち看護師よりKさんのこれからの過ごし方について話し合いたいことを伝え，Kさんの考えや気持ちを話してもらう。次に長男の気持ちを話してもらう。主治医より医療・ケアチームの見解や複数の提案を説明した後，受け持ち看護師が補足する。その後，Kさんと長男に自由に語ってもらう。
テーマ	Kさんの意向の共有と，Kさんにとって最善の療養の場とケア方針について。	これからの過ごし方についてKさんと家族，医療・ケアチームで語り合う。

つくることを計画した(○表10-12)。計画は，担当者，患者，家族など参加者を決め，司会や記録など役割分担も検討した。そして，話し合いの目標を明確にすることで効果的なカンファレンスやコミュニケーションの機会になることを心がけた。進行形式は，その場がより対話的になるよう，全体の時間や1人ひとりの発言時間，発言順，発言テーマを事前に検討した。固定された人だけが発言することがないように，また，参加者全員が安心して話すことができるように，共通の問いについて語り・傾聴できるような計画とした[1]。

◆ Kさんのその後

医療・ケアチームのカンファレンス，Kさんと長男の話し合いにより，Kさんは，在宅医療や介護サービスを利用し，自宅療養を行うことになった。好きなものを食べ，妻にも会うことができた。何事も自分で決め，自分自身で必要なサービスを介護支援専門員に依頼し過ごしていた。しかしその後，

1）宮坂道夫：前掲書．pp.62-63．

Kさんは呼吸困難感が増強し「もう限界かもしれない。息子にも迷惑をかけたくないので，入院したい」と希望され，訪問看護師が付き添い，入院となった。入院2日後に耐えがたい呼吸困難感により，Kさんは持続的な鎮静を希望され，長男が見まもるなか，静かに亡くなった。長男は，「父らしい最期でした。ありがとうございました」と言った。

参考文献

1. アーヴィング・ゴッフマン著，石黒毅翻訳：アサイラム——施設被収容者の日常世界．誠信書房，1984.
2. 伊藤晴夫：生殖医療の何が問題か．緑風出版，2006.
3. 共同通信社社会部編：わが子よ——出生前診断，生殖医療，生みの親・育ての親．現代書館，2014.
4. 厚生科学審議会科学技術部会 NIPT 等の出生前検査に関する専門委員会：NIPT 等の出生前検査に関する専門委員会報告書．2021.
5. 佐藤孝道：出生前診断——いのちの品質管理への警鐘．有斐閣，1999.
6. 杉浦和子ほか：臨床助産師の経験する倫理的問題の特徴——東海4県の調査結果より．日本看護倫理学会誌3(1)：28-35，2011.
7. 匿名：私は身体拘束を生き延びたのか？．精神看護24(6)：518-524, 2021.
8. 日本産科婦人科学会倫理委員会：母体血を用いた出生前遺伝学的検査(NIPT)に関する指針．2020.
9. バーナード・ロウ著，北野喜良ほか監訳：医療の倫理ジレンマ　解決への手引き——患者の心を理解するために．壮光舎，2003.
10. 長谷川利夫：精神科医療の隔離・身体拘束．日本評論社，2013.

医療倫理に関する宣言・綱領

1   ヒポクラテスの誓い

「医学の父」といわれるヒポクラテス Hippocrates（B.C.460〜370ころ）の医の倫理であり，古代ギリシアで編纂された『ヒポクラテス全集』におさめられている。古代ギリシアのヒポクラテス派の医師の組合に入会する者に，この言葉をもってアポロン神に誓わせたといわれる。患者に害を与えない，職業上の関係を濫用しない，秘密をまもるなど，現代の生命倫理・医療倫理の基礎をなす内容である。「ヒポクラテスの誓い」は現在まで伝わり，ナイチンゲール誓詞やジュネーブ宣言の基礎となってきた。

最近まで，アメリカやわが国の多くの大学では，医学生が卒業時に今後の戒めと決意として「ヒポクラテスの誓い」を唱えることが多かった。ただし，手術や堕胎，尿路結石患者は専門家にまかせるなど，現代の医療からは問題となる部分もあるため，近年はそれにかわる誓いの項目が用いられることもある。

医神アポロン，アスクレピオス，ヒギエイア，バナケイア及び全ての男神と女神に誓う，私の能力と判断に従ってこの誓いと約束を守ることを。

この術を私に教えた人を我が親の如く敬い，我が財を分かって，その必要あるとき助ける。その子孫を私自身の兄弟の如くみて，彼らが学ぶことを欲すれば報酬なしにこの術を教える。そして書き物や講義その他あらゆる方法で，私のもつ医術の知識を我が息子，我が師の息子，また医の規則に基づき約束と誓いで結ばれている弟子どもに分かち与え，それ以外の誰にも与えない。私は能力と判断の限り患者に利益すると思う養生法をとり，悪くて有害と知る方法を決してとらない。

頼まれても，死に導くような薬を与えない。それを覚らせることもしない。同様に婦人を流産に導く道具を与えない。

純粋と神聖をもって我が生涯を貫き，我が術を行う。結石を切り出すことは神かけてしない。それを業とする者に任せる。

いかなる患家を訪れるときも，それはただ病者を利益するためであり，あらゆる勝手な戯れや堕落の行いを避ける。女と男，自由人と奴隷の違いを考慮しない。医に関すると否とに関わらず，他人の生活についての秘密を守る。

この誓いを守り続ける限り，私は，いつも医術の実践を楽しみつつ生きて，全ての人から尊敬されるであろう。もしもこの誓いを破るならば，その反対の運命を賜りたい。

（小川鼎三：医学の歴史. pp.13-14，中央公論新社，1964.）

2   ナイチンゲールの誓い（ナイチンゲール誓詞）（1893年）

これは，いまからおよそ100年前の1893年に，アメリカのファランド Farand 看護学校の校長グレッタ L. E. Gletter がつくったものである。「ヒポクラテスの誓い」にならってつくられ，ナイチンゲールへの敬意をこめてこの名称がつけられた。現在も看護学校の戴帽式などで唱和する場合がある。

以下は，オリジナル版の Florence Nightingale Pledge を筆者らが翻訳したものである。

私は神の御前とこの集いの前で，私の生涯を清らかに過ごし，私の職務を忠実に行うことをおごそかに誓う。

私は生命を害するもの，不幸な結果をもたらすものを絶ち，有害な薬物を用いたり故意に投与したりしない。

私は職務の水準を維持向上させるために力を尽くし，私の使命を遂行する際に知りえた個人的なことがらや，家族の問題についてのいっさいの秘密をま

もる。

　私は自分の仕事に忠実であり，私のケアを受ける

人々の幸福に献身する。

（著者訳）

3　ニュルンベルク綱領（1947年）

1. 被験者の自発的な同意が絶対に必要である。
   このことは，被験者が，同意を与える法的な能力を持つべきこと，圧力や詐欺，欺瞞，脅迫，陰謀，その他の隠された強制や威圧による干渉を少しも受けることなく，自由な選択権を行使することのできる状況に置かれるべきこと，よく理解し納得した上で意思決定を行えるように，関係する内容について十分な知識と理解力を有するべきことを意味している。後者の要件を満たすためには，被験者から肯定的な意思決定を受ける前に，実験の性質，期間，目的，実施の方法と手段，起こっても不思議ではないあらゆる不都合と危険性，実験に参加することによって生ずる可能性のある健康や人格への影響を，被験者に知らせる必要がある。
   同意の質を保証する義務と責任は，実験を発案したり，指揮したり，従事したりする各々の個人にある。それは，免れて他人任せにはできない個人的な義務であり責任である。
2. 実験は，社会の福利のために実り多い結果を生むとともに，他の方法や手段では行えないものであるべきであり，無計画あるいは無駄に行うべきではない。
3. 予想される結果によって実験の遂行が正当化されるように，実験は念入りに計画され，動物実験の結果および研究中の疾患やその他の問題に関する基本的な知識に基づいて行われるべきである。
4. 実験は，あらゆる不必要な身体的，精神的な苦痛や傷害を避けて行われるべきである。
5. 死亡や障害を引き起こすことがあらかじめ予想される場合，実験は行うべきではない。ただし，実験する医師自身も被験者となる実験の場合は，例外としてよいかも知れない。
6. 実験に含まれる危険性の度合いは，その実験により解決される問題の人道上の重大性を決して上回るべきではない。
7. 傷害や障害，あるいは死をもたらす僅かな可能性からも被験者を保護するため，周到な準備がなされ，適切な設備が整えられるべきである。
8. 実験は，科学的有資格者によってのみ行われるべきである。実験を行う者，あるいは実験に従事する者には，実験の全段階を通じて，最高度の技術と注意が求められるべきである。
9. 実験の進行中に，実験の続行が耐えられないと思われる程の身体的あるいは精神的な状態に至った場合，被験者は，実験を中止させる自由を有するべきである。
10. 実験の進行中に，責任ある立場の科学者は，彼に求められた誠実さ，優れた技能，注意深い判断力を行使する中で，実験の継続が，傷害や障害，あるいは死を被験者にもたらしそうだと考えるに足る理由が生じた場合，いつでも実験を中止する心構えでいなければならない。

（笹栗俊之訳）

4　WMA ヘルシンキ宣言（世界医師会，2013年）

1964年6月 フィンランド，ヘルシンキにおける第18回 WMA 総会で採択

1975年10月 日本，東京における第29回 WMA 総会で改訂

1983年10月 イタリア，ベニスにおける第35回 WMA 総会で改訂

1989年9月 香港，九龍における第41回 WMA 総会

で改訂

1996年10月 南アフリカ，サマーセットウェストにおける第48回 WMA 総会で改訂

2000年10月 スコットランド，エジンバラにおける第52回 WMA 総会で改訂

2002年10月 米国，ワシントン DC における第53回 WMA 総会で改訂（第29項目明確化のため注釈追

加）

2004年10月　日本，東京における第55回 WMA 総会で改訂（第30項目明確化のため注釈追加）

2008年10月　韓国，ソウルにおける第59回 WMA 総会で改訂

2013年10月　ブラジル，フォルタレザにおける第64回 WMA 総会で改訂

序文

1．世界医師会（WMA）は，特定できる人間由来の試料およびデータの研究を含む，人間を対象とする医学研究の倫理的原則の文書としてヘルシンキ宣言を改訂してきた。

本宣言は全体として解釈されることを意図したものであり，各項目は他のすべての関連項目を考慮に入れて適用されるべきである。

2．WMA の使命の一環として，本宣言は主に医師に対して表明されたものである。WMA は人間を対象とする医学研究に関与する医師以外の人々に対してもこれらの諸原則の採用を推奨する。

一般原則

3．WMA ジュネーブ宣言は，「私の患者の健康を私の第一の関心事とする」ことを医師に義務づけ，また医の国際倫理綱領は，「医師は，医療の提供に際して，患者の最善の利益のために行動すべきである」と宣言している。

4．医学研究の対象とされる人々を含め，患者の健康，福利，権利を向上させ守ることは医師の責務である。医師の知識と良心はこの責務達成のために捧げられる。

5．医学の進歩は人間を対象とする諸試験を要する研究に根本的に基づくものである。

6．人間を対象とする医学研究の第一の目的は，疾病の原因，発症および影響を理解し，予防，診断ならびに治療（手法，手順，処置）を改善することである。最善と証明された治療であっても，安全性，有効性，効率性，利用可能性および質に関する研究を通じて継続的に評価されなければならない。

7．医学研究はすべての被験者に対する配慮を推進かつ保証し，その健康と権利を擁護するための

倫理基準に従わなければならない。

8．医学研究の主な目的は新しい知識を得ることであるが，この目標は個々の被験者の権利および利益に優先することがあってはならない。

9．被験者の生命，健康，尊厳，全体性，自己決定権，プライバシーおよび個人情報の秘密を守ることは医学研究に関与する医師の責務である。被験者の保護責任は常に医師またはその他の医療専門職にあり，被験者が同意を与えた場合でも，決してその被験者に移ることはない。

10．医師は，適用される国際的規範および基準はもとより人間を対象とする研究に関する自国の倫理，法律，規制上の規範ならびに基準を考慮しなければならない。国内的または国際的倫理，法律，規制上の要請がこの宣言に示されている被験者の保護を減じあるいは排除してはならない。

11．医学研究は，環境に害を及ぼす可能性を最小限にするよう実施されなければならない。

12．人間を対象とする医学研究は，適切な倫理的および科学的な教育と訓練を受けた有資格者によってのみ行われなければならない。患者あるいは健康なボランティアを対象とする研究は，能力と十分な資格を有する医師またはその他の医療専門職の監督を必要とする。

13．医学研究から除外されたグループには研究参加への機会が適切に提供されるべきである。

14．臨床研究を行う医師は，研究が予防，診断または治療する価値があるとして正当化できる範囲内にあり，かつその研究への参加が被験者としての患者の健康に悪影響を及ぼさないことを確信する十分な理由がある場合に限り，その患者を研究に参加させるべきである。

15．研究参加の結果として損害を受けた被験者に対する適切な補償と治療が保証されなければならない。

リスク，負担，利益

16．医療および医学研究においてはほとんどの治療にリスクと負担が伴う。

人間を対象とする医学研究は，その目的の重要性が被験者のリスクおよび負担を上まわる場合に限り行うことができる。

17. 人間を対象とするすべての医学研究は，研究の対象となる個人とグループに対する予想し得るリスクおよび負担と被験者およびその研究によって影響を受けるその他の個人またはグループに対する予見可能な利益とを比較して，慎重な評価を先行させなければならない。

　　リスクを最小化させるための措置が講じられなければならない。リスクは研究者によって継続的に監視，評価，文書化されるべきである。

18. リスクが適切に評価されかつそのリスクを十分に管理できるとの確信を持てない限り，医師は人間を対象とする研究に関与してはならない。

　　潜在的な利益よりもリスクが高いと判断される場合または明確な成果の確証が得られた場合，医師は研究を継続，変更あるいは直ちに中止すべきかを判断しなければならない。

社会的弱者グループおよび個人

19. あるグループおよび個人は特に社会的な弱者であり不適切な扱いを受けたり副次的な被害を受けやすい。

　　すべての社会的弱者グループおよび個人は個別の状況を考慮したうえで保護を受けるべきである。

20. 研究がそのグループの健康上の必要性または優先事項に応えるものであり，かつその研究が社会的弱者でないグループを対象として実施できない場合に限り，社会的弱者グループを対象とする医学研究は正当化される。さらに，そのグループは研究から得られた知識，実践または治療からの恩恵を受けるべきである。

科学的要件と研究計画書

21. 人間を対象とする医学研究は，科学的文献の十分な知識，その他関連する情報源および適切な研究室での実験ならびに必要に応じた動物実験に基づき，一般に認知された科学的諸原則に従わなければならない。研究に使用される動物の福祉は尊重されなければならない。

22. 人間を対象とする各研究の計画と実施内容は，研究計画書に明示され正当化されていなければならない。

　　研究計画書には関連する倫理的配慮について明記され，また本宣言の原則がどのように取り入れられてきたかを示すべきである。計画書は，資金提供，スポンサー，研究組織との関わり，起こり得る利益相反，被験者に対する報奨ならびに研究参加の結果として損害を受けた被験者の治療および／または補償の条項に関する情報を含むべきである。

　　臨床試験の場合，この計画書には研究終了後条項についての必要な取り決めも記載されなければならない。

研究倫理委員会

23. 研究計画書は，検討，意見，指導および承認を得るため研究開始前に関連する研究倫理委員会に提出されなければならない。この委員会は，その機能において透明性がなければならず，研究者，スポンサーおよびその他いかなる不適切な影響も受けず適切に運営されなければならない。委員会は，適用される国際的規範および基準はもとより，研究が実施される国または複数の国の法律と規制も考慮しなければならない。しかし，そのために本宣言が示す被験者に対する保護を減じあるいは排除することを許してはならない。

　　研究倫理委員会は，進行中の研究をモニターする権利を持たなければならない。研究者は，委員会に対してモニタリング情報とくに重篤な有害事象に関する情報を提供しなければならない。委員会の審議と承認を得ずに計画書を修正してはならない。研究終了後，研究者は研究知見と結論の要約を含む最終報告書を委員会に提出しなければならない。

プライバシーと秘密保持

24. 被験者のプライバシーおよび個人情報の秘密保持を厳守するためあらゆる予防策を講じなければならない。

インフォームド・コンセント

25. 医学研究の被験者としてインフォームド・コンセントを与える能力がある個人の参加は自発的でなければならない。家族または地域社会のリーダーに助言を求めることが適切な場合もあ

るが，インフォームド・コンセントを与える能力がある個人を本人の自主的な承諾なしに研究に参加させてはならない。

26. インフォームド・コンセントを与える能力がある人間を対象とする医学研究において，それぞれの被験者候補は，目的，方法，資金源，起こり得る利益相反，研究者の施設内での所属，研究から期待される利益と予測されるリスクならびに起こり得る不快感，研究終了後条項，その他研究に関するすべての面について十分に説明されなければならない。被験者候補は，いつでも不利益を受けることなしに研究参加を拒否する権利または参加の同意を撤回する権利があることを知らされなければならない。個々の被験者候補の具体的情報の必要性のみならずその情報の伝達方法についても特別な配慮をしなければならない。

被験者候補がその情報を理解したことを確認したうえで，医師またはその他ふさわしい有資格者は被験者候補の自主的なインフォームド・コンセントをできれば書面で求めなければならない。同意が書面で表明されない場合，その書面によらない同意は立会人のもとで正式に文書化されなければならない。

医学研究のすべての被験者は，研究の全体的成果について報告を受ける権利を与えられるべきである。

27. 研究参加へのインフォームド・コンセントを求める場合，医師は，被験者候補が医師に依存した関係にあるかまたは同意を強要されているおそれがあるかについて特別な注意を払わなければならない。そのような状況下では，インフォームド・コンセントはこうした関係とは完全に独立したふさわしい有資格者によって求められなければならない。

28. インフォームド・コンセントを与える能力がない被験者候補のために，医師は，法的代理人からインフォームド・コンセントを求めなければならない。これらの人々は，被験者候補に代表されるグループの健康増進を試みるための研究，インフォームド・コンセントを与える能力がある人々では代替して行うことができない研究，そして最小限のリスクと負担のみ伴う研究以外

には，被験者候補の利益になる可能性のないような研究対象に含まれてはならない。

29. インフォームド・コンセントを与える能力がないと思われる被験者候補が研究参加についての決定に賛意を表することができる場合，医師は法的代理人からの同意に加えて本人の賛意を求めなければならない。被験者候補の不賛意は，尊重されるべきである。

30. 例えば，意識不明の患者のように，肉体的，精神的にインフォームド・コンセントを与える能力がない被験者を対象とした研究は，インフォームド・コンセントを与えることを妨げる肉体的・精神的状態がその研究対象グループに固有の症状となっている場合に限って行うことができる。このような状況では，医師は法的代理人からインフォームド・コンセントを求めなければならない。そのような代理人が得られず研究延期もできない場合，この研究はインフォームド・コンセントを与えられない状態にある被験者を対象とする特別な理由が研究計画書で述べられ，研究倫理委員会で承認されていることを条件として，インフォームド・コンセントなしに開始することができる。研究に引き続き留まる同意はできるかぎり早く被験者または法的代理人から取得しなければならない。

31. 医師は，治療のどの部分が研究に関連しているかを患者に十分に説明しなければならない。患者の研究への参加拒否または研究離脱の決定が患者・医師関係に決して悪影響を及ぼしてはならない。

32. バイオバンクまたは類似の貯蔵場所に保管されている試料やデータに関する研究など，個人の特定が可能な人間由来の試料またはデータを使用する医学研究のためには，医師は収集・保存および／または再利用に対するインフォームド・コンセントを求めなければならない。このような研究に関しては，同意を得ることが不可能か実行できない例外的な場合があり得る。このような状況では研究倫理委員会の審議と承認を得た後に限り研究が行われ得る。

プラセボの使用

33. 新しい治療の利益，リスク，負担および有効性

は，以下の場合を除き，最善と証明されている治療と比較考量されなければならない：

証明された治療が存在しない場合，プラセボの使用または無治療が認められる；あるいは，

説得力があり科学的に健全な方法論的理由に基づき，最善と証明されたものより効果が劣る治療，プラセボの使用または無治療が，その治療の有効性あるいは安全性を決定するために必要な場合，

そして，最善と証明されたものより効果が劣る治療，プラセボの使用または無治療の患者が，最善と証明された治療を受けなかった結果として重篤または回復不能な損害の付加的リスクを被ることがないと予想される場合。

この選択肢の乱用を避けるため徹底した配慮がなされなければならない。

研究終了後条項

34. 臨床試験の前に，スポンサー，研究者および主催国政府は，試験の中で有益であると証明された治療を未だ必要とするあらゆる研究参加者のために試験終了後のアクセスに関する条項を策定すべきである。また，この情報はインフォームド・コンセントの手続きの間に研究参加者に開示されなければならない。

研究登録と結果の刊行および普及

35. 人間を対象とするすべての研究は，最初の被験者を募集する前に一般的にアクセス可能なデータベースに登録されなければならない。

36. すべての研究者，著者，スポンサー，編集者および発行者は，研究結果の刊行と普及に倫理的責務を負っている。研究者は，人間を対象とする研究の結果を一般的に公表する義務を有し報告書の完全性と正確性に説明責任を負う。すべての当事者は，倫理的報告に関する容認されたガイドラインを遵守すべきである。否定的結果および結論に達しない結果も肯定的結果と同様に，刊行または他の方法で公表されなければならない。資金源，組織との関わりおよび利益相反が，刊行物の中には明示されなければならない。この宣言の原則に反する研究報告は，刊行のために受理されるべきではない。

臨床における未実証の治療

37. 個々の患者の処置において証明された治療が存在しないかまたはその他の既知の治療が有効でなかった場合，患者または法的代理人からのインフォームド・コンセントがあり，専門家の助言を求めたうえ，医師の判断において，その治療で生命を救う，健康を回復するまたは苦痛を緩和する望みがあるのであれば，証明されていない治療を実施することができる。この治療は，引き続き安全性と有効性を評価するために計画された研究の対象とされるべきである。すべての事例において新しい情報は記録され，適切な場合には公表されなければならない。

（日本医師会：WMAヘルシンキ宣言〈https://www.med.or.jp/doctor/international/wma/helsinki.html〉〈参照2023-10-27〉）

5　患者の権利章典（アメリカ病院協会，1992年）

効果的な医療は，患者と医師や他の医療専門家との間で協同を必要とする。率直で正直なコミュニケーション，患者個人の価値と専門家の価値に対する敬意，そして相違に対する思いやりは，最適な医療にとって不可欠である。病院は，医療サーヴィスを提供する環境として，患者，患者の家族，医師，そしてその他の医療提供者の権利と義務を理解し，尊重するための基盤を提供しなければならない。病院は，治療の選択やその他の面に関する決定において，患者の役割を尊重する医療倫理を確保しなければ

ばならない。病院は，障害者のニーズだけでなく，文化，人種，言語，宗教，年齢，性別その他の違いについて敏感でなければならない。

米国病院協会は，より効果的な患者の治療に寄与することと，医療機関，医療従事者，職員，そして患者の利益のために権利章典が支持されることを期待して，この患者の権利章典を提示する。米国病院協会は，医療機関が，この権利章典の文言を言い換える，及び／又は簡素化することによって，患者とその家族に彼らの権利と義務を理解してもらえるよ

うに，患者コミュニティに合わせてこの権利章典の調整を推奨する。

[権利章典]

これらの権利は，患者が行為能力を失った場合又は未成年者の場合には，患者の代理人によって行使されうる。

1. 患者には，思いやりのある丁寧な治療を受ける権利がある。

2. 患者には，医師やその他の直接の医療提供者から，診断，治療及び予後に関連する理解可能な現時点の情報を得る権利があり，またそのような情報を得るように推奨される。

   患者が行為能力を失い，至急の治療を必要とするような緊急時を除いて，患者にはある処置及び／又は治療，リスク，回復までにかかる予想時間，そして医学的に合理的な代替医療とそのリスク・便益について議論し，関連情報を請求する権利がある。

   患者は，医学生，研修医その他の訓練医が治療に関与する場合には彼らの身元だけでなく，医師，看護師，その他自らの治療に関与する者の身元を知る権利を持つ。また，患者には，判明している限りにおいて，治療上の選択肢について直近の，及び長期間の費用を知る権利がある。

3. 患者には，一連の治療の前及び治療中に治療計画について決定し，法と病院の方針で許容される限り，推奨された治療や治療計画を拒否する権利と，この行為の医学的な結果について知らされる権利がある。患者は，拒否する場合，当該病院が提供する他の適切な治療とサーヴィスを受ける，又は転院できる権利を持つ。病院は，当該医療機関における患者の選択に影響を及ぼしうるいかなる方針についても，患者に通知しなければならない。

4. 患者には，治療又は代行判断について，法と病院の方針で許容される限り，病院が自らの指示を尊重することを期待して（リビングウィル，医療委任状，医療上の持続的代理権のような），事前指示をする権利がある。

   医療機関は，州法と病院の方針に基づいて保護される権利について患者に助言し，医療上の選択肢を知らせて，患者が事前指示を持っている

かどうかについて確認し，そして患者の診療記録にその情報を記載しなければならない。患者は，適切な時に，法的には完全に有効な事前指示の執行能力を制限しうる病院の方針については，情報を得る権利を持つ。

5. 患者には，プライヴァシーを十分に配慮される権利がある。症例検討，協議，診察及び治療は，それぞれの患者のプライヴァシーを保護するように行われるべきである。

6. 患者には，治療に関係するすべてのコミュニケーションと記録について，虐待の疑いや公衆衛生上の危険がある場合のように，法によって通報が許容又は義務づけられている場合を除き，病院から秘密として扱われるものと期待する権利がある。患者は，病院が調査権限のある他の者に記録内の情報を提供する場合に，この情報の機密性が重視されることを期待する権利を持つ。

7. 患者には，法によって制限される場合を除き，治療に関する記録を閲覧し，必要に応じて説明や解釈を加えられた情報を得る権利がある。

8. 患者には，病院の能力と方針の範囲内において，適切かつ医療上必要な治療とサーヴィスについて，病院が患者の求めに合理的に対応するものと期待する権利がある。病院は，症例の緊急性によって必要な評価，サーヴィス及び／又は紹介状を提供しなければならない。医療上適切かつ法的に許容される場合又は患者が求める場合，患者は別の医療機関を紹介してもらうことができる。紹介先の医療機関は，紹介を求める患者をまず受け入れなければならない。また，患者は，そのような紹介の必要性，リスク，便益及び代替手段に関するすべての情報と説明を受けなければならない。

9. 患者には，患者の治療と医療に影響を及ぼしうる病院，教育機関，他の医療提供者又は支払基金との間の取引関係の存在について質問し，説明を受ける権利がある。

10. 患者には，医療や治療に影響を及ぼしうる，又は患者の直接の参加が必要となる，提案された臨床研究または臨床試験について，同意又は拒絶する権利及び同意の前に完全な説明を受ける権利がある。研究や試験への参加を断った患者

は，同意していれば病院から提供されたであろう，最も効果的な治療を受ける権利を持つ。

11. 患者には，適切な場合に合理的な継続的治療を期待し，病院での治療がもはや適切でない場合には，医師やその他の医療提供者から現実的な治療上の他の選択肢について説明を受ける権利がある。

12. 患者には，患者の医療，治療，義務に関する病院の方針と実務について説明を受ける権利がある。患者は，倫理委員会，患者代表又は院内で利用可能なその他の制度のような，争い，不満及び紛争解決のために利用可能な資源について，説明を受ける権利を持つ。患者には，医療サーヴィスに対する病院の請求と利用可能な支払い方法について，説明を受ける権利がある。

医療の協同的な性質は，患者又はその家族／代理人が医療に参加することを必要とする。医療の効果と一連の治療による患者の満足というのは，患者がある程度の義務を果たすことに一部依存している。患者には，既往歴，過去の入院，過去の処方及び健康状態に関係するその他の事項について，情報を提供する義務がある。患者は，効果的に決定に参加するために，情報や説明を完全に理解できない場合には，追加的な情報又は健康状態若しくは治療についての説明を求める義務を引き受けるように，推奨されなければならない。また，患者は，事前指示書を持っている場合，医療機関がそのコピーを必ず持つようにする義務を負っている。患者には，今後必要な医療について問題があると感じる場合には，医師やその他の医療提供者にその旨を知らせる義務がある。

さらに患者は，他の患者とコミュニティに対して合理的なほど効率的かつ公平に医療を提供しなければならない病院の義務について，認識すべきである。病院の規則は，病院がこの義務を果たしやすくなるように規定されるべきである。患者とその家族は，病院，他の患者，医療スタッフ及び病院の職員のニーズに合理的に適応する義務を負っている。患者には，保険の支払い請求に必要な情報を提供し，必要な場合には支払いのために病院に協力する義務がある。

人間の健康は，医療サーヴィス以上のものに依存している。患者は，自分の健康にライフスタイルが及ぼす影響について，理解する義務を負っている。

［結論］

病院は，さまざまな果たすべき機能を担っている。その機能のなかには，健康状態の改善，健康の増進，予防，怪我や疾病の治療，急性期治療，患者のリハビリ，医療専門家，患者及びコミュニティへの教育並びに研究が含まれる。これらすべての活動は，患者の価値と尊厳を図るという最大の懸案事項とともに行われなければならない。

（厚生労働省訳）

6　患者の権利に関する WMA リスボン宣言（世界医師会, 2015年）

1981年9月／10月，ポルトガル，リスボンにおける第34回 WMA 総会で採択
1995年9月，インドネシア，バリ島における第47回 WMA 総会で修正
2005年10月，チリ，サンティアゴにおける第171回 WMA 理事会で編集上修正
2015年4月，ノルウェー，オスローにおける第200回 WMA 理事会で再確認

序文

医師，患者およびより広い意味での社会との関係は，近年著しく変化してきた。医師は，常に自らの良心に従い，また常に患者の最善の利益のために行動すべきであると同時に，それと同等の努力を患者の自律性と正義を保証するために払わねばならない。以下に掲げる宣言は，医師が是認し推進する患者の主要な権利のいくつかを述べたものである。医師および医療従事者，または医療組織は，この権利を認識し，擁護していくうえで共同の責任を担っている。法律，政府の措置，あるいは他のいかなる行政や慣例であろうとも，患者の権利を否定する場合には，医師はこの権利を保障ないし回復させる適切な手段を講じるべきである。

原則

1．良質の医療を受ける権利

a．すべての人は，差別なしに適切な医療を受ける権利を有する。

b．すべての患者は，いかなる外部干渉も受けずに自由に臨床上および倫理上の判断を行うことを認識している医師から治療を受ける権利を有する。

c．患者は，常にその最善の利益に即して治療を受けるものとする。患者が受ける治療は，一般的に受け入れられた医学的原則に沿って行われるものとする。

d．質の保証は，常に医療のひとつの要素でなければならない。特に医師は，医療の質の擁護者たる責任を担うべきである。

e．供給を限られた特定の治療に関して，それを必要とする患者間で選定を行わなければならない場合は，そのような患者はすべて治療を受けるための公平な選択手続きを受ける権利がある。その選択は，医学的基準に基づき，かつ差別なく行われなければならない。

f．患者は，医療を継続して受ける権利を有する。医師は，医学的に必要とされる治療を行うにあたり，同じ患者の治療にあたっている他の医療提供者と協力する責務を有する。医師は，現在と異なる治療を行うために患者に対して適切な援助と十分な機会を与えることができないならば，今までの治療が医学的に引き続き必要とされる限り，患者の治療を中断してはならない。

2．選択の自由の権利

a．患者は，民間，公的部門を問わず，担当の医師，病院，あるいは保健サービス機関を自由に選択し，また変更する権利を有する。

b．患者はいかなる治療段階においても，他の医師の意見を求める権利を有する。

3．自己決定の権利

a．患者は，自分自身に関わる自由な決定を行うための自己決定の権利を有する。医師は，患者に対してその決定のもたらす結果を知らせるものとする。

b．精神的に判断能力のある成人患者は，いかなる

診断上の手続きないし治療に対しても，同意を与えるかまたは差し控える権利を有する。患者は自分自身の決定を行ううえで必要とされる情報を得る権利を有する。患者は，検査ないし治療の目的，その結果が意味すること，そして同意を差し控えることの意味について明確に理解するべきである。

c．患者は医学研究あるいは医学教育に参加することを拒絶する権利を有する。

4．意識のない患者

a．患者が意識不明かその他の理由で意思を表明できない場合は，法律上の権限を有する代理人から，可能な限りインフォームド・コンセントを得なければならない。

b．法律上の権限を有する代理人がおらず，患者に対する医学的侵襲が緊急に必要とされる場合は，患者の同意があるものと推定する。ただし，その患者の事前の確固たる意思表示あるいは信念に基づいて，その状況における医学的侵襲に対し同意を拒絶することが明白かつ疑いのない場合を除く。

c．しかしながら，医師は自殺企図により意識を失っている患者の生命を救うよう常に努力すべきである。

5．法的無能力の患者

a．患者が未成年者あるいは法的無能力者の場合，法域によっては，法律上の権限を有する代理人の同意が必要とされる。それでもなお，患者の能力が許す限り，患者は意思決定に関与しなければならない。

b．法的無能力の患者が合理的な判断をしうる場合，その意思決定は尊重されねばならず，かつ患者は法律上の権限を有する代理人に対する情報の開示を禁止する権利を有する。

c．患者の代理人で法律上の権限を有する者，あるいは患者から権限を与えられた者が，医師の立場から見て，患者の最善の利益となる治療を禁止する場合，医師はその決定に対して，関係する法的あるいはその他慣例に基づき，異議を申し立てるべきである。救急を要する場合，医師は患者の最善の利益に即して行動することを要

する。

6．患者の意思に反する処置

患者の意思に反する診断上の処置あるいは治療は，特別に法律が認めるか医の倫理の諸原則に合致する場合には，例外的な事例としてのみ行うことができる。

7．情報に対する権利

a．患者は，いかなる医療上の記録であろうと，そこに記載されている自己の情報を受ける権利を有し，また症状についての医学的事実を含む健康状態に関して十分な説明を受ける権利を有する。しかしながら，患者の記録に含まれる第三者についての機密情報は，その者の同意なくしては患者に与えてはならない。

b．例外的に，情報が患者自身の生命あるいは健康に著しい危険をもたらす恐れがあると信ずるべき十分な理由がある場合は，その情報を患者に対して与えなくともよい。

c．情報は，その患者の文化に適した方法で，かつ患者が理解できる方法で与えられなければならない。

d．患者は，他人の生命の保護に必要とされていない場合に限り，その明確な要求に基づき情報を知らされない権利を有する。

e．患者は，必要があれば自分に代わって情報を受ける人を選択する権利を有する。

8．守秘義務に対する権利

a．患者の健康状態，症状，診断，予後および治療について個人を特定しうるあらゆる情報，ならびにその他個人のすべての情報は，患者の死後も秘密が守られなければならない。ただし，患者の子孫には，自らの健康上のリスクに関わる情報を得る権利もありうる。

b．秘密情報は，患者が明確な同意を与えるか，あるいは法律に明確に規定されている場合に限り開示することができる。情報は，患者が明らか

に同意を与えていない場合は，厳密に「知る必要性」に基づいてのみ，他の医療提供者に開示することができる。

c．個人を特定しうるあらゆる患者のデータは保護されねばならない。データの保護のために，その保管形態は適切になされなければならない。個人を特定しうるデータが導き出せるようなその人の人体を形成する物質も同様に保護されねばならない。

9．健康教育を受ける権利

すべての人は，個人の健康と保健サービスの利用について，情報を与えられたうえでの選択が可能となるような健康教育を受ける権利がある。この教育には，健康的なライフスタイルや，疾病の予防および早期発見についての手法に関する情報が含まれていなければならない。健康に対するすべての人の自己責任が強調されるべきである。医師は教育的努力に積極的に関わっていく義務がある。

10．尊厳に対する権利

a．患者は，その文化および価値観を尊重されるように，その尊厳とプライバシーを守る権利は，医療と医学教育の場において常に尊重されるものとする。

b．患者は，最新の医学知識に基づき苦痛を緩和される権利を有する。

c．患者は，人間的な終末期ケアを受ける権利を有し，またできる限り尊厳を保ち，かつ安楽に死を迎えるためのあらゆる可能な助力を与えられる権利を有する。

11．宗教的支援に対する権利

患者は，信仰する宗教の聖職者による支援を含む，精神的，道徳的慰問を受けるか受けないかを決める権利を有する。

（日本医師会：患者の権利に関する WMA リスボン宣言〈https://www.med.or.jp/doctor/international/wma/lisbon.html〉〈参照2023-10-27〉）

7　ICN看護師の倫理綱領(2021年度版)（国際看護師協会〔ICN〕, 2021年）（抜粋）

［前文］

19世紀半ばに体系化された看護が発祥して以来，看護ケアは公平で包括的な伝統と実践，および多様性の尊重に深く根ざしているという認識のもと，看護師は一貫して次の4つの基本的な看護の責任を意識してきた。すなわち，健康の増進，疾病の予防，健康の回復，苦痛の緩和と尊厳ある死の推奨である。看護のニーズは普遍的である。

看護には，文化的権利，生存と選択の権利，尊厳を保つ権利，そして敬意のこもった対応を受ける権利などの人権を尊重することが，その本質として備わっている。看護ケアは，年齢，皮膚の色，文化，民族，障害や疾病，ジェンダー，性的指向，国籍，政治，言語，人種，宗教的・精神的信条，法的・経済的・社会的地位を尊重するものであり，これらを理由に制約されるものではない。

看護師は，個人，家族，地域社会および集団の健康を，地域・国・世界の各レベルで向上させているその貢献に対し，評価され，敬意を持たれる存在である。看護師は，自身が提供するサービスと他の保健医療専門職や関連するグループが提供するサービスとの調整を図る。看護師は，敬意，正義，共感，応答性，ケアリング，思いやり，信頼性，品位といった看護専門職の価値観を体現する。

［「ICN看護師の倫理綱領」について］

「ICN看護師の倫理綱領」には，4つの基本領域が設けられており，倫理的行動の枠組みとなっている。すなわち，「看護師と患者またはケアやサービスを必要とする人々」「看護師と実践」「専門職としての看護師」および「看護師とグローバルヘルス」である。

「ICN看護師の倫理綱領」の基本領域

1．看護師と患者またはケアやサービスを必要とする人々[1]

1.1　看護師の専門職としての第一義的な責任は，個人，家族，地域社会，集団のいずれかを問わず，看護ケアやサービスを現在または将来必要とする人々（以下，「患者」または「ケアを必要とする人々」という）に対して存在する。

1.2　看護師は，個人，家族，地域社会の人権，価値観，習慣および宗教的・精神的信条がすべての人から認められ尊重される環境の実現を促す。看護師の権利は人権に含まれ，尊重され，保護されなければならない。

1.3　看護師は，個人や家族がケアや治療に同意する上で，理解可能かつ正確で十分な情報を，最適な時期に，患者の文化的・言語的・認知的・身体的ニーズや精神的状態に適した方法で確実に得られるよう努める。

1.4　看護師は，個人情報を守秘し，個人情報の合法的な収集や利用，アクセス，伝達，保存，開示において，患者のプライバシー，秘密性および利益を尊重する。

1.5　看護師は，同僚およびケアを必要とする人々のプライバシーと秘密性を尊重し，直接のコミュニケーションにおいても，ソーシャルメディアを含むあらゆる媒体においても，看護専門職の品位を守る。

1.6　看護師は，あらゆる人々の健康上のニーズおよび社会的ニーズを満たすための行動を起こし，支援する責任を，社会と分かち合う。

1.7　看護師は，資源配分，保健医療および社会的・経済的サービスへのアクセスにおいて，公平性と社会正義を擁護する。

1.8　看護師は，敬意，正義，応答性，ケアリング，思いやり，共感，信頼性，品位といった専門職としての価値観を自ら体現する。看護師は，患者，同僚，家族を含むすべての人々の尊厳と普遍的権利を支持し尊重する。

1.9　看護師は，保健医療の実践・サービス・場における人々と安全なケアに対する脅威を認識・対処し，安全な医療の文化を推進する。

1.10　看護師は，プライマリ・ヘルスケアと生涯にわたる健康増進の価値観と原則を認識・活用し，エビデンスを用いた，パーソン・センタード・ケアを提供する。

1.11　看護師は，テクノロジーと科学の進歩の利用が人々の安全や尊厳，権利を脅かすことがないようにする。介護ロボットやドローンなどの人工知能や機器に関しても，看護師はパーソン・センタード・ケアを維持し，そのような機器は人間関係を支援するもので，それに取って代わることがないように努める。

1）「患者」と「看護ケアまたはサービスを必要とする人々」という2つの表現は，同じ意味で使用される。いずれの表現も，看護ケアやサービスを必要とする患者，家族，地域社会，集団を意味している。看護実践の場は，病院，在宅・地域ケア，プライマリケア，公衆衛生，ポピュレーションヘルス，長期療養ケア，矯正ケア，学術機関，政府と多岐にわたり，それぞれの部門に限定されない。

2．看護師と実践

2.1　看護師は，自身の倫理的な看護実践に関して，また，継続的な専門職開発と生涯学習によるコンピテンスの維持に関して，それらを行う責任とその説明責任を有する。

2.2　看護師は実践への適性を維持し，質の高い安全なケアを提供する能力が損なわれないように努める。

2.3　看護師は，自身のコンピテンスの範囲内，かつ規制または権限付与された業務範囲内で実践し，責任を引き受ける場合や，他へ委譲する場合は，専門職としての判断を行う。

2.4　看護師は自身の尊厳，ウェルビーイングおよび健康に価値を置く。これを達成するためには，専門職としての認知や教育，リフレクション，支援制度，十分な資源配置，健全な管理体制，労働安全衛生を特徴とする働きやすい実践環境が必要とされる。

2.5　看護師はいかなるときも，個人としての行動規準を高く維持する。看護専門職の信望を高め，そのイメージと社会の信頼を向上させる。その専門的な役割において，看護師は個人的な関係の境界を認識し，それを維持する。

2.6　看護師は，自らの知識と専門性を共有し，フィードバックを提供し，看護学生や新人看護師，同僚，その他の保健医療提供者の専門職開発のためのメンタリングや支援を行う。

2.7　看護師は，患者の権利を擁護し，倫理的行動と開かれた対話の促進につながる実践文化を守る。

2.8　看護師は，特定の手続きまたは看護・保健医療関連の研究への参加について良心的拒否を行使できるが，人々が個々のニーズに適したケアを受けられるよう，敬意あるタイムリーな行動を促進しなければならない。

2.9　看護師は，人々が自身の個人，健康，および遺伝情報へのアクセスに同意または撤回する権利を保護する。また，遺伝情報とヒトゲノム技術の利用，プライバシーおよび秘密性を保護する。

2.10　看護師は，協働者や他者，政策，実践，またはテクノロジーの乱用によって，個人，家族，地域社会，集団の健康が危険にさらされている場合は，これらを保護するために適切な行動をとる。

2.11　看護師は，患者安全の推進に積極的に関与する。看護師は，医療事故やインシデント／ヒヤリハットが発生した場合には倫理的行動を推進し，患者の安全が脅かされる場合には声を上げ，透明性の確保を擁護し，医療事故の可能性の低減のために他者と協力する。

2.12　看護師は，倫理的なケアの基準を支持・推進するため，データの完全性に対して説明責任を負う。

3．専門職としての看護師

3.1　看護師は，臨床看護実践，看護管理，看護研究および看護教育に関するエビデンスを用いた望ましい基準を設定し実施することにおいて，重要なリーダーシップの役割を果たす。

3.2　看護師と看護学研究者は，エビデンスを用いた実践の裏付けとなる，研究に基づく最新の専門知識の拡大に努める。

3.3　看護師は，専門職の価値観の中核を発展させ維持することに，積極的に取り組む。

3.4　看護師は，職能団体を通じ，臨床ケア，教育，研究，マネジメント，およびリーダーシップを包含した実践の場において，働きやすい発展的な実践環境の創出に参画する。これには，看護師にとって安全かつ社会的・経済的に公平な労働条件のもとで，看護師が最適な業務範囲において実践を行ない，安全で効果的でタイムリーなケアを提供する能力を促進する環境が含まれる。

3.5　看護師は，働きやすい倫理的な組織環境に貢献し，非倫理的な実践や状況に対して異議を唱える。看護師は，同僚の看護職や他の（保健医療）分野，関連するコミュニティと協力し，患者ケア，看護および健康に関わる，査読を受けた倫理的責任のある研究と実践の開発について，その創出，実施および普及を行う。

3.6　看護師は，個人，家族および地域社会のアウトカムを向上させる研究の創出，普及および活用に

携わる。

3.7　看護師は，緊急事態や災害，紛争，エピデミック，パンデミック，社会危機，資源の枯渇に備え，対応する。ケアやサービスを受ける人々の安全は，個々の看護師と保健医療制度や組織のリーダーが共有する責任である。これには，リスク評価と，リスク軽減のための計画の策定，実施および資源確保が含まれる。

4．看護師とグローバルヘルス

4.1　看護師は，すべての人の保健医療へのユニバーサルアクセスの権利を人権として尊重し支持する。

4.2　看護師は，すべての人間の尊厳，自由および価値を支持し，人身売買や児童労働をはじめとするあらゆる形の搾取に反対する。

4.3　看護師は，健全な保健医療政策の立案を主導または貢献する。

4.4　看護師は，ポピュレーションヘルスに貢献し，国際連合（UN）の持続可能な開発目標（SDGs）の達成に取り組む。（UN n.d.）

4.5　看護師は，健康の社会的決定要因の重要性を認識する。看護師は，社会的決定要因に対応する政策や事業に貢献し，擁護する。

4.6　看護師は，自然環境の保全，維持および保護のために協力・実践し，気候変動を例とする環境の悪化が健康に及ぼす影響を認識する。看護師は，健康とウェルビーイングを増進するため，環境に有害な実践を削減するイニシアチブを擁護する。

4.7　看護師は，人権，公平性および公正性における，その責任の遂行と，公共の利益と地球環境の健

全化の推進とにより，他の保健医療・ソーシャルケアの専門職や一般市民と協力して正義の原則を守る。

4.8　看護師は，グローバルヘルスを整備・維持し，そのための政策と原則を実現するために，国を越えて協力する。

※訳注

この文書中の「看護師」とは，原文では nurses であり，訳文では表記の煩雑さを避けるために「看護師」という訳語を当てるが，免許を有する看護職すべてを指す。

（2022年1月　公益社団法人日本看護協会訳）

（https://www.nurse.or.jp/nursing/assets/pdf/icn_document_ethics/icncodejapanese.pdf）（参照2023-12-5）

8　看護職の倫理綱領（日本看護協会, 2021年）

［前文］

　人々は，人間としての尊厳を保持し，健康で幸福であることを願っている。看護は，このような人間の普遍的なニーズに応え，人々の生涯にわたり健康な生活の実現に貢献することを使命としている。

　看護は，あらゆる年代の個人，家族，集団，地域社会を対象としている。さらに，健康の保持増進，疾病の予防，健康の回復，苦痛の緩和を行い，生涯を通して最期まで，その人らしく人生を全うできる

ようその人のもつ力に働きかけながら支援することを目的としている。

　看護職は，免許によって看護を実践する権限を与えられた者である。看護の実践にあたっては，人々の生きる権利，尊厳を保持される権利，敬意のこもった看護を受ける権利，平等な看護を受ける権利などの人権を尊重することが求められる。同時に，専門職としての誇りと自覚をもって看護を実践する。

　日本看護協会の『看護職の倫理綱領』は，あらゆ

る場で実践を行う看護職を対象とした行動指針であり，自己の実践を振り返る際の基盤を提供するものである。また，看護の実践について専門職として引き受ける責任の範囲を，社会に対して明示するものである。

［本文］（抜粋）

1．看護職は，人間の生命，人間としての尊厳及び権利を尊重する。

2．看護職は，対象となる人々に平等に看護を提供する。

3．看護職は，対象となる人々との間に信頼関係を築き，その信頼関係に基づいて看護を提供する。

4．看護職は，人々の権利を尊重し，人々が自らの意向や価値観にそった選択ができるよう支援する。

5．看護職は，対象となる人々の秘密を保持し，取得した個人情報は適正に取り扱う。

6．看護職は，対象となる人々に不利益や危害が生じているときは，人々を保護し安全を確保する。

7．看護職は，自己の責任と能力を的確に把握し，実施した看護について個人としての責任をもつ。

8．看護職は，常に，個人の責任として継続学習による能力の開発・維持・向上に努める。

9．看護職は，多職種で協働し，よりよい保健・医療・福祉を実現する。

10．看護職は，より質の高い看護を行うために，自らの職務に関する行動基準を設定し，それに基づき行動する。

11．看護職は，研究や実践を通して，専門的知識・技術の創造と開発に努め，看護学の発展に寄与する。

12．看護職は，より質の高い看護を行うため，看護職自身のウェルビーイングの向上に努める。

13．看護職は，常に品位を保持し，看護職に対する社会の人々の信頼を高めるよう努める。

14．看護職は，人々の生命と健康をまもるため，さまざまな問題について，社会正義の考え方をもって社会と責任を共有する。

15．看護職は，専門職組織に所属し，看護の質を高めるための活動に参画し，よりよい社会づくりに貢献する。

16．看護職は，様々な災害支援の担い手と協働し，災害によって影響を受けたすべての人々の生命，健康，生活をまもることに最善を尽くす。

〈https://www.nurse.or.jp/nursing/rinri/rinri_yoko/index.html〉（参照2023-12-5）

索引

数字

3つのR　172
4ステップモデル　148
4つの基本的な責任　107
4分割法　148, **149**, 186, 203, 217
5点拘束　192
5つの心理的プロセス　62
10ステップモデル　147
21トリソミー　202
731部隊　26

欧文

ACP　**70**, 214
ADA欠損症　83
AID　52
AIH　52
ANA　120
ART　200
COI　171
CRISPR/Cas9　83
DNRオーダー　69
EBM　146
ES細胞　79, 80
IC　34
ICN　119
ICN看護師の倫理綱領　120, 232
iPS細胞　79, 80
LGBT　43
NIPT　56, 201
SMON　93
WMAヘルシンキ宣言　223

あ

赤の他人の死　60
亜急性脊髄視神経ニューロパチー
　　　　　　93
アザラシ肢症　93
アセクシュアル　43
アット-リスク　84
アドバンス-ケア-プランニング
　　　　　　70
アドボカシー　105, **109**, 194
アドボケイター　37, 190, 194

アメリカ看護師協会　120
アンケート調査　173
安楽死　**10**, 65, 66, 69

い

医学的適応　149
移植医療　74, 78
異性愛　43
一人称の死　60
遺伝カウンセリング　**57**, 207
遺伝子医療　82, 83, 84
遺伝子改変　86
遺伝子組換え生物等の使用等の規制
　　による生物の多様性の確保に関す
　　る法律　84
遺伝子検査　**84**, 85
遺伝子診断　**84**, 85, 87
遺伝子治療等臨床研究に関する指針
　　　　　　84
遺伝子治療用医薬品の品質及び安全
　　性の確保に関する指針　84
遺伝子編集　83
遺伝情報　87
──による差別　85
遺伝情報差別禁止法　85
命のリレー　78
医の倫理　24
医薬品, 医療機器等の品質, 有効性
　　及び安全性の確保等に関する法律
　　　　　　80
医薬品, 医療機器等法　80
医薬品副作用被害救済基金法　94
医療・介護関係事業者における個人
　　情報の適切な取扱いのためのガイ
　　ダンス　38
医療資源　88
医療保険制度　89, **90**, 92
医療保護入院　189
医療倫理　25
インターセックス　**42**, 43, 45
インター-プロフェッショナル・
　　ワーク　110
インタビュー調査　173
院内暴力　157

インフォームドアセント　36, 168,
　　　　　　184
インフォームドコンセント　26,
　　34, 36, 37, 165, 167, 175, 184
インフォームドチョイス　36
引用　178

う

ヴィダーショーフェン　150
ウイルスベクター　83
ウィンスレイド　149
宇都宮病院事件　190

え

嬰児殺　54
エイジズム　207
益　29
益と害のアセスメントシート　150
エブリデイ-エシックス　112
エホバの証人の輸血拒否事件　35
エンド-オブ-ライフ-ケア　64
エンハンスメント　86

お

男らしさ　42
オプトアウト　**169**, 176
オプトアウト方式　76, 168
オプトイン方式　76
おまかせ医療　28
恩恵　29
女らしさ　42

か

害　29
改ざん　**172**, 178
ガイドライン　12
介入研究　174
学際性　24
隔離室　189
カスタマー-ハラスメント　156
語り　178
価値観　140
カップル　43
カルタヘナ議定書　84
カルタヘナ法　84

カレン=クィンラン事例　**27**, 65
看護基準　131
看護業務基準　**131**, 132
看護研究　162, 173
看護師
　──の業務　133
　──の規律　120
　──の責任　107
　──の名称使用　135
　──の倫理規定　120
看護実践　100
看護師等の人材確保の促進に関する
　法律　119
看護師の倫理国際規律　120
看護者の倫理綱領　120
看護職の倫理綱領　120, **127**, 234
看護手順　131
看護の基本となるもの　103
看護の専門性　118
看護倫理　24, 101
　──の5原則　28
患者
　──の意向　149
　──の権利　25, 26
患者の権利章典　227
患者の権利章典に関する宣言　26
患者の権利に関するWMAリスボ
　ン宣言　34, 38, **229**
患者の権利に関するリスボン宣言
　　　　　　　　　　　　　26
観想知　140
カント　13
カンファレンス用ワークシート
　　　　　　　　　　　　　150
緩和ケア　**64**, 65

き

キーパーソン　18
帰結主義　14, 15
記述倫理学　10
キノホルム剤　94
規範　10
規範倫理学　10
ギフト-オーサーシップ　178
機密保持を得る権利　26, 34
義務論　13, 15
キュブラー=ロス　62
行政処分　134
強制入院　189
共同意思決定　28
業務基準　132
協働　110
協力　105, **197**

キリスト教会　54
近親者の死　60

く

苦痛の緩和　121
クリミア戦争　102
クルーグマン　164

け

ケア　105
　──の倫理　17
ケアリング　105, **198**
ゲイ　43
経験　141
欠格条項　134
決疑論　141
血友病　94
ゲノム　83
研究活動における不正行為への対応
　等に関するガイドライン　165,
　　　　　　　　　　　　　171
研究機関等における動物実験等の実
　施に関する基本指針について
　　　　　　　　　　　　　173
研究指導者　178
研究不正　171, **172**, 178
　──の防止　171
研究倫理　163
健康教育を受ける権利　26
健康の回復　121
健康の増進　121
顕微授精　52
権利擁護　109

こ

公害　171
公正　29, 30, 167
厚生労働分野の研究活動における不
　正行為への対応等に関するガイド
　ライン　171
行動制限　189
幸福追求権　183
幸福の質　14
幸福の総量　14
公平　29, 30
公民権運動　26
功利主義　14, 15
功利性　14
　──の計算　15
合理的配慮　50
高齢者ケアの意思決定プロセスに関
　するガイドライン　209
高齢者差別　207

ゴールトン　55
国際看護師協会　119
国際看護師倫理綱領　120
国際ヒトゲノム計画　83
告知　66, 67, 68
個人情報　**38**, 169, 176, 177
個人情報の保護に関する法律　38,
　　　　　　　　　　　　　169
個人情報保護　37, 39
個人情報保護法　38, 169
コスト　15
ゴッフマン　190
子どもの権利　49, 182
子どもの権利条約　49
コレスポンディング-オーサー
　　　　　　　　　　　　　178
根拠に基づく医療　146

さ

再生医療　79
再生医療推進法　80
再生医療等安全性確保法　80
再生医療等の安全性の確保等に関す
　る法律　80
再生医療を国民が迅速かつ安全に受
　けられるようにするための施策の
　総合的な推進に関する法律　79
財政資源　88
最善利益　168
裁量　27
サリドマイド事件　93
サロゲート-マザー型　52
三人称の死　60

し

シーグラー　149
ジェンダー　42
資源　88
資源配分　90
　──の問題　29, 77
自己決定の権利　26
　──, 被験者の　163
自己立法　13
自殺幇助　66, **69**
事実　145, 146
シシリー=ソンダース　64
死生観　61, 62
事前ケア計画　70
事前指示書　70
死体移植　**75**, 76
実験的な治療　76
実践知　138, 140
疾病の予防　121

児童の権利に関する条約　49, 182
死
——に関する権利　27
——の医療化　63
——の人称性　60
——のプロセス　62
——への不安　63
自分の死　60
自分らしい死　68
自分らしく死ぬ権利　65
死亡確認制度　63
社会規範　10
社会的弱者　**170**, 177
社会的な性　42
宗教的支援を受ける権利　26
自由主義　91
終末期看護　213
絨毛検査　56
出自を知る権利　200
出生前診断　**56**, 57, 200
守秘義務　11, **37**, 39
守秘義務違反　135
障害者権利条約　50
状況　17
消費者の権利　26
情報共有-合意モデル　214
情報資源　88, 89
情報提供　207
情報の開示　38, 169
職業規範　37
職業倫理　24, 25
女子差別撤廃条約　49
女性の権利　49
書面　167
ジョンセン　149
自律　104
自律性　13, 28
自律性原則　32
自律尊重原則　**28**, 104
知る権利　183
事例研究　169
事例提示シート　150
ジレンマ法　**150**, 152
人格　16
——の尊重　13
人格権　35
人権の制限, 法による　189
人権の擁護, 法による　190
人工授精　52
人工多能性幹細胞　79
人工妊娠中絶　54, 200
侵襲　**163**, 164, 166, 174
人身攻撃　144

人生会議　71
新生児殺　54
人生の最終段階における医療・ケア
　の決定プロセスに関するガイドラ
　イン　69, 208
身体拘束　**33**, 189
心的外傷　175
人的資源　88
診療記録の開示　38
診療情報の提供等に関する指針
　35, 37, 38
診療の補助　133

す

推定意思　70
スモン　93

せ

性　42
——と生殖に関する個人の権利　48
——に関する権利　27
生活の質　149
正義　**29**, 104
正義原則　**29**, 104
整合性　145
性嗜好障害　44
誠実　104
性自認　43
脆弱性　33
脆弱性原則　33
生殖　48
——に関する権利　27
生殖補助医療　200
精神医療審査会　190
精神科看護職の倫理綱領　190
精神保健及び精神障害者福祉に関す
　る法律　189
精神保健福祉法　189, 190
生体移植　75, 76, 78
性的関係　44
性的指向　43
性的マイノリティ　43, 44
——の権利　44
性同一性　43
性同一性障害　43, 46
性同一性障害者の性別の取扱いの特
　例に関する法律　47
性同一性障害に関する診断と治療の
　ガイドライン　47
性犯罪　44
生物学的な性　42
生物多様性の保護　84
生物多様性保護条約　84

性分化疾患　**42**, 45
性分化疾患初期対応の手引き　46
性別違和　**43**, 46
性別適合手術　46
性暴力　44
生命維持処置の中止　69
生命維持処置の不開始　68
生命維持治療の中止　66
生命倫理　24
——の4原則　28
生命倫理学　24
性役割　43
責任　105, 107, **196**
——, 看護の　121
責務　105, **196**
セクシュアリティ　42
説明責任　107
善行　104
善行原則　29, 104
全人的苦痛　64
全制的施設　190
専門職　119

そ

臓器移植　74
臓器移植コーディネーター　78
臓器移植法　75
臓器の移植に関する法律　75
創造知　140
ソーシャルワーカー　111
措置入院　189
ソフトロー　12
尊厳ある存在　16
尊厳死　69
尊厳性　33
尊厳性原則　33
尊厳を得る権利　26

た

体外受精　52
胎児の生存権　57
代諾　**17**, 168
代弁　109
タイミング法　51
代理出産　52
代理母　52
対話　144
——の形式　146
——のルール　144
ダウン症候群　201
多元主義　12
堕胎の罪　56
妥当性　145

ち

チーム医療　110
知識　141
知的財産　89
知的財産権　89
着床前診断　56
着床前スクリーニング　56
注意義務　136
中間の性　46
忠誠　104
中絶　54
著作権法　176
チルドレス　28

つ

付き添い入院　183

て

デーケン　63
デザイナー-ベビー　86
転載　176

と

胴四肢拘束　192
同性愛　43
同性愛者　43
道徳　10, 11
道徳的推論　145
道徳的地位　33
動物愛護管理法　173
動物実験　172
動物の愛護及び管理に関する法律
　　173
盗用　172
トータルペイン　64
徳　19
特定行為　134
特定行為に係る看護師の研修制度
　　134
徳倫理　19
トランスジェンダー　43
トンプソン&トンプソンの意思決定
　　のための10ステップモデル　147

な

ナイチンゲール　102, 162
ナイチンゲール誓詞　37, **222**
ナイチンゲールの誓い　37, **222**
ナチス-ドイツ　25, 26
ナラティブ　18, 152
ナラティブ検討シート　**152**, 153,
　　194, 203, 211, 217

ナラティブ倫理　17, 18

に

二重投稿　172, 178
二人称の死　60
日本看護協会　120
ニュルンベルク医師裁判　25, **26**
ニュルンベルク綱領　**26**, 223
任意入院　189
人間性の尊重　13
認知症の人の日常生活・社会生活に
　　おける意思決定支援ガイドライン
　　208

ね

捏造　172, 178

の

脳死　75
——の判定基準　75
脳死下臓器移植　75

は

パートナー　43
バイオエシックス　24
胚性幹細胞　79
排卵誘発法　52
パターナリズム　27
ハラスメント　157
バルセロナ宣言　32
判断能力　36
ハンチントン病　84

ひ

ビーチャム　28
被験者の自己決定権　163
非自発的入院　189
ヒト ES 細胞の樹立及び使用に関す
　　る指針　79
ヒト iPS 細胞又はヒト組織幹細胞か
　　らの生殖細胞の作製を行う研究に
　　関する指針　82
ヒトゲノム　83
人を対象とする医学系研究に関する
　　倫理指針ガイダンス　165
人を対象とする生命科学・医学系研
　　究に関する倫理指針　165
非配偶者間の体外受精　53
ヒポクラテスの誓い　24, 37, **222**
病院のこども憲章　182
評価　145
評価基準　145, 146
平等主義　90

ふ

フェミニズム　49
フェミニズム運動　27
不可侵性原則　33
物的資源　88
不適切行為　134, 135
不適切なオーサーシップ　**172**, 178
不妊症　51
不妊治療　51
普遍化可能性　13
フライ　28, 104
フラステ　150
不利益　167
ブルーボーイ事件　47
プレパレーション　184
プロチョイス　200
プロライフ　200
文献研究　**173**, 176
文献使用の許諾　176
文脈　17

へ

ペイシェント-ハラスメント　156
ベナー　105
ペニシリンショック事件　92
ベビー M 事件　54
ヘルシンキ宣言　26
ベルナール　162
ベンサム　14
ヘンダーソン　103

ほ

法的責任　108, 135
法的な意味での死　63
法による人権の制限　189
法による人権の擁護　190
法律　11
ボーモント　164
保健師助産師看護師法　132,
　　133, 134
保護室　189
保助看法　132
ホスト-マザー型　52
ボストマ事件　65
ホスピス　64
母体血清マーカー検査　56
母体保護法　**56**, 57, 80

ま

間引き　54

み

ミル　14

む

無害　104
無害原則　**29**, 104
無侵襲的出生前遺伝学的検査　**56**, 201

ムンテラ　34

め

名誉殺人　44

も

モラル　10, **11**
モレヴァイク　150

や

薬害　**92**, 171
薬害エイズ事件　**94**, 95
薬事法の一部を改正する法律　94

ゆ

優生思想　25, **55**

優生政策　55
優生保護法　46, 55

よ

羊水検査　56
ヨーロッパの倫理原則　32
予期悲嘆　60
予防的処置の是非　85

ら

ライフヒストリー　18

り

リーダーシップ　197
利益　166
利益供与　177
利益相反　170, 171, 177
利益擁護　109
リスク　29, 164, 166, 174
リデュース　173
リビング-ウィル　70
リファイン　172
リプレイス　173
リプロダクティブ-ヘルス　48
リプロダクティブ-ライツ　**48**, 57

両性愛　43
両性愛者　43
療養上の世話　133
臨床倫理　25
臨床倫理委員会　146
臨床倫理検討シート　148, **150**, 151
倫理　10
倫理学　10
倫理綱領　**12**, 102
倫理コンサルテーション　146
倫理審査　166
倫理的責任　108
倫理的配慮　166
倫理的判断の基準　11
倫理理論　12

る

ルーベル　105

れ

レズビアン　43

わ

和田移植事件　75
わたしの死　214